头部足部穴道按摩方法

赵萌◎编著

天津出版传媒集团
天津科学技术出版社

图书在版编目(CIP)数据

头部足部穴道按摩方法 / 赵萌编著. - - 天津 : 天津科学技术出版社, 2017. 8 (2020. 9 重印)
ISBN 978 - 7 - 5576 - 2654 - 9

Ⅰ. ①头… Ⅱ. ①赵… Ⅲ. ①头部 - 穴位按压疗法②足 - 穴位按压疗法 Ⅳ. ①R245. 9

中国版本图书馆 CIP 数据核字 (2017) 第 093593 号

头部足部穴道按摩方法
TOUBU ZUBU XUEDAO ANMO FANGFA
责任编辑：王朝闻
出　版：天津出版传媒集团
　　　　天津科学技术出版社
地　址：天津市西康路 35 号
邮　编：300051
电　话：(022) 23332390
网　址：www. tjkjcbs. com. cn
发　行：新华书店经销
印　刷：唐山富达印务有限公司

开本 670 × 960　1/16　印张 16　字数 300 000
2020 年 9 月第 1 版第 2 次印刷
定价：58. 00 元

前言

武林高手可以打通任督二脉，点穴也是一门神奇的武功，人们有哑穴、有死穴，膻中穴是练武要穴，人们还通过穴位提高内力或者疗伤……武侠小说及影视作品使得穴位蒙上了一层神秘的面纱。在中医学里穴位更是无处不在，不论用针灸、艾灸、按摩、拉筋，治疗各种疾病都要用到经络穴位。穴位究竟是什么？穴位究竟是用来治病的，还是人们虚构的？穴位是如何被人们发现的？又是如何命名的？

穴位在中国传统医学治病上有着非常重要的作用。穴位不仅仅是一个点，每一个穴位都自有其来历。小小的穴位，看起平常，实则都是历代医家上察天文、下观地理、中通人事、远取诸物、近取诸所，经过百般比较才取得的。每一个穴位都是我们不离不弃的健康伴侣。

穴位，医学上指人体中可以针灸的部位，一般为神经末梢密集或较粗的神经纤维经过的地方。人体穴位遍布全身各个部位，上至头顶，下至脚端，无处不在。穴位可以反映病症，协助诊断；也可以接受刺激，治疗疾病。穴位的功效十分奇妙，可用于祛病强身，如缓解痛经、治疗抑郁失眠；穴位可用于养生保健，如滋养精血、降脂减肥、益寿延年；女性美容，如祛除皱纹、消除睑腺炎、乌发美白；穴位也可用于日常急救，如癫痫发作、头晕头痛、清除内热。

传统中医认为，人体有十二经脉和任督二脉，加上脾文大络，共计十五络，来引导气血流通，而穴位就是经脉上的生命能量的出入口。其中十二经脉左右对称地环绕于全身，在这些经络上面有 361 个经穴。人体经脉分别与人体五脏六腑相对应，如果人体内系统发生了变化，就会通过经络系统而反映于体表。如有肺部病变或呼吸系统疾病时，按压手太阴肺经的穴位就会有明显的痛感，有的还会出现肿块或冷热色泽的变化。同样，可以通过刺激与之对应经络上的穴位来进行调理，如治疗感冒等呼吸系统疾病的特效穴位有少商穴、尺泽穴，这些穴位都是手太阴肺经上的穴位。当然，穴位与脏器之间的对应关系远不止如此简单，很多经络上的穴位也可用于治疗其他脏器的疾病。

《黄帝内经》中最重要的、贯穿全书的一个概念就是经络穴位。经络总体上说就是一些纵贯全身的路线，而穴位则是路线上的小枢纽。经穴是中医理论体系的一大支柱，中医的按摩、针灸等施治方法都是通过作用于穴位来达到疏通气血、强身健体的目的。穴位是体内气血流畅的枢纽，选择恰当的穴位疏通经络疗法，往往能起到意想不到的效果。如很多人易生气、胸闷气短等，都是气血在作祟。三焦经主一身之气，当你气不顺时可以按摩一下三焦经上的支沟穴，可起到调气顺气的作用。再如然谷穴，从名称上看便知此穴有燃烧谷物之意，刺激这个穴位可以促进消化，特别对糖尿病人有奇效。我们身体上的每一个穴位都是历代中医通过实践寻找出来的，都有着自己独特的养生保健功效，只要用好用对，就是最安全、最实用的养生保健妙药。现代人生活节奏快，工作压力大，人们容易忽视身体发出的健康信号，加之不好的生活习惯导致各种疾病的发生。小到手指、毛发，大到内脏、血管，每一处的疼痛，每一处的问题都会让生活变得苦不堪言，甚至面目全非，享受不到生活的乐趣。而各种慢性疾病如肌肉劳损、腰椎间盘突出、神经疼痛、血脂血压偏高等更是变成了高发病。如果人们能够充分认识人体经脉穴位，将之运用于日常生活中，时时刺激按摩特效穴位，将穴位的养生保健疗病功效充分发挥出来，防治各种常见疾病，可以省却疾病缠身和医院治病的苦恼。

穴位恰如人们随身携带的绿色药囊，身体不适的时候，通过按摩或者艾灸穴位，会有意想不到的神奇功效。但是，在看过太多的养生书籍之后，人们往往会有这样的困扰，穴位到底在哪里？我们找得是否准确呢？这样用穴位来治病适合我的身体状况吗？为什么没有明显的感觉呢……诸如此类的烦恼让人们将传统养生最精华的部分看得高深莫测，不得其门而入。《头部足部穴道按摩方法》内容全面实用，是一部经络穴位疗法百科全书。本书不仅系统介绍了每条经脉在人体的循行，还讲述了经络与五脏六腑、人体各种疾病的关系，重点介绍了人体常见穴位的准确取穴方法和治疗作用，人体常见疾病的穴位疗法，及由穴位养生而衍生出来的按摩养生保健法。

本书可以帮你轻松掌握经络穴位养生的要点，认识每个穴位的保健功效，让你不仅可以系统学习经络穴位养生知识，更可以随查随用，针对不同的疾病用不同的穴位来进行保健治疗，为自己，也为家人的健康保驾护航。

目 录

第一篇　走近穴位养生，让健康如影随形

第二篇　打通健康主航道，让身体春暖花开

第三篇　经外奇穴，游离于主流之外的人体大药

第一篇

走近穴位养生，让健康如影随形

第一章

何苦四处求医，人体自有大药

——穴位是最好的医药

命要活得长，全靠穴位养

中医认为经络就是运行气血的路线，它分布于身体各处，内到脏腑器官，外达肌表而营养全身。如果说我们的身体是一座摩天大厦，那么经络就是隐藏在大厦墙里的电线网络。大厦灯火通明与否，全依仗这些电路，一旦电路出现故障，大厦就会陷入黑暗之中。人体也是如此，一旦经络不通，我们的气血就不能顺利地运送到各个脏腑，身体随之会出现问题。

《黄帝内经》里对人体经络的作用推崇备至。经络是“人之所以生，病之所以成，人之所以治，病之所以起”的根本。也就是说，人生下来、活下去、生病、治病的关键都是经络，可以说是“决生死、治百病”的。经络是经脉与络脉的总称。有人说经络就是运行气血的路线，它分布在全身的上下里外。

《黄帝内经》经脉篇中说，经络可以控制人体一切功能，具有决生死、处百病、调虚实的作用，也就是说，生命是否存在，决定于经络；疾病之所以发生，是由于经络运行出了问题；疾病之所以能得到治疗，也是由于经络的作用。

经络犹如庞大的人体系统中川流不息的交通系统，经络通畅就能祛病强身，健康长寿。所谓通经络，就是指要使人体的经脉之气畅通无阻，若经络不通，则气血不和，百病丛生。

1. 决生死，处百病

经脉的功能正常与否，决定了人的生与死。《灵枢·海论》说：“夫十二经脉者，内属于脏腑，外络于肢节。”《灵枢·本脏》说：“经脉者，所以行血气而营阴阳，濡筋骨，利关节者也。”这些都非常清楚地说明了经络在人的生命活动中所起的重要作用。人之所以成为一个有机的整体，是由于经脉纵横交错，出入表里，贯通上下，内连五脏六腑，外至皮肤肌肉。若没有经络的这种沟通和联系，人体的各组织、器官又靠什么濡养呢？人体气血，贵乎流通，才能使脏腑相通，阴阳交贯，内外相通，倘若气血运行不畅，脏腑之间的各种联系就要遇到障碍，疾病即可发生，严重的还会导致死亡。

大医学家喻嘉言说：“凡治病不明脏腑经络，开口动手便错。”《灵枢·九针十二原》里说：“通其经脉，调其血气。”疾病的治疗，病体的康复，都必须从经络入手。众所周知，疼痛是人们患病后最常见的症状之一。究其原因，中医认为是“通则不痛，痛则不通”。只有经脉畅通，才能运行气血；只有气血周流，病人才能得到治疗与康复。

2. 联络脏腑，纵贯全身

人体是通过经络系统将内外、表里、阴阳、脏腑、筋脉等联系成为一个统一的协调整体，就好像地下缆线把整个城市连接起来一样。只有经络通畅，身体各部之间才能保持协调一致，从而增强抗病能力。

3. 调虚实，行气血

按照中医理论，内脏跟经络的气血是相通的，内脏出现问题可以通过刺激经络和体表的穴位调整气血虚实。如胃痉挛，针刺病人足三里穴可使胃弛缓；对虚证要用补法，如胃弛缓的，针刺病人足三里穴可使其收缩加强。当然，由于虚实证不同，尽管都针刺足三里穴，但采用手法不一样，一个用泻法，而另一个用补法。这个例子说明，经络有调整虚实的功能。经脉通畅靠运动。因为“动形以达郁”，“动则不衰”，“流水不腐，户枢不蠹”。只有动，气血才能周流全身；常练气功也可通经脉，因为气功中的“周天运转法”“升降开合法”就是能使经络之气正常地循经络运行的重要功法。此外常吃一些能够理气活血的药物和食物对于疏通经络也有好处，如陈皮、木香、砂仁、四磨汤、越鞠丸、当归、川芎、桃仁、红花、油菜、黑豆、慈姑等。心情愉快也有助于经脉畅通，因为“愁忧者，气闭塞而不行”，所以不管发生了什么不愉快的事情，也要想开一些，防止气血闷而不畅。

天然气需要用管道输送到各个地方，同样，气血也要通过经络输送到身体各处，滋润全身上下内外。这是经络的第二个作用。每个人的生命都要依赖气血维持，经络就是气血运行的通道。只有通过经络系统把气血等营养输送到全身，人才能有正常的生理活动。

4. 抗御病邪，保卫机体

外部疾病侵犯人体往往是从表面开始，再慢慢向里发展，也就是先从皮肤开始。经络内外与皮肤相连，可以运行气血到皮肤的表面，好像砖瓦一样垒成坚固的城墙。每当外敌入侵时，经络首当其冲，发挥其抵御外邪、保卫机体的屏障作用。

5. 反映内在，以表知里

疾病也有从内而生的，“病从口入”就是因为吃了不干净的东西，使身体内的气血失调，从而产生疾病。这种内生病首先表现为内脏的气血不正常，再通过经络反映在相应的穴位上。所以经络穴位还可以反映人内在的毛病，中医称之为“以表知里”。

6. 刺激经络，调整气血

人的潜力很大，我们的肝脏只有 1/3 在工作，心脏只有 1/7 在工作……如果它们出现问题，我们首先要做的是激发、调动身体的潜能。按照中医理论，内脏与经络的气血是相通的，内脏出现问题，可以通过刺激经络和体表的穴位调整气血虚实。这也是针灸、按摩、刮痧等方法可以治疗内科病的原因。

经络可以运行气血，行使上面说的那些功能，但是人体一旦生病，它也是疾病从外向里“走”的路。我们知道了它们的循行规律，就可以利用这一点来预防疾病的发生与发展。这就好比敌人来偷袭，我们知道了它的行军路线，就可以提前做好防护准备。

我国古代中医在长期的临床实践中发现经络的存在。古人从实用的角度给经络下了一个定义：经络是人体气血运行的通路，内属于脏腑，外布于全身，将各部组织、器官联结成为一个有机的整体。

穴位治病是当代医学的返璞归真

一位四十多岁的妇女患有类风湿性关节炎，经常性的关节肿痛使她苦不堪言。她吃过药，打过针，可丝毫没有效果。后来，经名医传授，她每天坚持做“颤抖功”，没过多久，病情有了好转……

因为“颤抖功”能疏通全身经络气血，以预防经络气血不通，所以能治好这位妇女的类风湿性关节炎。

有人说，经络是中国的第五大发明，甚至认为认清了经络的实质就可以拿到诺贝尔奖，所以研究经络在东、西方掀起了一波又一波的热潮。

令人惊诧的是，现代医学（西医）的解剖方法，似乎对认识经络无能为力。不仅手术刀不能帮助人观察到经络及运行于其中的“气”，而且无论现代的哪一种精密仪器都无助于人观察经络。于是，不少人对经络与气的存在表示怀疑。中医的经络学说已被世人列为当今世界的科学之谜。

现在，我们可以实实在在地感知经络的存在。我国科学家用现代科学实验证实了经络的存在。一位科学家设计了一套能测得几个光子的高度敏感仪器，发现隐性经络线是一些善于发光的线，它们发出的光子是非经络线的 2.5 倍；隐性经络是些低电阻线，其电阻比两侧的皮肤低；隐性经络线具有特殊的导音和发音性能，振动后能像琴弦那样发出高亢洪亮的声音；隐性经络线皮肤表面的温度有时与非经络线有很大的差别；注射示踪元素到皮下的经络线上，示踪元素将在经络线上沿经络扩散。

一位专家观察了 305 例循经皮肤病，发现皮肤的理论性病变是沿经络循行路线产生的。这一发现在国际医学界引起了巨大震动。

神秘的经络——看不见，但确实存在

虽然现代的医学技术很发达，但我们也不可能把医生 24 小时带在身边，何况身体不适时，就算医生在身边，也不能马上为你手到病除。而且许多人根本生不起病，因为医院的“消费”实在让太多家庭难以承受，但人吃五谷杂粮，哪有不生病的？因此，我们有必要掌握一些运用经络、穴位进行自我保健和预防疾病的知识，做自己的保健医生。通过经络调动身体的自我修复功能，在医学上其实是返璞归真。

早在2000年前的汉代就有了经脉图谱，但是，直到解剖学说发达的现代，也找不到与古典图谱一致的经络，那究竟有没有经络呢?

经络是经脉和络脉的总称，人体上有一些纵贯全身的路线，古人称之为经脉。这些大干线上有一些分支，在分支上又有更小的分支，古人称这些分支为络脉。“脉”是这种结构的总括概念。

中国人在数千年前就发现某些人生病时，身体会出现红色发烫的线条，按摩那些线条可治疗疾病，经络学说就是从治疗经验里发展起来的，是中医最重要的组成部分。

迄今为止，虽然没有人知道经络的实质，也没有人知道经络是怎样被发现的，但是经络却用特殊的方式告诉世人它的存在是千真万确的，只是没有人能看见而已。

针灸或者按压穴位的时候，施压部位会出现酸、麻、胀、痛的感觉，比如按手臂肘弯下的“麻筋”，手心会有麻的感觉，中医把这个叫“得气”，出现这种现象时，诊治效果往往更好。不过这种“得气”跟每个人体质有关，有的人明显，有的人则没什么感觉。

一些人的皮肤病不是沿神经也不是沿血管，而是沿着经络出现的。

经络走行上的电阻比其他地方低，这种现象不但存在于人体，在其他动物身上也一样存在。

用热像仪测身体的一些部位，把相近温度的点连起来，结果发现这种高低线是沿着经络行走的。

一些科学家发现，人体是一个发光体，能主动发出很微弱的光，发光强的点绝大多数在经络上。

上述种种现象表明，虽然经络至今仍是世界未解之谜，但是它的存在是不容置疑的。

认识你身上的这张“网络”地图

经络由经和络组成，经就是干线，络就是旁支。人体有12条主干线，也叫作“十二正经”，还有无数条络脉。经和络纵横交错，在人体里构成了一张大网。这张网就是人体的活地图，它内连脏腑，外接四肢百骸，可以说身体的各个部位，脏腑器官、骨骼肌肉、皮肤毛发，无不包括在这张大网之中。下面就请大家认识一下我们身上的这张“网”。

1. 经脉——谨防身体旱涝灾害

经脉是经络的主体，分为正经和奇经两类。正经有十二条，奇经有八条。如果说十二正经是奔流不息的江河，那么奇经八脉就像蓄水池。平时十二正经的气血奔流不息时，奇经八脉也会很平静地正常运行；一旦十二正经气血不足流动无力时，奇经八脉这个蓄水池中的水就会补充到江河中；如果十二正经气血过多，过于汹涌，水池也会增大储备，使气血流动和缓，只有这样，人体正常的功能才会平衡。

（1）十二经脉

正经有十二条，即手足三阴经和手足三阳经，合称“十二经脉”，是经络系统的主体。它们分别隶属于十二脏腑，各经用其所属脏腑的名称，结合循行于手足、内外、前中后的不同部位，并依据阴阳学说，给予不同的名称。十二经脉的名称为：手太阴肺经、手厥阴心包经、手少阴心经、手阳明大肠经、手少阳三焦经、手太阳小肠经、足太阴脾经、足厥阴肝经、足少阴肾经、足阳明胃经、足少阳胆经、足太阳膀胱经。

十二经脉是气血运行的主要通道。通过手足阴阳表里的连接而逐经相传，构成了一个周而复始、如环无端的传注系统。就像奔流不息的河流，气血通过经脉可内至脏腑，外达肌表，营运全身。其流注次序是：

手太阴肺经→手阳明大肠经→足阳明胃经→足太阴脾经→手少阴心经→手太阳小肠经

↑　　　　　　　　　　　　　　　　　　　　　　　　↓

足厥阴肝经←足少阳胆经←手少阳三焦经←手厥阴心包经←足少阴肾经←足太阳膀胱经

（2）奇经八脉

奇经八脉是任脉、督脉、冲脉、带脉、阴跷脉、阳跷脉、阴维脉、阳维脉的总称。它们与十二正经不同，既不直属脏腑，又无表里配合关系，其循行别道奇行，故称奇经。其功能是：沟通十二经脉之间的联系，对十二经气血有蓄积渗灌等调节作用。

（3）十二经别

十二经别，是从十二经脉别出的经脉，主要是加强十二经脉中相为表里的两经之间的联系。由于它通达某些正经未循行到的器官与形体部位，因而能补正经之不足。

2. 络脉——警惕气血交通堵塞

络脉是经脉的分支，有别络、浮络和孙络之分，起着人体气血输布的作用。

（1）十五络脉

十二经脉和任督二脉各自别出一络，加上脾之大络，共计十五条，称为十五络脉，分别以十五络所发出的腧穴命名。具有沟通表里经脉之间的联系，统率浮络、孙络，输布气血以濡养全身的作用。

（2）孙络

从别络分出最细小的分支称为“孙络”。

（3）浮络

在全身络脉中，浮行于浅表部位的称为“浮络”。

这样，人体经络运行图仿佛一张城市道路交通图一样呈现在人们眼前，清晰明了，认识经络就不是多么复杂的事情了。

经络是脏腑和五官的镜子

现代医学研究发现，经络循行的部位与络属的脏腑有神经上的联系，所以它们之间的病理现象会有很多相似之处。

具体来说，经络与五脏六腑的关系：心经属于心脏，络于小肠；肝经属于肝脏，络于胆；肺经属于肺脏，络于大肠；肾经属于肾脏，络于膀胱；心包经属于心包，络于三焦；胃经属于胃，络于脾；大肠经属于大肠，络于肺；小肠经属于小肠，络于心；胆经属于胆，络于肝；三焦经属于三焦，络于心包；膀胱经属于膀胱，络于肾。阴经和阳经就这样交通相连，成为纵横交错的网络。

如果身体上的哪个部位出现问题，相对应的经络也会出现问题，也就是说当脏腑功能失调时，经络就会出现堵塞现象，不通则痛，就会导致身体产生压痛点“阿是穴”无规律地出现。例如，肝经太旺的人平时喜欢生气，因为肝经主怒，女士就容易患乳腺增生，因为肝经循行经过乳房，这样就可以敲肝经来平息怒气和防止乳腺增生的发生。这也体现了人的身体是一个整体，所谓牵一痛而动全身。中医讲究整体，通过按摩经络，对身体内的脏腑进行调节疏通，补其不足，减其过剩。这种自我调节是人体本身具有的伟大功能，只不过需要我们通过刺激、点拨经络来唤醒。

另外，经络和五官七窍也有着相对应的关系，例如，肺经通鼻，肺有疾病，容易影响鼻子的功能，这时就要敲肺经；肝经通眼睛，容易影响视力，近视者，可以常敲肝经，就是敲小腿内侧。

可以看出，经络与脏腑、五官是相互影响的，一个人脏腑器官或五官有病，整条经络都会出现异常。

经络是行血气、营阴阳的关键

拇指和中指的位置就相当于足太阴脾经和足阳明胃经的循环路线。在中医理论中，脾主四肢肌肉，推捋脾胃经可以疏通这两条经的经气，从而达到放松肌肉的效果。

中医把经络的生理功能称为“经气”，其生理功能主要表现在沟通表里上下，联系脏腑器官；通行气血，濡养脏腑组织；感应传导；调节脏腑器官的机能活动等四个方面。

人体由五脏六腑、四肢百骸、五官九窍、皮肉筋骨等组成，它们各有其独特的生理功能。只有通过经络的联系作用，这些功能才能相互配合、相互协调，从而使人体形成一个有机整体。

气血是人体生命活动的物质基础，必须通过经络才能输至周身，以温养濡润各脏腑、组织和器官，维持机体的正常生理功能。

经络有感应刺激、传导信息的作用。当人体的某一部位受到刺激时，这个刺激就可沿着经脉传入人体内有关脏腑，使其发生相应的生理或病理变化。而这些变化，又可通过经络反映于体表。针刺中的“得气”就是经络感应、传导功能的具体体现。

经络能调节人体的机能活动，使之保持协调、平衡。当人体的某一脏器功能异常时，可运用针刺等治疗方法来进一步激发经络的调节功能，从而使功能异常的脏器恢复正常。

酸和痛都表示经络尚畅通，但在该处狭窄或有拥堵，流通不畅。酸多表示气血虚弱，需要补，不可采用过强手法。麻表示经络还通，只是气到血未到。而刺痛则表明该处有气血在，却堵住了，气血正在努力冲撞，此时可用力度稍大的手法帮助疏通。

十二正经如江河，奇经八脉如水库

黄帝认为经络在人身上非常多，有经、有络。经有十二正经，有奇经八脉等。经就是道路，是有路线的，而且非常清晰。

经络在我们人体周身上下都有，是纵横交错的，就像树根一样。

其实，“经”和“络”是有区别的，其中纵行的干线称为经脉，由经脉分出网络全身各个部位的分支称为络脉。人体有十二经脉、十二经别、奇经八脉、十五络脉、十二经筋、十二皮部等。其中属于经脉方面的，以十二经脉为主；属于络脉方面的，以十五络脉为主。

经脉主要有两种，一种叫十二正经，一种叫奇经八脉。

十二正经，是指每一条经脉都可以与脏腑一一对应，就是这个通道，这个“经”把脏腑联系起来，而且十二正经具有表里关系，分为六阴六阳，阴阳是可以一一对应起来的，很有规律，跟脏腑联系又非常密切，所以叫作“正”。

奇经八脉不直接和脏腑相对应，同时这八条经脉又没有表里对应关系，所以把它称为“奇”。

把经络保养好，人体才能更健康

经络防病治病的功效是不容忽视的，所以我们要注意保养经络，让它畅通无阻。有人把对经络的保养问题做了一个比喻：经络就像道路，生活习惯就如道路上的红绿灯，各种不良生活习惯就是这些红灯，红灯的停止是为了绿灯的畅通。这是多么形象且生动的描述！在我们的一生中，处处都设有红灯，如大量吸烟、长期贪杯、纵欲风流、长期熬夜、饱一顿饥一顿、暴饮暴食、情绪总处在极度紧张和疲惫的状态中，以及各种违背自然规律的生活习惯，这些红灯会堵塞你的经络。处处闯红灯，你的健康之路还能走多远？你的身体将会比交通堵塞的道路还要糟糕。

对经络的保养非常重要。早在2500年前的《黄帝内经》中对经络保养问题就有所提及，而皇甫谧更是注重经络的保养。他告诉人们要起居有常，做任何事情都要有节制。对现在的人们来说，保养经络使之畅通，除了做到以上几点外，还要注意如下几点。

1. 手足天天温暖，经络才能畅通无阻

一到冬天，很多人都会有手脚冰凉的毛病，需要戴很厚的手套、穿很厚的棉鞋才稍稍缓解寒冷，这其实就是经络运行不畅造成的。我们知道，经络的根在脏腑，而末梢在指趾，这样天地的寒气就会从我们的手足进入我们的身体。但是，经络气血在体内的正常流通是需要恒定的温度的，中医认为寒则凝，就是说，寒气会让经络气血流通不畅。如经络轻度堵塞就会让人患感冒、头痛等病；如果手足长期接触寒气，经络严重堵塞，就会得腱鞘炎、关节炎等疼痛难忍又很难痊愈的病。在医院骨科，很多得了腱鞘炎、手足关节肿痛的中老年妇女来看病，原因是她们不注意手的保暖，经常大冬天接触冷水，寒气长时间郁闭经络造成的。寒气一般是从手、足、口进入人体的，比如经常吃生冷的食物，冬天经常用冷水洗东西，平时爱打赤脚。这些生活上不注意的小细节都会让寒气有机可乘，侵犯人体经络使人致病。

所以，要注意手足的保暖，炎热的夏天不要长时间待在空调屋里，冬天要注意戴手套，杜绝寒凉的食物，平时要用热水泡脚。“严防死守”这些寒气入侵的门户，我们的经络就会始终畅通无阻，永远生机勃勃。

2. 胃肠清洁了，经络才会正常工作

随着生活越来越安逸，很多人因此生活无规律、饮食无度，加之运动量少，于是存在不同程度的胃肠不洁的问题，尤其是那些长时间坐在写字楼里的上班族们，患上胃肠疾病的概率会更大，究其根源，就是胃肠不洁造成了经络的淤阻，经络不通，必然会生病。

要想保持胃肠清洁，首先要保证饮食的卫生，即吃进肚子里的东西要干净。很多人都知道严重的食物中毒会使人致死，却不知道饮食不卫生就等于慢性的食物中毒。经络畅通的人，吃完不干净的食物马上就会有反应，如腹痛、呕吐、拉肚子等。但如果经常吃不干净的食物，体内的经络对那些细菌已经习以为常了，就会把它们误认为是身体的一部分，不再对抗它们，于是，这些人即使吃了不干净的东西身体也没反应。如此恶性循环，体内经络里的毒素就会越积越多，最终导致经络淤阻，体质下降，疾病也就产生了。因此，那些经常在外面吃饭，但又很久没拉肚子的人要注意了，有可能你体内已经蓄积了不少毒素。不过你也不用过于担心，只要坚持每

天敲胃经，就可以增强胃肠抵抗力，同时注意饮食卫生，就可以保证经络的畅通。

其次，要清理宿便，保持肠道清洁。有数据显示，当代都市人与20年前相比，排便量减少了20%左右，肠道承受着越来越重的压力。身体里的毒素越来越多，淤积于经络，导致经络不通，于是身体也就变成了酝酿疾病的沃土。

因此，如果有宿便，就必须清理。清肠排毒方法有很多种，有饮食排毒、运动排毒、断食排毒和精神排毒等。

饮食排毒：多喝水，多吃膳食纤维、蔬菜和水果。

运动排毒：只要坚持运动，可以达到良好的排毒效果。

断食排毒：断食并不是什么都不吃，而是禁食固态食物，另以清水代之。

精神排毒：赶走抑郁、焦虑和压力，保持乐观、开朗、心情舒畅。

胃肠清洁了，经络才会正常畅通，才会正常工作，疾病自然也会远离我们的身体。

全方位的经络保养除了要注重日常健康的生活起居、合理的饮食结构、正确的经络保健外，还要保持一个良好的心态。但不管是身体保养，还是精神保养，目的只有一个，就是改善人们的健康状况，以达到长寿的目的，实际上它是一种自我保护措施。

另外，对经络的保养还要遵循十二经络的运行规律，在对应的时辰敲对应的经络，这样才能达到最佳的保养效果。

什么是经络穴位养生法

经络是古人在长期生活保健和医疗实践中逐渐发现并形成理论的，是经脉与络脉的总称，指周身气血运行的通道。它是以手、足三阴经和三阳经以及任、督二脉为主体，网络遍布全身的一个综合系统，它内联五脏六腑，外布五官七窍、四肢百骸，沟通表里、上下、内外，将人体的各部分连接成有机的、与自然界阴阳属性密不可分的整体。经络是人体保健、养生祛病的重要依据。

所谓经络穴位养生法，就是运用针刺、艾灸、按摩等方法，刺激经络、穴位，以激发精气，达到调和气血、旺盛代谢、通利经络、增进人体健康等目的的一种养生方法。

针法是以毫针刺激人体经络穴位，通过提、插、捻、转等不同手法，起到调整脏腑、疏通经络的作用。

灸法是借助艾火热力，灸灼、熏熨穴位，以达到温通经络、调养脏腑的效果。

按摩是用手对人体经络穴位进行按、拿、点、推、揉、拍等手法，起到运行气血、健身祛病的作用。

此三种方法各有特长，可单独应用或按需综合施行，只要操作得法，一般对人体无损伤及副作用。

利用经络穴位养生法，有一点必须注意：经络理论博大精深，人体穴位内容丰富，针刺、艾灸、按摩等操作方法复杂，如果不是经专门学习训练者，请不要草率施行，以免酿成事故。

经穴疗法的注意事项

穴位按摩早已融入人们的生活。使用经络穴位是一项技术活，也可以说是把双刃剑，找对了地方，手法适当，可以益寿延年；如果一窍不通或者一知半解胡乱摆弄，往往会弄巧成拙。所以，有必要将经穴疗法的注意事项叮嘱如下。

1. 找准穴位

找穴位最重要的是找对地方，找准穴位。在这里，我们介绍大家都能够使用的最简单的找穴位的诀窍。

（1）找反应。身体有异常，穴位上便会出现各种反应。这些反应包括：

压痛，用手一压，会有痛感。

硬结，用手指触摸，有硬结。

感觉敏感，稍微一刺激，皮肤便会很痒。

色素沉淀，出现黑痣、斑点。

温度变化，和周围皮肤有温度差，比如发凉或者发烫。

在找穴位之前，先压压、捏捏皮肤，如果有以上反应，那就说明找对地方了。

（2）记分寸。大拇指的指节宽度是一寸，把四指并拢，从指尖数的宽度就是三寸。比如，“足三里”这个穴位，找的时候只要从外膝眼处往下横四指，然后再往外一横拇指就找到了。

2. 使用穴位时要注意

（1）刺激穴位要在呼气时。呼气时刺激经络和穴位，传导效果更快更佳。

（2）最好不要吸烟。香烟中所含的致癌物质很多，如果在穴位治疗前抽烟，尼古丁一旦进入体内，就会造成交感神经紧张，血管收缩，血液循环不畅通，会影响疗效。

步行，最简单的经络保养法

按照中医的理论，“走为百炼之祖”，人的五脏六腑在脚上都能找到相应的穴位。脚踝以下有 51 个穴位，其中脚掌有 15 个，是人体的第二个心脏。步行锻炼也就是全身的经络和穴位锻炼。走路时，脚掌不断与地面接触，刺激脚底反射区，使对应的器官加快了新陈代谢，从而达到健身目的。世界卫生组织也有“最好的运动是步行”之说。可是要想达到理想的锻炼效果，走路的技巧不可忽视。

（1）走路时姿势要正确，如头要正，目要平，躯干自然伸直（沉肩，胸腰微挺，腹微收）。这种姿势有利于经络畅通，气血运行顺畅，使人体活动处于良性状态。

（2）步行时身体重心前移，臂、腿配合协调，步伐有力、自然，步幅适中，两脚落地要有节奏感。

（3）步行过程呼吸要自然，应尽量注意腹式呼吸的技巧，即尽量做到呼气时稍用力，吸气时自然，呼吸节奏与步伐节奏要配合协调，这样才能在步行较长距离时减少疲劳感。

（4）步行时要注意紧张与放松、用力与借力之间相互转换的技巧，也就是说，可以用力走几步，然后再借力顺势走几步。这种转换可大大提高步行的速度，并且会感到轻松，节省体力。

（5）步行时，与地面相接触的一只脚要有一个“抓地”动作（脚趾内收），这样对脚和腿有促进微循环的作用。

（6）步行快慢要根据个人具体情况而定。研究发现，以每分钟走 80 ~

85 米的速度连续走 30 分钟以上时，防病健身作用最明显。

另外，值得注意的是，所谓的“饭后百步走”，只适合那些平时活动较少、长时间伏案工作、形体较胖、胃酸过多的人，这类人饭后散步 20 分钟，有助于减少脂肪堆积和胃酸分泌，有利于身体健康。而对那些体质较差、体弱多病的人来说，则提倡“饭后不要走”，这些人不但饭后不能散步，就连一般的走动也应减少，最好平卧 10 分钟。因为饭后胃内食物增加，胃动力不足，此时如果活动就会增加胃的震动，加重其负担，严重时还会导致胃下垂。

学按摩，先掌握穴位“开、闭”时间

按摩是中医传统的一种治疗方法，即通过对人体穴位施以按、揉、摩、点等各种手法，达到治疗疾病的目的。与针灸相比，按摩的技术要求比较低，危险性比较小，因此被普通群众广泛应用。与此同时，问题也出现了，很多人觉得按来按去效果却不明显，从而对按摩失去了信心。

专家告诉我们，穴位的气血旺衰有时间变化，许多人不遵循穴位的开闭变化，胡乱按摩，自然疗效不显著。一般来说，按摩需要用子午流注纳子法开穴，然后结合疾病变化的周期选取按摩的最佳时机。

子午流注是指人体中的十二条经脉对应着每日的十二个时辰，由于时辰在变，因而不同经脉中的气血在不同的时辰也有盛有衰。子午流注纳子法则指，用干支顺序表示气血流注的时间规律，以对应相关的脏腑经脉腧穴进行针灸、按摩的一种方法。

根据子午流注，十二时辰与十二经络及脏腑的对应关系如下。

1. 子时（23：00 ~ 1：00）对应经络：胆经

身体状态：子时是胆功能最旺的时间，人体的胆汁每天都需要新陈代谢，在子时入眠，有利于胆进行新陈代谢。但子时心脏功能最弱，心脏病患者往往在夜间容易突然发病和死亡。

养生之道：凡在子时前入睡者，新陈代谢充分，晨醒后能头脑清新、面色红润。子时前上床睡觉，还有利于骨髓造血。

2. 丑时（1：00 ~ 3：00）对应经络：肝经

身体状态：此时肝脏功能最为旺盛，是补充肝血的最佳时段。肝血是人思维和行动的重要原料，肝所藏的血液需要淘汰，需要产生新鲜血液，这种代谢通常在丑时完成。

养生之道：在此时之前进入熟睡状态，就能让血液大量进入肝脏，充分地休养和补充能量。如果丑时不入睡，肝脏还在辅助人的思维和行动，就不能完成新陈代谢。《黄帝内经》中讲："卧则血归于肝。"丑时未入睡者，就会面色青灰、情志倦怠而躁，易生肝病。

3. 寅时（3：00 ~ 5：00）对应经络：肺经

身体状态：天地阴阳从此时转化，由阴转阳。人体此时也开始阳气渐升，阴气渐衰，此刻肺经最旺。肝脏将新鲜的血液提供给肺，通过肺的血管输送到全身。所以人在清晨时能面色红润、精力充沛。

养生之道：此刻人体需要大量呼吸氧气，进行有氧呼吸，所以要求有较深的睡眠。如果家里有肺功能不好的病人，如患慢性支气管炎、肺气肿、肺心病等，一定要特别注意观察病人此时的反应和症状。很多肺癌病人都容易在寅时去世。哮喘病人在寅时服药也比白天常规服药效果好。

4. 卯时（5：00 ~ 7：00）对应经络：大肠经

身体状态：这是大肠经最活跃的时段，肺与大肠相表里，肺将充足的新鲜血液布满全身，再促进大肠经进入到兴奋的状态，大肠吸收白天所吃食物中的水分和营养，将渣滓形成大便，排出体外。

养生之道：此时起床后最好喝杯温开水，一是补充水分，二是促进大便畅通，然后把一天积攒下来的废物毒物都排出体外，让身体清爽无比。

5. 辰时（7：00 ~ 9：00）对应经络：胃经

身体状态：你的胃已经等了整整一个晚上，早就饿得不行，所以，这个时候要吃早饭好好消化。但是此时胃休息了一晚上，不要吃不容易消化的食物。要是胃火过盛，嘴唇干，就会唇裂或生疮。

养生之道：此时要吃足够的早餐，如果你不将胃填饱，它就会一直分泌胃酸。饿久了，就有患胃溃疡、胃炎、十二指肠炎、胆囊炎的危险。饭后 1 小时按揉胃经就能很好地调节胃肠功能。

6. 巳时（9：00 ~ 11：00）对应经络：脾经

身体状态：此时脾经最旺。脾是消化、吸收的总管，又是人体血液的统领。脾的功能好，消化吸收就好，血液的质量就高，嘴唇才能红润，否则就会口唇苍白或唇暗、唇紫，皮肤也会没有光泽。

养生之道：这个时辰要多喝水，慢慢饮，让脾脏处于最活跃的状态。

如此，身体会开始整个白天的“水循环”，进入良性的新陈代谢。

7. 午时（11：00～13：00）对应经络：心经

身体状态：此时心经最旺，也是人一天中精力最充沛的时候。心能推动血液运行，能养血、养神、养气、养筋。午时小睡片刻，对于养心大有好处，下午乃至晚上都能精力充沛。

养生之道：此时要适当休息，午睡。但午睡不能超过1小时，过长反而会精神不好，容易引起晚上失眠。要保持心情舒畅，要适量运动，保持周身气血通畅，增强各个脏腑的功能。

8. 未时（13：00～15：00）对应经络：小肠经

身体状态：此时小肠经最旺。小肠是分清别浊的器官，把水分归于膀胱，糟粕送到大肠，其中精华就输送进脾。小肠经在未时会对人体一天吸收的营养成分进行分配。若小肠不正常，人的大小便都会失常。

养生之道：午餐应该在13：00之前就吃，这样才能让小肠在精力最旺盛的时候把吃的营养物质都充分吸收到人体内；错过了时间，就会影响到小肠一天的工作。

9. 申时（15：00～17：00）对应经络：膀胱经

身体状态：此时膀胱经最旺。膀胱主藏水液和津液，水液排出体外，津液循环在体内。若膀胱有热就会出现小便不通，或咳而遗尿。申时人的体温较热，膀胱气化不足就会表现为阴虚火旺、小便短少。

养生之道：此时膀胱最活跃，所以要多喝水，保证小便的畅通。想尿你就尿，一定不要憋着，否则憋久了，就会有尿潴留的情况发生，这是膀胱括约肌没有弹性的表现。

10. 酉时（17：00～19：00）对应经络：肾经

身体状态：经过申时人体膀胱的泻火排毒，肾在酉时开始进入贮藏精华的阶段。

养生之道：此时要行房，可就是最佳时刻，没有一点后顾之忧。而且有益的行房，如按“七损八益”的方法来做，还能养肾保健。

11. 戌时（19：00～21：00）对应经络：心包经

身体状态：心包经能保护心脏、保存精力。心包是心外面的一层保护组织，也是气血的重要通道：心包在戌时最旺，此时有利于清除心脏周围外邪，使心脏处于完美的状态。

养生之道：此时是养心的好时间，心脏不好的人最好在这个时候按摩心包经，效果最好。此刻应该给安然入眠创造良好的氛围，保持心情和身体的平静，最好不要做剧烈的运动，否则容易失眠。最好的运动是散步。

12. 亥时（21：00 ~ 23：00）对应经络：三焦经

身体状态：三焦在六腑中最大，有主持诸气、疏通上下水道的作用。亥时三焦旺盛，能通百脉。在亥时睡眠，人体百脉就能得到休养生息，对身体十分有益。

养生之道：此刻一定要保持心境平静，不生气，不狂喜，不大悲，保持全身心的舒畅放松。此时要是夫妻吵架，为白天的事而怄气，那第二天人一定会精神萎靡。

一学就会的经络刺激法

很多人一提起经络按摩、推拿之类的词都会顿生崇拜之情，觉得其博大精深，因为经络是如此神秘和复杂，对于掌握其中的经络刺激法更是想都不敢想的事情。在这里，我们教你几种一学就会的经络刺激法，一定会给你一种豁然开朗的感觉。

1. 掌握指法技巧

在家庭中能进行的穴道刺激中，最普遍的就是指压。不要小看你的手指头，它也蕴涵着很多玄机呢。

指压的第一个诀窍是利用容易施力的大拇指或食指、中指，用指腹按压，可以加重压力，而且长时间按压也不觉得疲倦。

还有一个诀窍，就是按压的补泄之分。有慢性病或者长期营养不良的人往往身体虚弱，这时要予以轻刺激，温柔一点，称为补法，即补充能量，使器官恢复到正常水平。当某些患者神经亢奋、疼痛较强时，要予以重压，称为泄法，即抑制过高能量的刺激法。总的来说，每次按压 3 ~ 5 秒，中间间隔 2 ~ 3 秒，重复 3 ~ 5 次，效果最好。

2. 灸法是一种补法

灸法是利用某些易燃材料如艾草或某些药物，以烧灼、熏熨和贴敷腧穴或患处，借助其温热性和药性，通过经络，达到治疗和保健的作用。

灸时，首先在手掌中放置艾草，并将它捻成细长状，然后在其间断部分 2 ~ 3 厘米处摘下，制成大约米粒一般大小的金字塔形灸。

用少许水将皮肤弄湿，在穴位上放上上面所说的灸，如此艾草容易立起来，然后点燃线香，引燃艾草，在感到热时更换新的艾草。

3. 学会利用身边的器物

把五六支牙签用橡皮条绑好，以尖端部分连续扎刺等方式刺激穴道。刺激过强时，则用圆头部分，此法可出现和针灸疗法相同的效果。

不喜欢针灸的朋友，可以用吹风机的暖风对准穴位吹，借以刺激穴位。这算是温灸的一种。

体质虚弱的人，肌肤较敏感，再小的刺激往往也受不了，此时可利用旧牙刷以按摩的方式来刺激穴道。

以手指作按压的时候，想省劲一些的话，可以用圆珠笔替代，方法是用圆珠笔头压住穴道，此法压住穴道部分的面积广，刺激较缓和。

脊椎骨的两侧有许多重要的穴位，可惜的是，自已无法好好地刺激它们。如果有软式棒球，即可轻易地达成目的。仰卧，将球放在背部穴道的位置，借助身体的重量和软式棒球适度的弹性，穴道可获得充分的刺激。

真正的按摩是五指并用，有“捶”“搓”“揉”“压”等各种按摩法，其中的压就是上面所说的“指压”。一般说来，捶、搓等疗法是补法，用于手脚发麻等症状，捶或压属于泻法，用于神经痛等厉害的病症。

锻炼经络功能，唤醒我们的随身御医

从上面的论述我们知道，经络的作用是非常重要的。经络就好比是随叫随到的医生，人体的很多不适都可以通过经络来解决。

“业精于勤荒于嬉”，一名医生如果长期不给人看病，那么他的医术就会降低，医技就会荒废。经络也是如此，随着年龄的增长，经络的功能如果得不到锻炼，就会衰退。

经络要锻炼，但该怎么练，练哪里尤其关键。说到这里我们不妨先看下面这则故事。

一个工厂有一台进口机器坏了，怎么也修不好，就请来一位外国专家修。这位专家在机器上左敲敲、右敲敲，然后指着一个地方说，在这里换一个螺丝就可以了。工人照办，果然机器好了。之后那位专家要价 2 万元，厂长感到不解，说换个螺丝而已，最多值 1 元。那位专家说：“换个螺丝

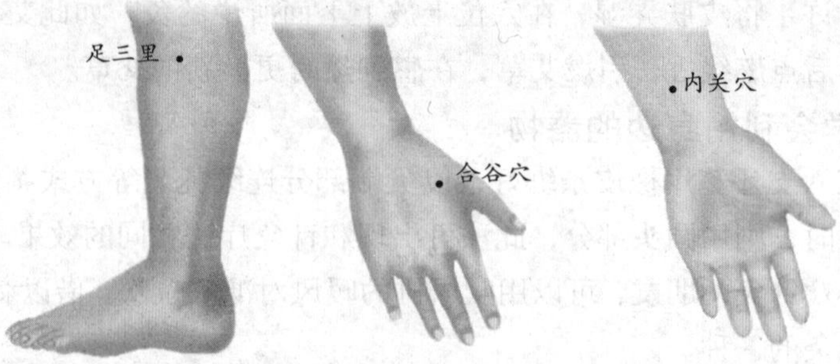

足三里、合谷、内关三穴

是只值 1 元，但是，知道换哪个螺丝就值 2 万元。”

锻炼经络也是这个道理，在遍布人体全身的复杂网络系统中找到关键之处，并加以锻炼才能强身健体。

一般而言，有三个重要经络穴位是锻炼全身的关键，即合谷穴（管上肢和头面）、内关穴（管胸膛）和足三里穴（管下肢和全身，以及五脏六腑），如下图。对这三个穴位的按摩可以打通全身的气血。

古人有几句话概括了这三个穴位的重要作用——“口面合谷收”，牙齿和头面部的疾病与合谷穴密切相关；“胸膺内关谋”，胸部疾病与内关穴密切相关；“肚腹三里留”，消化系统疾病可以通过足三里按摩进行治疗。

因此，每天坚持按摩合谷、内关、足三里三个穴位，自觉地锻炼经络，对很多老年病、疑难病患者能起到治病养生的作用。

知道了锻炼哪个穴位后，下面要做的就是找准这些穴位并对其进行锻炼。

首先，找合谷穴。把左手举起，虎口撑开，右手大拇指竖直放在虎口上，大拇指所指的位置就是合谷穴。按摩时把右手转过来握紧左手进行按摩，左右揉一揉，按摩后应该有酸、麻、胀的感觉。

其次，找内关穴。先把左手放平，手腕之间有一条纹叫作腕横纹，将右手的食指、中指、无名指放在腕横纹上，在两条筋的中间，食指所指的点，就是内关穴。按摩时在这两条筋之间上下进行按摩就可以了，如果感觉不太好，还需要左右揉一揉，按摩后也应该有酸、麻、胀的感觉。

最后，找足三里穴。先找到外膝眼（髌骨下面），比如左腿就是把左手的四趾（大拇指除外）放在外膝眼下，然后把右手的大拇指放在胫骨的外侧，这时右手大拇指和小指的交叉点就是足三里穴。按摩时右手要攥紧左腿，然后进行按摩（左右揉），按摩后酸胀的感觉可以一直蹿到脚面上。

此外，想提高经络锻炼的效果，必须认识到人体的经络系统不仅在系统内起着相互联系作用，还与人们所处的自然环境、社会环境、人的心情等诸多因素有着密切的关系。因此，调节经络这个复杂系统要从多方面入手，也就是在进行日常经络锻炼的同时，还应保持积极乐观的情绪和淡泊的心态，注意控制体重和气候等天气的变化，并应尽可能地吸取他人的经验。锻炼要因人而异，循序渐进，持之以恒，切不可三天打鱼、两天晒网。

刮痧：传统的自然疗法

刮痧疗法起源于旧石器时代。古时人们感觉不舒服时，出于本能用手或石片抚摩、捶击身体表面的某一部位，有时竟然能使疾病得到缓解。通过长期的实践与积累，逐步形成了砭石治病的方法，这也是“刮痧”疗法的雏形。具体操作方法就是用刮痧板蘸刮痧油反复刮动，摩擦患者某处皮肤。现代医学认为，痧是皮肤或皮下毛细血管破裂，是一种自然溶血现象，多出现在经络不通畅、血液循环较差的部位，它不同于外伤瘀血、肿胀。刮痧可使经络通畅，瘀血肿胀吸收加快，疼痛减轻或消失，所以刮痧可以促进疾病早日康复。

刮痧疗法是传统的自然疗法之一，它以中医皮部理论为基础，根据中医十二经脉及奇经八脉，遵循“急则治其标”的原则，用器具（牛角、玉石、火罐）等在皮肤相关部位刮拭，刮出痧疹，以达到防治疾病目的的一种自然疗法。

现代的刮痧是利用刮痧器具，刮拭经络穴位，通过良性刺激，充分发挥营卫之气的作用，使经络穴位处充血，改善局部微循环，起到祛除邪气，疏通经络，舒筋理气，以增强机体自身潜在的抗病能力和免疫机能，从而达到扶正祛邪、防病治病的作用。近代著名中医外治家吴尚先对刮痧给予了充分肯定，他说：“阳痧腹痛，莫妙以瓷调羹蘸香油刮背，盖五脏之系，咸在于背，刮之则邪气随降，病自松解。”现代科学证明，刮痧可以扩张毛细血管，增加汗腺分泌，促进血液循环，对于高血压、中暑、肌肉酸疼等所致的风寒痹症都有立竿见影之效。经常刮痧，可起到调整经气、解除疲劳、增加免疫功能的作用。

明代医学家张凤逵在其书《伤暑全书》中，对于痧症疗病的病因、病机、症状都有具体的描述。他认为，毒邪由皮毛而入，就会阻塞人体的脉络，阻塞气血，使气血流通不畅；毒邪由口鼻吸入的时候，就阻塞络脉，使络脉的气血不通。这些毒邪越深，郁积得越厉害，那么它就越剧烈，如燎原之势，对于这种情况，就必须采取急救措施，用刮痧放血的方法来治疗。运用刮痧疗法，将刮痧器皿在表皮经络穴位上进行刮治，直到刮出皮下出血凝结成米粒样的红点为止，通过发汗使汗孔张开，痧毒（也就是病毒）随即排出体外，从而达到治愈的目的。

刮痧疗法是很神奇的。刮痧可以退烧，因为发烧时皮肤的毛孔都闭塞，刮痧以后使毛孔张开，里面的风寒便可以排泄出来。刮痧还能消炎，炎症使局部充血、红肿，是代谢产物积聚的表现，刮痧使局部的血液循环得到改善，加快新陈代谢，局部的病理产物如细菌、毒素等可以更快地排泄出去，这样炎症就可消退。另外，刮痧还能治疗颈椎病、腰腿疼、肩周炎、骨质增生，刮痧还有调节内脏的作用。

痧证是一个专属于中医的词汇，西医里没有痧证之说。所谓痧，就是刮痧时在病人皮肤上出现的紫红颜色、类似细沙粒的点，人们根据出现的这些症状，把它取名叫痧证。痧证又称为“瘴气”等，包含两方面的含义，从广义来讲，一方面是指痧疹征象，即痧象；另一方面是指痧疹的形态外貌，即皮肤上出现的小红点。痧证不是一种独立的病，而是许多疾病在发展变化过程中反映在体表的一种共性表现，故有“百病皆可发痧”之说。痧是许多疾病的共同症候，统称之为“痧证”。

那么，在现代医学中，痧证相当于什么病呢？目前还不能确定。不过，痧证所包括的范围很广，现存中医古籍中，有关痧证的记载涉及内、外、妇、儿等多科疾病。《痧惊合璧》一书就介绍了四十多种痧证，连附属的共计一百多种。根据其所描述的症状分析：“角弓反张痧”类似现代医学的破伤风；“坠肠痧”类似腹股沟斜疝；“产后痧”似指产后发热；“膨胀痧”类似腹水；“盘肠痧”类似肠梗阻；“头疯痧”类似偏头痛；“缩脚痈痧”类似急性阑尾炎，等等。此外民间还有所谓寒痧、热痧、暑痧、风痧、暗痧、闷痧、白毛痧、冲脑痧、吊脚痧、青筋痧等，名目繁多。

狭义上的痧证就是特指一种疾病。古人认为，痧证主要是内风、湿、火之气相搏而为病。天有八风之邪，地有湿热之气，人有饥饱劳逸。夏秋之际，风、湿、热三气盛，人若劳逸失度，则外邪侵袭肌肤，阳气不得宣通透泄，所以夏秋之际常发痧证。

痧证主要有两个特征：一是痧痕明显。刮痧后，皮肤很快会出现一条条痧痕和累累细沙(出血点)，并且存留的时间较长。二是痧证多胀。所谓胀，就是痧证多出现头昏脑涨、胸部闷胀、全身酸胀等。

除具有上述两项特征以外，还有许多种病的症状和痧证有关系。例如，由于高温引起的痧证：头昏脑涨，烦躁欲吐，全身疲倦，两眼发花；由于中暑引起的痧证：头晕心悸，恶心呕吐，以及小腿的腓肠肌痉挛性疼痛；由于急性肠炎引起的痧证：频繁呕吐，腹痛腹泻；由于食物中毒引起的痧证：肚腹胀疼，发作急剧，呕吐腹泻，四肢麻木，甚至由于严重失水而引起的腓肠肌痉挛，即俗话说的“转筋痧”；由于空气窒息引起的痧证：头昏脑涨，呼吸困难，恶心呕吐，面色青紫，甚至出现神志昏迷。从上述症状看，中暑、日射病、急性肠炎、食物中毒，以及由于窒息引起的血液和组织严重缺氧、中毒等病，都可用刮痧疗法进行辅助治疗。

刮痧的治病疗疾与保健功效

刮痧是以中医脏腑经络学说为理论指导，集针灸、按摩、点穴、拔罐等非药物疗法之所长，用水牛角为材料做成刮痧板，配合相应的刮痧疏导油进行的一种自然疗法，对人体有活血化瘀、调整阴阳、舒筋通络、调整信息、排除毒素、自身溶血等作用，既可预防保健，又可治病疗疾。

1. 预防保健作用

刮痧疗法的预防保健作用又分为健康保健预防与疾病防变两类。刮痧疗法的作用部位是体表皮肤，皮肤是机体暴露于外的最表浅部分，直接接触外界，且对外界气候和环境等变化起到适应与防卫作用。皮肤之所以具有这些功能，主要依靠机体内卫气的作用，卫气调和，则“皮肤调柔，腠理致密”。健康人常做刮痧（如取背腧穴、足三里穴等）可增强卫气，卫气强则护表能力强，外邪不易侵表，机体自可安康。若外邪侵表，出现恶寒、发热、鼻塞、流涕等症状，及时刮痧（如取肺腧、中府穴等）可将表邪及时祛除，以免表邪侵入五脏六腑而生大病。

2. 治疗作用

刮痧疗法的治病作用可表现在以下方面。

（1）活血化瘀

刮痧可调节肌肉的收缩和舒张，使组织间压力得到调节，以促进刮拭组织周围的血液循环，增加组织的血流量，从而起到活血化瘀、祛瘀生新的作用。

（2）调整阴阳

刮痧可以改善和调整脏腑功能，使脏腑阴阳得到平衡。如肠蠕动亢进者，在腹部和背部等处使用刮痧手法，可使亢进者受到抑制而恢复正常。反之，肠蠕动功能减退者，则可促进其蠕动恢复正常。

（3）舒筋通络

刮痧可以放松紧张的肌肉，消除肌肉疼痛，这两方面的作用是相通的，消除了疼痛病灶，肌肉紧张也就消除；如果使紧张的肌肉得以松弛，则疼痛和压迫症状也可以明显减轻或消失，同时有利于病灶修复。

（4）信息调整

人体的各个脏器都有其特定的生物信息（各脏器的固有频率及生物电等），当脏器发生病变时，有关的生物信息就会发生变化，而脏器生物信息的改变可影响整个系统乃至全身的机能平衡。而刮痧疗法就可以通过刺激体表的特定部位，产生一定的生物信息，通过信息传递系统输入有关脏器，对失常的生物信息加以调整，从而起到对病变脏器的调整作用。

（5）排除毒素

刮痧过程可使局部组织高度充血，血管神经受到刺激使血管扩张，血流及淋巴液循环加速，吞噬作用及搬运力量加强，使体内废物、毒素加速排除，组织细胞得到营养，从而使血液得到净化，增加全身抵抗力，进而减轻病势，促进康复。

（6）行气活血

气血（通过经络系统）的传输对人体起着濡养、温煦等作用。刮痧作用于肌表，可以使经络通畅，气血通达，则瘀血化散，局部疼痛得以减轻或消失。

刮痧的基本手法

刮痧的用具十分简单，使用方便，只要是边缘比较圆滑的东西，如梳子、搪瓷杯盖子等，都可以用来刮痧。当然，如果长期使用或作为治疗，还是用天然水牛角为材料制成的专业刮痧板比较好，这样可以避免对人体肌表的毒性刺激和不良化学反应，而且水牛角本身就是一种中药，具有发散行气、活血和润养作用。

另外，刮痧之前，为了防止划破皮肤，还要在皮肤表面涂一层润滑剂，香油、色拉油都可以用。也有专门的“刮痧活血剂”，这是一种采用天然植物油加十余种天然中药，经传统与现代高科技结合的方法提炼加工而成的刮痧油，具有清热解毒、活血化瘀、开泄毛孔、疏通经络、排毒驱邪、消炎止痛等作用。

下面详细讲解刮痧的基本手法。

1. 握持刮痧板方法

单手握板，将板放置掌心，一侧由拇指固定，另一侧由食指和中指固定，也可由拇指以外的其余四指固定。

利用腕力进行刮拭，刮痧板移动方向与皮肤之间夹角以 45 度为宜，角度不可太大，也不可使用削铲法。

2. 刮痧的强度和时间

刮痧手法的轻重、力量的大小、时间的长短，都要依照接受者的年龄、性别、体质、身体状况以及出痧情况等因素而定。刮痧板接触皮肤时力量应适中，以对方能承受为度，做单方向均匀刮拭，每一角度方向刮 15 ~ 30 次，每一部位刮拭 3 ~ 5 分钟。针对性刮痧或局部保健刮痧一般 20 ~ 30 分钟，全身整体保健刮痧以 40 ~ 50 分钟为宜。个别人不易出痧，不可强求。出痧者一般 3 ~ 5 天痧退，痧退后方可进行再次刮拭。

3. 几种常用的刮拭手法

（1）边刮法

这是最常用的一种刮痧方法。将刮痧板的两侧长条棱边或厚边或薄边与皮肤接触成 45 度角进行刮拭。该法适宜于对大面积，如腹部、背部和下肢等部位的刮拭。

（2）轻刮法

初学者常用轻刮法。刮痧时刮痧板接触皮肤面积大，移动速度慢或下压刮拭力量小。一般接受者无疼痛或其他不适感觉，多适应于对儿童、妇女、老年体弱者以及面部的保健刮拭。

（3）重刮法

这主要是针对骨关节软组织疼痛性病症所采取的一种手法。刮痧时刮痧板接触皮肤面积小，移动速度快或下压刮拭力量较大，以接受者能承受为度。多适应于对年轻力壮、体质较强者，或背部脊柱两侧、下肢及骨关节软组织较丰满处的刮痧。

（4）快刮法

指刮拭的次数每分钟 30 次以上，力量有轻重之别。力量重，速度快，多用于体质强壮的人，主要刮拭背部、下肢或其他明显疼痛的部位；力量轻，快速刮，多用于体质虚弱或整体保健的人，主要刮拭背腰部、胸腹部、下肢等部位，以对方感觉舒适为度。

（5）慢刮法

指刮拭的次数每分钟 30 次以内，力量也有轻重之别。力量重，速度慢，多用于体质强壮的人，主要刮拭腹部、关节部位和一些明显疼痛的部位；力量轻，速度慢，多用于体质虚弱或面部保健者，主要刮拭背腰部正中、胸部、下肢内侧等部位，以对方不感觉疼痛为度。

（6）直线刮法

也称直板刮法，是一种常用的手法，就是利用刮痧板的上下边缘在体表进行直线刮拭。刮痧时一般用右手拿住刮痧板，拇指放在刮痧板的一侧，食指和中指或四指放在刮痧板的另一侧，与体表成 45 度角，刮痧板薄的一面 1/3 或 1/2 与皮肤接触，利用腕力下压并向同一方向直线刮拭，要有一定长度。这种手法适用于对身体比较平坦部位的经脉和穴位（如背部、胸腹部和四肢部位）进行刮痧。

（7）弧线刮法

指刮拭方向呈弧线形，刮拭后体表出现弧线形的痧痕，操作时刮痧板多循肌肉走行或骨骼结构特点而定。对胸部肋间隙、颈项两侧、肩关节前后和膝关节周围刮痧多用此法。

（8）逆刮法

指刮痧方向与常规的由里向外、由上向下方向相反，即由下向上或由外向里进行刮拭的方法。多用于对下肢静脉曲张、下肢水肿或按常规方向刮痧效果不理想的部位。逆刮法操作宜轻柔和缓，从近心端部位开始逆刮，逐渐延长至远心端，其方向是由远心端向近心端，其目的是促进静脉血液回流，减轻水肿或疼痛。

（9）摩擦法

将刮板的边、角或面与皮肤直接紧贴或隔衣、布进行有规律地旋转移动或直线往返移动的刮拭，使皮肤产生热感为度并向深部渗透，其左右移动力量大于垂直向下压按用力。操作时动作轻柔，移动均匀，可快可慢，一个部位操作完成后再进行下一个部位。多用于对麻木、发凉或绵绵隐痛部位刮痧，如肩胛内侧、腰部和腹部。另外，每一部位在刮痧前可使用该法使皮肤有热感后再继续其他操作手法。

（10）梳刮法

使用刮痧板或刮痧梳子，从前额发际处及双侧太阳穴处向后发际处做有规律的单方向刮拭，刮痧板或梳子与头皮成45度角，轻柔和缓地刮拭，如梳头状，故名梳刮法。梳头时力量适中，一般逐渐加力，在穴位或痛点处可适当使用重刮或点压、按揉。此法具有醒神开窍、消除疲劳、防治失眠的作用，患有头痛、疲劳、失眠等病症用该法可以达到良好的效果。

（11）点压法

点压法也叫点穴手法，多用于对穴位或痛点的点压，与按摩法配合使用。用刮痧板的厚边角与皮肤成90度角，力量逐渐加重，以能耐受为度，保持数秒钟后快速抬起，重点操作5～10次。操作时将肩、肘、腕的力量凝集于刮痧板角，施术要灵活，既要有弹力又要坚实。此法适用于肌肉丰满、刮痧力量不能深达或不宜直接刮拭的部位和骨骼关节凹陷部位，如环跳、委中、犊鼻、水沟以及背部脊柱棘突之间等。它是一种较强刺激手法，具有镇静止痛和解痉作用，多用于实证。

（12）按揉法

按揉法是用刮痧板在皮肤经络穴位处做点压按揉，向下有一定压力，点下后做往复来回或顺逆旋转的手法：操作时刮痧板紧贴皮肤下移，频率较慢，每分钟50～100次。常用于足三里、内关、太冲、涌泉、太阳穴等穴位。

（13）角刮法

使用特制的角形刮痧板或让刮痧板的棱角接触皮肤，并成45度角，自上而下或由里向外刮拭，手法要灵活，不宜生硬，适宜于四肢关节、脊柱双侧经筋部位、骨突周围、肩部穴位（如风池、内关、合谷、中府等）。因角刮接触面积相对较小，要避免用力过猛而损伤皮肤。

第二章

沿着经络找穴位
——带你认识人体的十四条经络

胆经：排解积虑的先锋官

足少阳胆经是目前很火的一条经，很多人都在强调它的好处，敲胆经几乎成了“万金油”。足少阳胆经从人的外眼角开始，沿着头部两侧，顺着人体的侧面向下，到达脚的第四、五趾，几乎贯穿全身。为什么说胆经是排解积虑的先锋官呢？

《黄帝内经》中说：“肝者，将军之官，谋虑出焉。胆者，中正之官，决断出焉。”意思是说，肝是个大将军，每日运筹帷幄，决胜千里之外；胆则是一个刚直不阿的先锋官，随时准备采取行动。“肝主谋虑，胆主决断。”

现代人在竞争激烈的社会中，不得不为生存而谋虑，如果我们谋虑的事情能够“决断”，并顺利进行下去，最终获得成功，那自然会气血通畅、肝胆条达了。然而，现实往往与人的愿望背道而驰，很多事情都不能尽如人意，所以，我们会有很多谋虑积压在肝而没有让胆去决断执行，肝胆的通道被阻塞。由于情志被压抑，肝胆的消化功能、供血功能、解毒功能都受到严重影响，人体就会百病丛生。所以，多疑善虑、胆小易惊的人都应该好好调节肝胆的功能。

要改善肝胆的功能，最简单的办法就是经常锻炼胆经。

敲胆经的最佳时间是子时，也就是夜里的 11 点到凌晨 1 点这段时间，

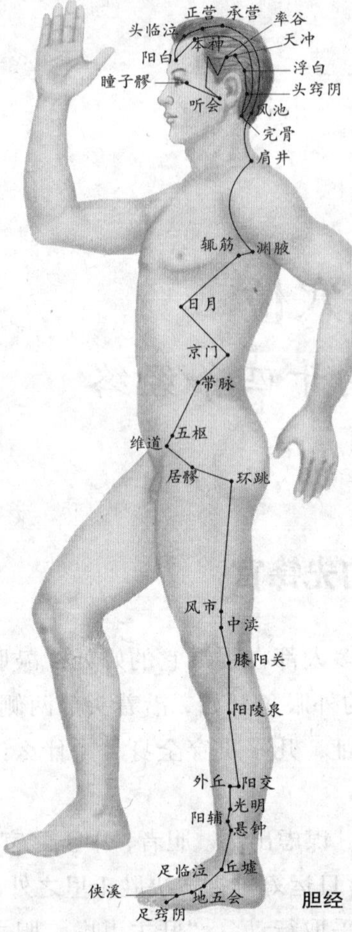

早睡的人可以提前一些。因为这个时辰是胆经当令。经常熬夜的人会有体会，到夜里 11 点钟的时候，觉得很有精神，还经常会觉得饿，这就是胆经当令。胆主生发，阳气在这时候开始生发了。但是大家一定注意，不要觉得这个时候精神好就继续工作或者娱乐，而是最好在 11 点前就入睡,这样才能把阳气养起来。

每天敲胆经 300 下，胆经顺畅了，人所有的忧虑、恐惧、犹豫不决等都随着胆经的通畅排解出去了，该谋虑时谋虑，该决断时决断，那么，我们的肝胆必定会日益强壮而没有无谓的损耗，身心也会健康快乐。

另外，胆经上有很多特效穴位：阳陵泉治两肋疼痛，光明穴可治老花眼，悬钟治落枕，风市可治各种皮肤痒疹。胆经上的穴位都气感明显而强烈，如能善加利用，都有极好的效果。

肝经：护卫身体的大将军

足厥阴肝经有 14 个穴位，从下往上走，起于大脚趾内侧的指甲缘，向上到脚踝，然后沿着腿的内侧向上，在肾经和脾经中间，绕过生殖器，最后到达肋骨边缘止。肝经和肝、胆、胃、肺、膈、眼、头、咽喉都有联系，所以虽然循行路线不长，穴位不多，但是作用很大，可以说是护卫我们身体的大将军。

前面我们讲了，肝是将军之官，是主谋略的。所谓“将军之官”的意思是指将军不仅可以打仗，而且还是能够运筹帷幄的人。将军运筹帷幄的功能，就相当于肝的藏血功能，而“谋略出焉”，指的就是把肝气养足了

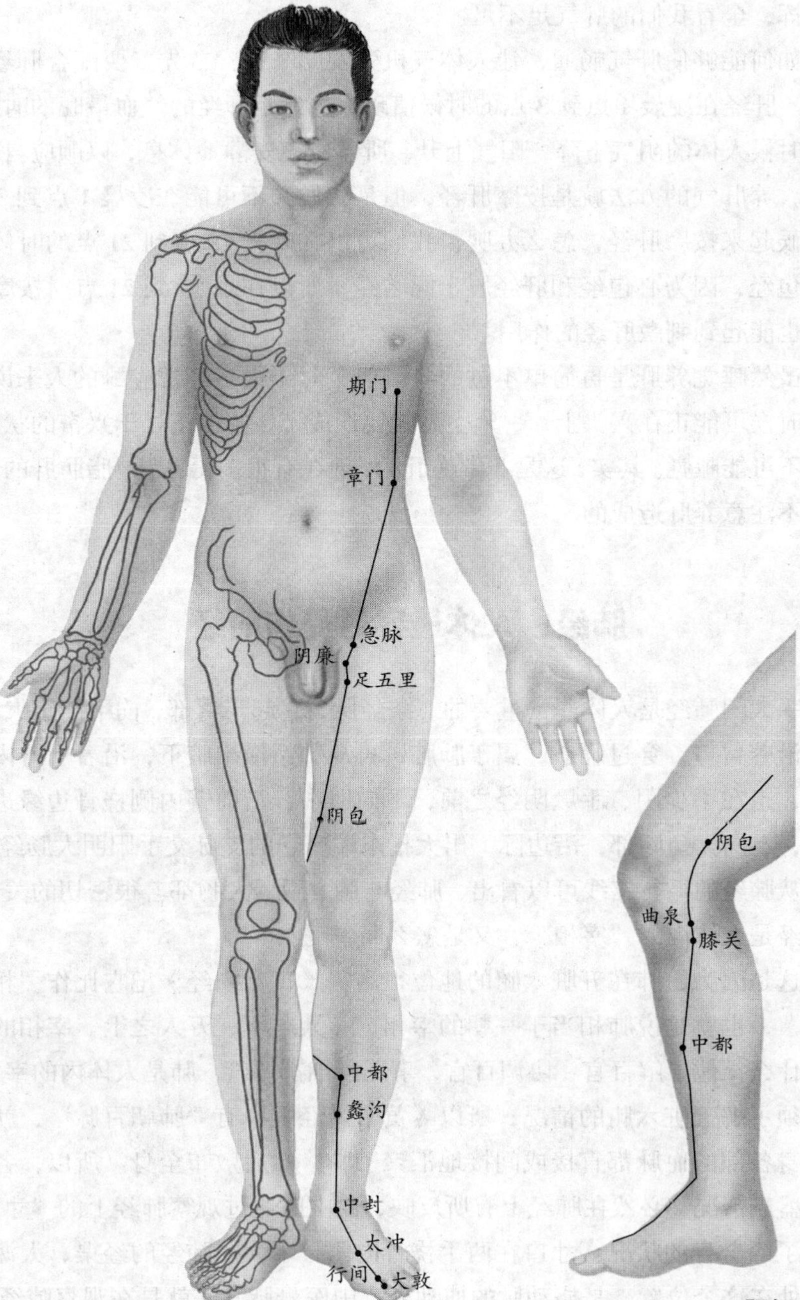

肝经

才能够出谋略，才能让我们更聪明。因此，我们的聪明才智能否最大限度地发挥，全看我们的肝气足不足。

如何能够使肝气畅通，让人体气机生发起来呢？首先，要配合肝经的工作。肝经在凌晨1点到3点的时候值班，也就是肝经的气血最旺的时候，这个时候人体的阴气下降，阳气上升，所以应该安静地休息，以顺应自然。另外，养肝气的方法就是按摩肝经，但是我们又不可能在凌晨1点到3点的时候起来按摩肝经，怎么办呢？我们可以在晚上19点到21点的时候按摩心包经，因为心包经和肝经属于同名经，所以在19点到21点时按摩心包经也能起到刺激肝经的作用。

虽然睡觉养肝是再简单不过的事，但是对于很多经常应酬的人来说，这个时候可能正在兴头上，一笔生意就要谈成了，精神正处于兴奋的状态，根本不可能睡觉。其实，这是非常伤肝的，现在有很多得乙肝、脂肪肝的人，就是不注意养肝造成的。

肺经：人体最容易受伤的经

手太阴肺经是人体非常重要的一条经脉，它起于胃部，向下络于大肠，然后沿着胃口，穿过膈肌，属于肺脏；再从肺系横出腋下，沿着上臂内侧下行，走在手少阴、手厥阴经之前，下向肘中，沿前臂内侧桡骨边缘进入寸口，上向大鱼际部，沿边际，出大指末端。它的支脉交手阳明大肠经。

从肺经的循行路线可以看出，肺经与肺、胃、大肠都着很密切的关系。说肺经是人体内的“宰相”，又是怎么回事呢？

这是因为，肺在五脏六腑的地位很高。《黄帝内经》把它比作“相傅之官”，也就是说肺相当于一朝的宰相，一人之下，万人之上。宰相的职责是什么？他了解百官、协调百官，事无巨细都要管。肺是人体内的宰相，它必须了解五脏六腑的情况，所以《黄帝内经》中有“肺朝百脉”，就是说全身各部的血脉都直接或间接地汇聚于肺，然后敷布全身。所以，各脏腑的盛衰情况，必然在肺经上有所反映，而中医通过观察肺经上的“寸口”就能了解全身的状况。寸口在两手桡骨内侧，手太阴肺经的经渠、太渊二穴就处在这个位置，是桡动脉的搏动处。中医号脉其实就是在观察肺经。

肺经上还分布着人体重要的三个穴位，分别是尺泽穴、孔最穴和太渊穴。

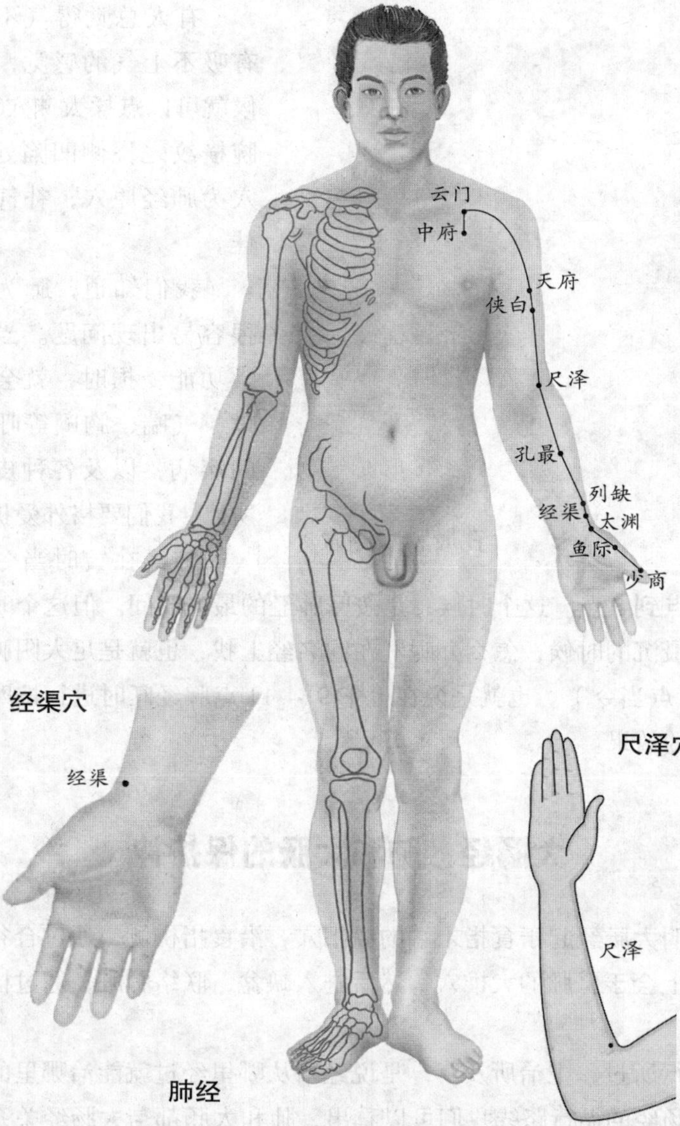

尺泽穴位于肘横纹上肱二头肌肌腱桡侧的凹陷处，是最好的补肾穴。通过降肺气而补肾，最适合上实下虚的人，高血压患者多是这种体质，另外按压尺泽穴对于肺经引起的咳嗽、气喘、咯血、潮热、胸部胀满等很有效。

孔最穴在前臂掌面桡侧（大拇指方向），在尺泽穴与太渊穴（腕部动脉搏动处）连线上，腕横纹上七寸（手腕至肘共十二寸，按比例取穴）。孔最穴对治疗风寒感冒引起的咳嗽和扁桃体炎效果不错，还能治疗痔疮。

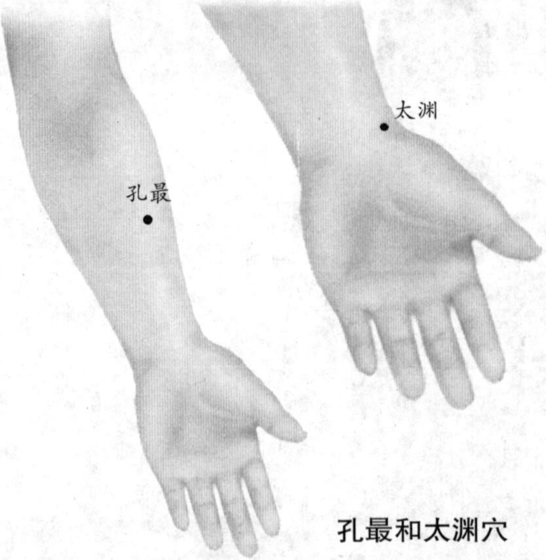

孔最和太渊穴

有人总觉得气不够用，有吸不上气的感觉，这个时候就可以点揉太渊穴（仰掌、腕横纹之桡侧凹陷处）。此穴为肺经原穴，补气效果尤佳。

我们知道，肺为娇脏，很容易出现问题。当肺的正常功能受损时，就会出现咳嗽、气喘、胸闷等呼吸方面的疾病，以及各种皮肤病。所以，我们要格外爱护肺经。

肺经在寅时当令，也就是凌晨 3 点到 5 点。这个时候，是按摩肺经的最佳时间。但这个时候应该是人睡得最沉的时候，怎么办呢？在同名经上找，也就是足太阴脾经（上午 9 ～ 11 点当令）。也就是说在上午 9 ～ 11 点脾经旺时进行按摩，也能取得同样的效果。

大肠经：肺和大肠的保护神

手阳明大肠经起于食指末端的商阳穴，沿食指桡侧，通过合谷、曲池等穴，向上会于督脉的大椎穴，然后进入缺盆，联络肺脏，通过横膈，入属于大肠。

“循行所过，主治所及”，是说经络从哪里经过就能治哪里的病，因此，从大肠经的循行路线我们可以看出，肺和大肠都与大肠经关系密切，所以，疏通此经气血就可以预防和治疗呼吸系统和消化系统的疾病。虽然，肺和大肠看起来是两个毫不关联的内脏，但是它们通过大肠经互相联系、互相影响，也就是说，肺与大肠相表里。所谓表里，指一种内外关系，就好像夫妻。丈夫在外边忙着的时候，妻子就应该把家里的事务管理好；丈夫如果在外面特别忙，那妻子也相对比较忙。肺为里，为妻；大肠为表，为夫。

在人体中，气血是维持生命活动的基础。《黄帝内经》上说：“阳明经多气多血。”手阳明大肠经与足阳明胃经所属的肠胃是人体消化、吸收以及排出废物的器官。人体的体质由先天和后天决定，先天部分是遗传于父母的，我们无法改变，后天部分就来源于我们的食物。肠胃消化吸收功能正常，体内生成的气血充足，抵抗疾病的能力自然会增强；胃肠排泄功能正常，体内产生的垃圾就能及时排出，不在体内堆积，那么由内在原因引起的疾病自然会减少。所以，手阳明大肠经是人体中重要的经络，平时一定要注意疏通。

什么时候按摩大肠经最好呢？大肠经当令的时间是早上5 ~ 7点，这时候大肠经运行最旺盛，按摩效果也最好。大肠经很好找，你只要把左手自然下垂，右手过来敲左臂，一敲就是大肠经。敲时有酸胀的感觉。

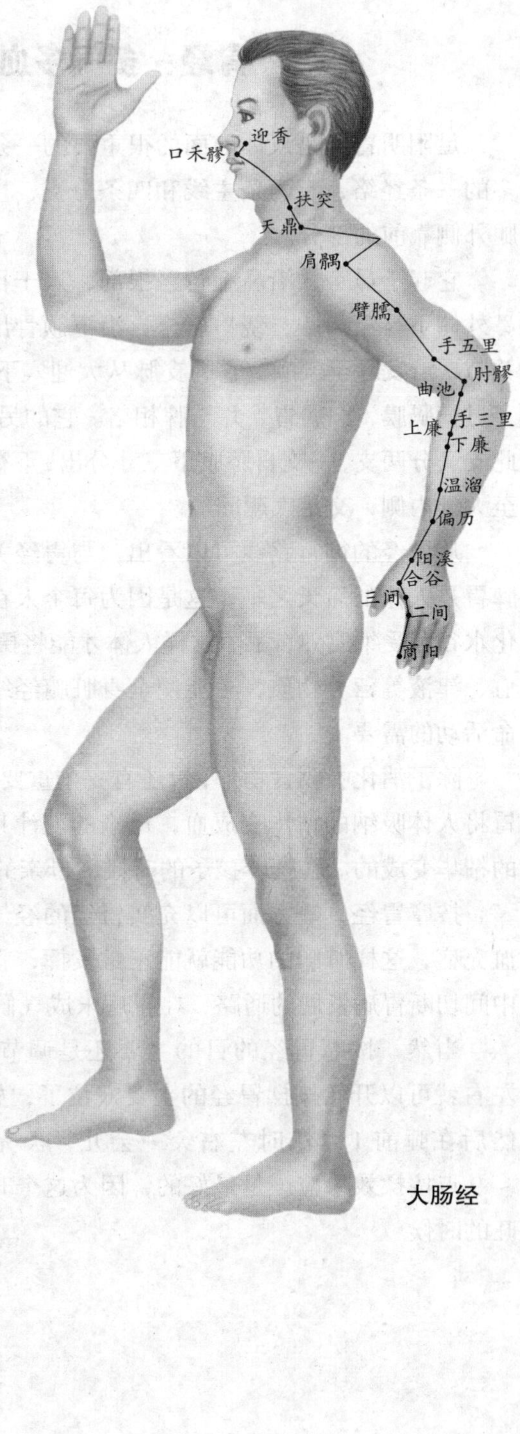

大肠经

胃经：多气多血的勇士

足阳明胃经是人体前面的很重要的一条经脉，也是人体经络中分支最多的一条经络，有两条主线和四条分支，主要分布在头面、胸部、腹部和腿外侧靠前的部分。

它起于鼻旁，沿鼻上行至根部，入于目内眦，交于足太阳膀胱经；沿鼻外侧下行至齿龈，绕口唇，再沿下颌骨出大迎穴；上行耳前，穿过颌下关节，沿发际至额颅。它的支脉从大迎穴下行，过喉结入锁骨，深入胸腔，穿过横膈膜，归属胃，并与脾相络。它的另一支脉直下足部二趾与中趾缝。此支又分两支，一支自膝膑下三寸分出，下行至中趾外侧；一支从足背分出，至大趾内侧，交足太阴脾经。

从胃经的循行路线可以看出，与胃经关系最为密切的脏腑是胃和脾。脾胃是人体的后天之本，这是因为每个人在出生后，主要依赖脾和胃以运化水谷和受纳腐熟食品，这样人体才能将摄入的饮食消化吸收，以化生气、血、津液等营养物质，才能使全身脏腑经络组织得到充分的营养，维持生命活动的需要。

除了消化吸收食物外，胃还有一个重要的功能——生血。“血变于胃”，胃将人体吸纳的精华变成血，母亲的乳汁其实就是血的变现，血是由食物的精华变成的。在抚养孩子的时候，母亲的血又变成了乳汁。

按摩胃经，一方面可以充实胃经的经气，使它和与其联系的脏腑的气血充盛，这样脏腑的功能就能正常发挥，就不容易生病；另一方面可以从中间切断胃病发展的通路，在胃病未成气候前就把它消弭于无形。

当然，按摩胃经的目的主要还是调节胃肠功能，所以饭后 1 个小时左右就可以开始按揉胃经的主要穴位了，如足三里、天枢等一定要按到；然后在睡前 1 个小时左右灸一会儿，灸完后喝 1 小杯温水。每天早上 7 ~ 9 点按揉效果应该是最好的，因为这个时辰是胃经当令，是胃经经气最旺的时候。

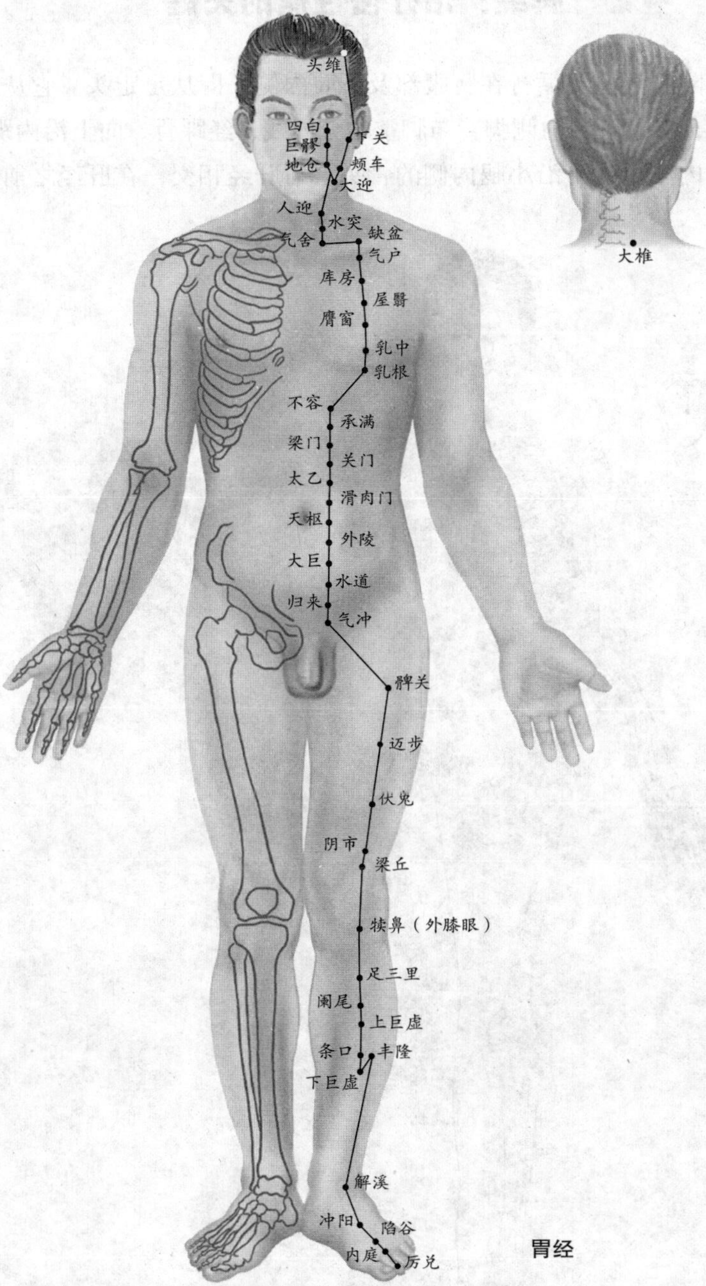
头维
四白
下关
巨髎
地仓
颊车
大迎
人迎
水突
气舍
缺盆
气户
库房
屋翳
膺窗
乳中
乳根
不容
承满
梁门
关门
太乙
滑肉门
天枢
外陵
大巨
水道
归来
气冲
髀关
迈步
伏兔
阴市
梁丘
犊鼻（外膝眼）
足三里
阑尾
上巨虚
条口
丰隆
下巨虚
解溪
冲阳
陷谷
内庭
厉兑
大椎

胃经

脾经：治疗慢性病的关键

足太阴脾经主要循行在胸腹部及下肢内侧，即从足走头。它从大脚趾末端开始，沿大脚趾内侧脚背与脚掌的分界线，经踝骨，向上沿内踝前边，上至小腿内侧；然后沿小腿内侧的骨头，与肝经相交，在肝经之前循行，

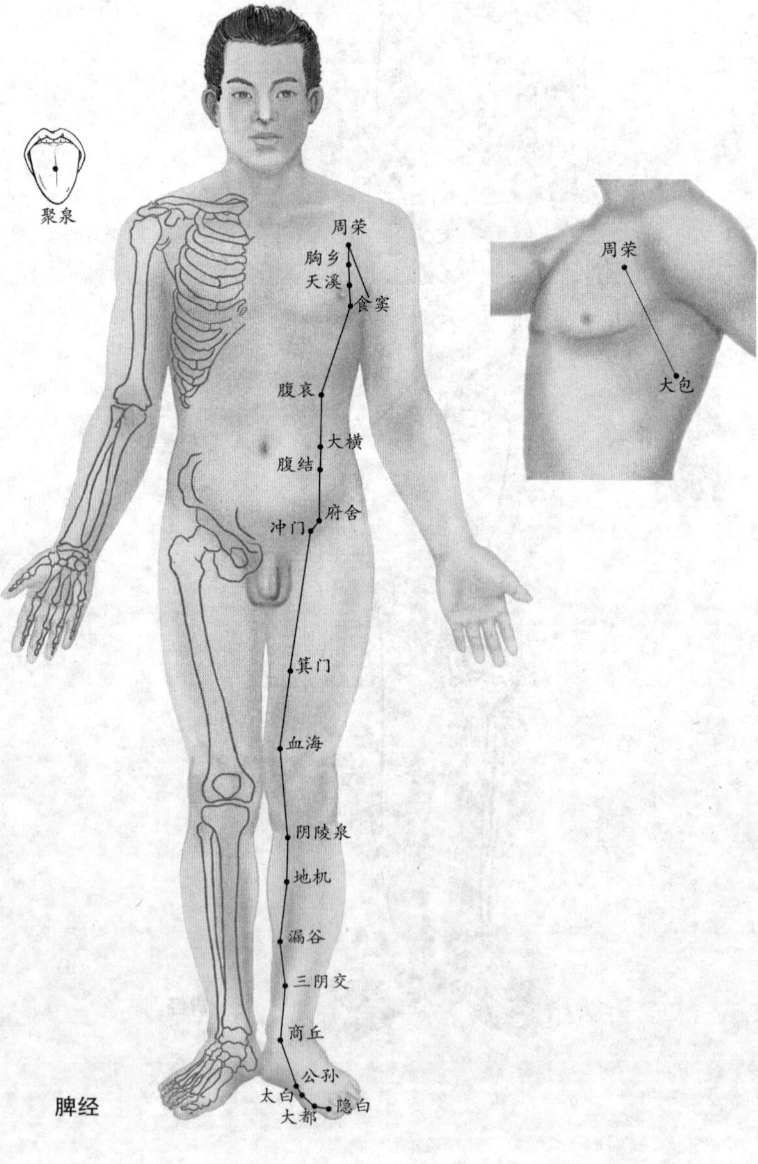

脾经

上膝股内侧前边，进入腹部；再通过腹部与胸部的间隔，夹食管旁，连舌根，散布舌下。其分支从胃部分出，上过膈肌，流注心中，经气接手少阴心经。

从上面的路线可以看出来，与脾经关系密切的脏腑有脾、胃和心。中医认为，脾除了有运化的作用外，还有统血的作用，就是统摄、约束血液行于脉内而不外溢。如果脾气虚弱，不能承担起这种约束功能，就会出现各种出血病症，如呕血、便血、尿血等。治疗脾虚引发的出血症状重点在于补脾气，中成药归脾丸就是治疗这类出血症的有效药物。

当脾经不通时，人体还会有一些常见的慢性病：大脚趾内侧、脚内缘、小腿、膝盖或者大腿内侧、腹股沟等经络线路会出现冷、酸、胀、麻、疼痛等不适感，或者全身乏力、疼痛、胃痛、腹胀、大便稀溏、心胸烦闷、心窝下急痛，还有舌根发强、饭后即吐、流口水等。

以上症状都可以从脾经去治，最好在脾经当令的时候按摩脾经上的几个重点穴位：太白、三阴交、阴陵泉、血海等。上午 9 点到 11 点正处于人体阳气的上升期，这时疏通脾经可以很好地平衡阴阳。

在日常饮食上也要注意多吃清淡的食物，不暴饮暴食，以减轻脾经的负担。

此外，思伤脾。所谓“衣带渐宽终不悔，为伊消得人憔悴”，思虑过度就会扰乱脾的正常工作，使其方寸大乱，反映到身体上就是食欲不振、无精打采、胸闷气短。所以，一定要做到思虑有节，这样脾的功能才会正常。

心经：攸关生死的经络

手少阴心经主要分布在上肢内侧后缘，起始于心中，出属于心脏周围血管等组织（心系），向下通过横膈，与小肠相联络。它的一条分支从心系分出，上行于食道旁边，联系眼球的周围组织（目系）；另一条支脉，从心系直上肺脏，然后向下斜出于腋窝下面，沿上臂内侧后边，行于手太阴肺经和手厥阴心包经的后面，下行于肘的内后方，沿前臂内侧后边，到达腕后豌豆骨部进入手掌内后边，沿小指的内侧到指甲内侧末端，接手太阳小肠经。

从上面的循行路线可以看出，心经和小肠经是互相联系的。这正应了我们常说的成语——心腹之患。所谓心，即指心脏，对应手少阴心经，属里；

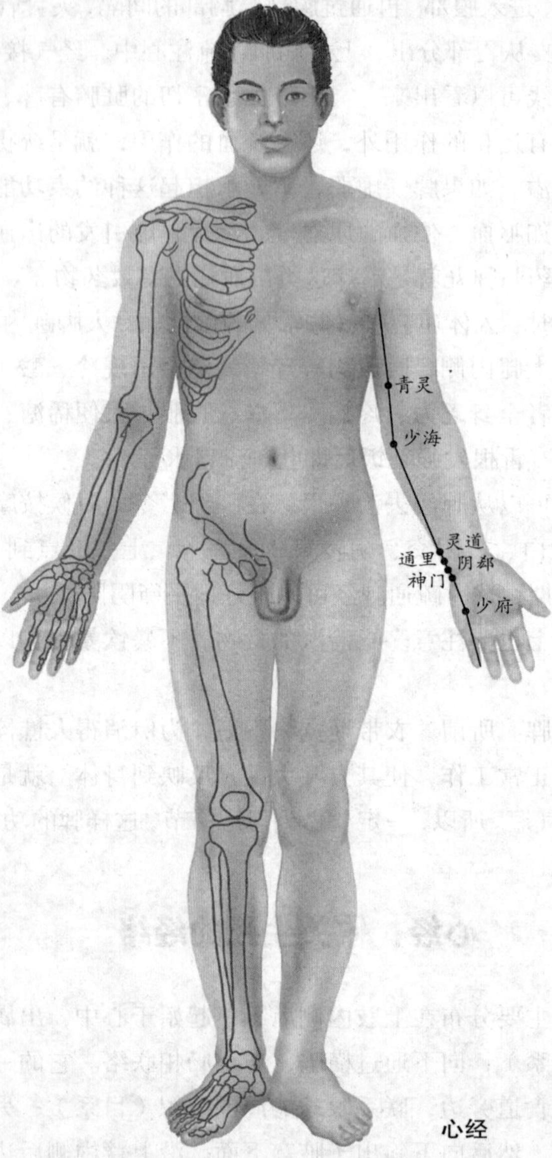

心经

“腹”就是指小肠，为腑，对应手太阳小肠经，属表。“心腹之患”就是说，互为表里的小肠经与心经，它们都是一个整体。谁出现了问题都会很严重，一定不可小视。

实践证明，心经的问题常常会在小肠经上反映出来，比如心脏病发作时常常表现为背痛、胳膊痛，有人甚至还会牙痛，而这些疼痛部位大多是小肠经的循行路线。

中医认为在五脏中，心为“君主之官”。君主，是一个国家的最高统治者，是全体国民的主宰者。相应的，心也就是人体生命活动的主宰，是脏腑中最重要的器官。它统帅各个脏器，使之相互协调，共同完成各种复杂的生理活动，如果心发生病变，则其他脏腑的生理活动也会出现紊乱而产生各种疾病。所以，疏通心经，让它的气血畅通对身体的整体调节是非常重要的。

按摩心经的最佳时间应该是午时，即 11 ~ 13 点，这个时候人的阳气达到最盛，然后开始向阴转化，阴气开始上升。这时人们最好处于休息的状态，不要干扰阴阳的变化。中午吃完饭小睡一会儿，就是睡不着闭着眼睛休息一下也是很好的。

小肠经：心脏健康的晴雨表

手太阳小肠经的循行路线与大肠经比较相似，只是位置上要比大肠经靠后，从作用上也没有大肠经那么广。它从小指的外侧向上走，沿着胳膊外侧的后缘，到肩关节以后向脊柱方向走一段，然后向前沿着脖子向上走，到颧骨，最后到耳朵。

中医认为，小肠是“受盛之官，化物出焉”。它的主要工作是先吸收被脾胃腐熟后的食物的精华，然后进行分配，将水液归于膀胱，糟粕送入大肠，精华输入到脾脏。

为什么说小肠经是心脏健康的晴雨表呢？

我们先来了解一个生活现象。现在很多人的工作要每天守在电脑旁，经常会肩膀酸痛，如果不注意休息和保养，发展下去就会后背痛，接下来是脖子不能转动、手发麻。通常医院会将这些症状诊断为颈椎病，其实，这是心脏供血不足，造成小肠气血虚弱导致的。心与小肠相表里，这种表里关系是通过经络通道联系起来的。心脏有问题，小肠就会有征兆。比如西医所说的颈椎病，开始只是肩膀酸，这就是告诉你：这里的气血已经不足了。然后是酸痛，酸痛是因为血少，流动缓慢而瘀滞，不通则痛。后来发展到僵硬疼痛也是由于血少，血流缓慢，再加上长期采用同一个姿势，血液就停滞在那里；如果心脏持续供血不足，那么停滞的血液就会形成瘀血。没有新鲜血液的供应，肌肉、筋膜就会变得僵硬，而且极易遭受风寒

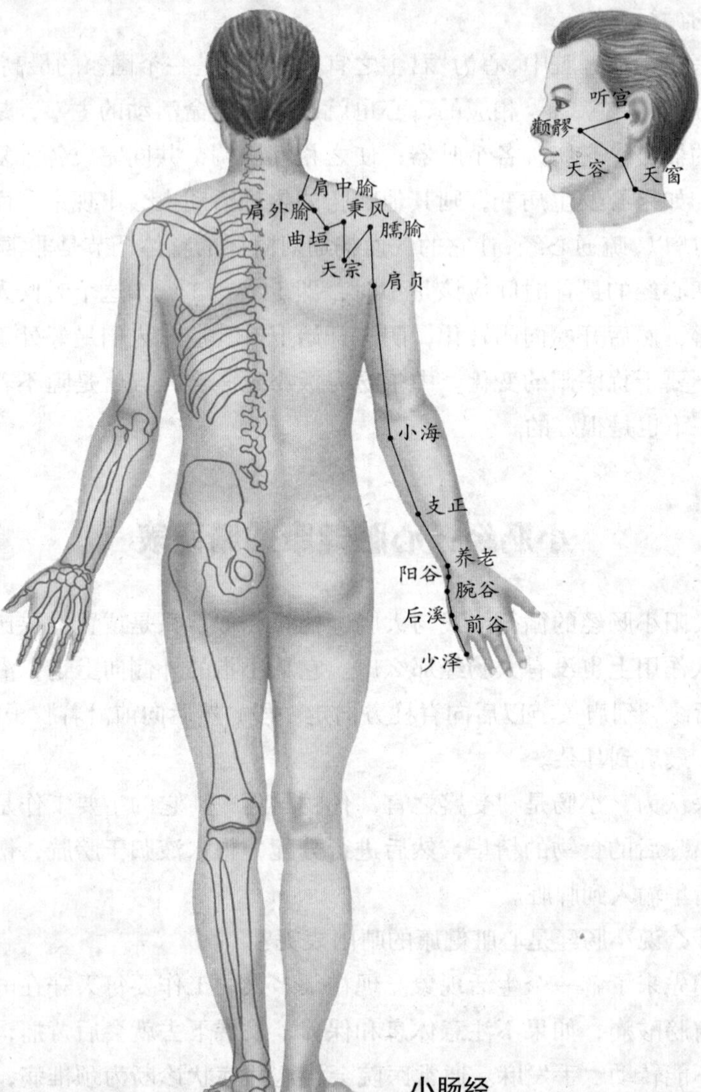

小肠经

的侵袭，睡觉时容易落枕。

另外，有的人脾气很急，总是心烦气躁，好争执，这在中医看来就是心火亢盛。心里的火气太大，无处宣泄，就拿小肠经“撒气”了。结果小肠经就会肿胀、硬痛，然后牵连到耳朵、喉咙、脖子、肩膀、肘、臂、腕、小手指，造成这些地方疼痛或麻木。

所以，我们说小肠经是心脏健康的晴雨表，一定要多加关注。通过小肠经，我们可以预测心脏的功能状况，还能够用调节小肠经的方法来治疗心脏方面的疾患。

按摩小肠经的最佳时间是 13 ～ 15 点，这时小肠经当令，经气最旺，人体主吸收。所以这也是为什么总强调“午餐要吃好”的根源了。因此，应在午时 1 点前用餐，而且午饭的营养要丰富，这样才能在小肠功能最旺盛的时候把营养物质充分吸收和分配。但是营养丰富还有一个前提，就是人体的吸收能力要好。

膀胱经：让身体固若金汤的根本

足太阳膀胱经是人体经脉中最长的一条，起于内眼角的睛明穴，止于足小趾尖的至阴穴，交于足少阳肾经，循行经过头、颈、背、腿、足，左右对称，每侧 67 个穴位，是十四经中穴位最多的一条经，共有一条主线，三条分支。

从前面的介绍中，我们得知膀胱经与肾经是相连的。《黄帝内经》上说“肾开窍于二阴”，就是指肾与膀胱相表里。肾是作强之官，肾精充盛则身体强壮，精力旺盛；膀胱是州都之官，负责贮藏水液和排尿。它们一阴一阳，一表一里，相互影响。所以，如果撒尿有问题，就是肾的毛病。另外，生活中我们经常会说有的人因为惊吓，小便失禁，其实这就是“恐伤肾”，恐惧对肾脏造成了伤害，而肾脏受到的伤害又通过膀胱经表现出来了。同样，肾的病变也会导致膀胱的气化失司，引起尿量、排尿次数及排尿时间的改变。

膀胱经的涉及范围很广，不仅仅是因为它属于膀胱以及与其他脏腑有联系，更多的是因为它的循行路线。它在后背上有两条直线，线上分布着所有背腧穴，这些穴位和脏腑的分布位置相对应，是脏腑器官的反应点，就像现在耳穴足疗的发射区一样，具有调节脏腑的重要作用。

另外，膀胱经还是人体最大的排毒通道，无时不在传输邪毒，其他诸如大肠排便、毛孔发汗、脚气排湿毒、气管排痰浊，以及涕泪、痘疹、呕秽等虽也是排毒的途径，但都是局部分段而行，最后也要并归膀胱经。所以，要想驱除体内之毒，膀胱经必须畅通无阻。

足太阳膀胱经统领人体阳气，为一身之表，外界的风邪首先侵袭足太阳膀胱经，所以，膀胱经异常时人体会出现腰、背、肩的筋肉痛、关节痛等症状，同时还会影响呼吸循环，消化吸收。经常刺激膀胱经就可以改善这些症状。

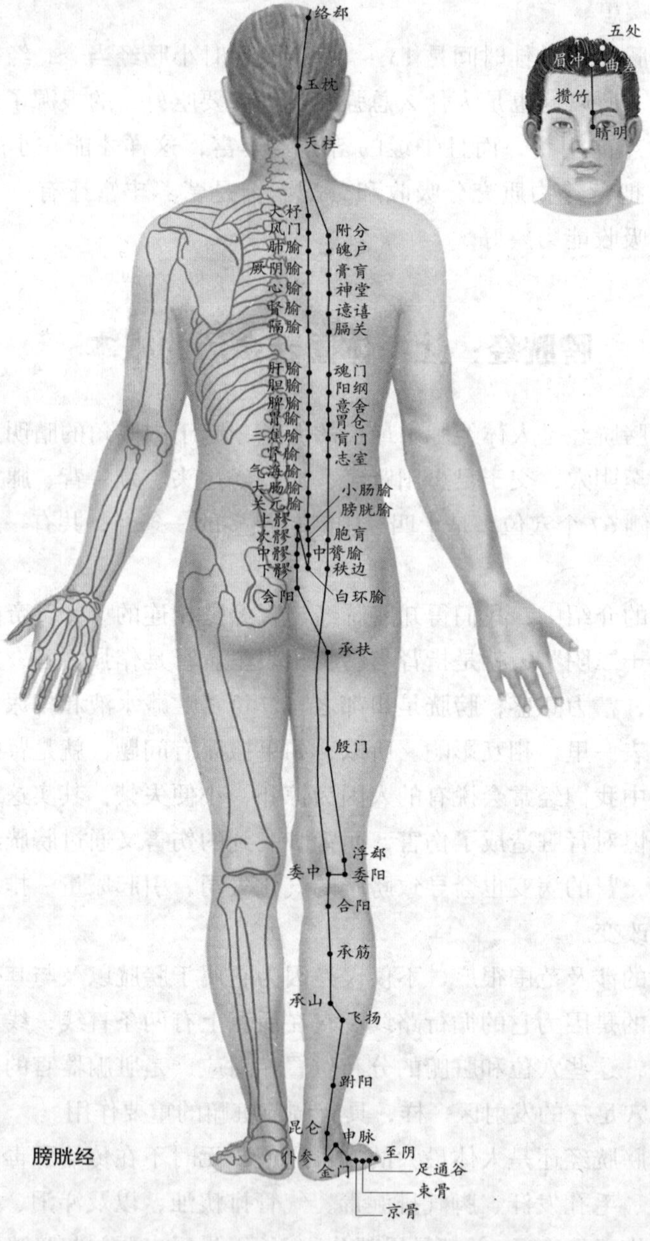

膀胱经

刺激膀胱经的最佳时间是 15 ~ 17 点，这时是膀胱经当令，膀胱经的气血最旺的时候，这时如果能按摩一下，把气血疏通了，对人体是很有保健作用的。膀胱经还是一条可以走到脑部的经脉，所以气血很容易上输到脑部，因而这个时候不论是学习还是工作，效率都是很高的。

肾经：关乎你一生幸福的经络

足少阴肾经起于足小趾下，斜走足心（涌泉），出于舟状骨粗隆下，沿内踝后，进入足跟，再向上行于腿肚内侧，出于腘窝内侧半腱肌腱与半膜肌之间，上经大腿内侧后缘，通向脊柱，属于肾脏，联络膀胱，出于前（中极，属任脉），沿腹中线旁开 1.6 厘米、胸中线旁开 3.3 厘米，到达锁骨下缘（腧府）。

肾经有两条支脉。

（1）肾脏直行支脉：向上通过肝和横膈，进入肺中，沿着喉咙，至舌根两侧。

（2）肺部支脉：从肺出来，联络心脏，流注胸中，与手厥阴心包经相接。

从肾经的循行路线可以看出，虽然肾经穴位不多，只有 27 个，但它与肾、膀胱、肝、肺、心脏等都有联系，是与人体脏腑器官联系最多的一条经脉。它的作用也就变得非同一般了。

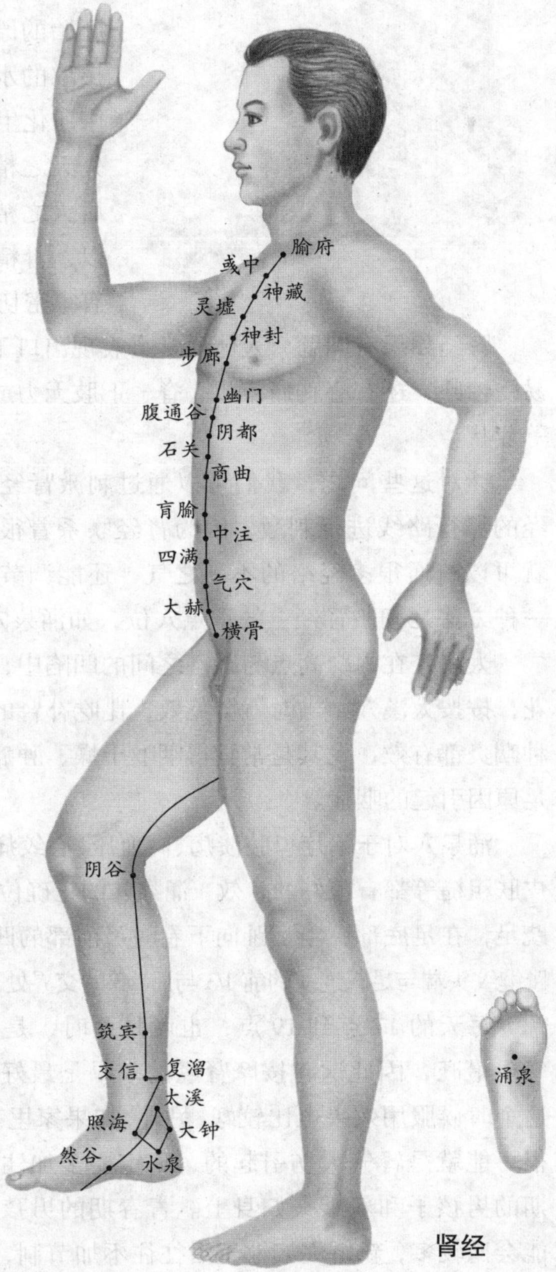

肾经

肾主藏精，这是肾的

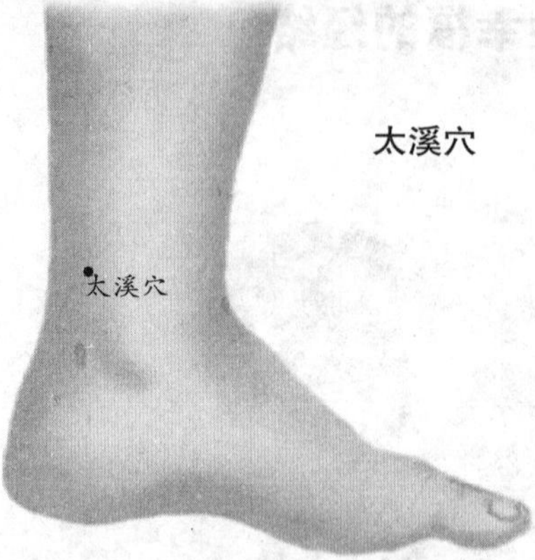

太溪穴

一个非常重要的功能。这里所说的精是维持人体生命活动的基本物质。肾藏精气有先天、后天之分，先天之精是从父母那里传承来的，是构成人体胚胎的原初物质；后天之精是出生后摄取的水谷精气及脏腑生理活动过程中所化生的精微物质，又称脏腑之精。先天之精是人体生长、发育的根本，后天之精是维持生命的物质基础，所以，肾精是否充足与人的生老病死都有很密切的关系。

肾经如果有问题，人体通常会表现出口干、舌热、咽喉肿痛、心烦、易受惊吓，还有心胸痛，腰、脊、下肢无力或肌肉萎缩麻木，脚底热、痛等症状。

针对这些问题，我们可以通过刺激肾经来缓解。一种方法是沿着肾经的循行路线进行刺激，因为肾经联系着很多脏腑器官，通过刺激肾经就可以疏通很多经络的不平之气，还能调节安抚相连络的内脏器官。另一种方法是刺激肾经上的重点穴位，如涌泉穴、太溪穴等。

太溪穴在内踝高点与跟腱之间的凹陷中，如果感觉腰酸膝软、头晕眼花，按按太溪穴，当时就会见效，比吃补肾的药还管用。太溪穴几乎对各种咽炎都有效，尤其是常觉得咽喉干燥、肿痛者，属于中医中讲的肾阴不足原因引起的咽症。

涌泉穴对于治疗口腔溃疡、高血压、心绞痛、白发、过敏性鼻炎、糖尿病、皮肤粗糙等都有很好的疗效。涌泉穴的正确位置是在足底：正坐或者仰卧，跷足，在足底部，当足趾向下卷时足前部的凹陷处，约相当于足底二、三趾趾缝纹头端与足跟连线的前 1/3 与后 2/3 的交界处。

每天的 17 点到 19 点，也就是酉时，是肾经当令的时间，此时肾经气血最旺，因此这时按摩肾经的效果是最好的。如果需要服中药的话，这个时候服用效果也比较好。另外，如果家里有人经常在这个时候发低烧，很可能就是肾气大伤引起的，一定要多加注意。这种情况多发生在青春期的男孩子和新婚夫妇身上。青春期的男孩子情窦初开，手淫的次数可能会比较多，新婚夫妇性生活往往不加节制，这两者都会过多损耗肾精，伤了元气。

总之，为了我们一生的幸福，一定要了解肾经，利用好肾经，这样肾精充足，肾就会变得强大，整个人充满了活力，很多问题也就迎刃而解了。

心包经：为心脑血管保驾护航

手厥阴心包经是从心脏的外围开始的，到达腋下10厘米处，然后沿着手前臂中间的中线，经过劳宫穴止于中指。

心包是中医的概念，西医中并没有心包这个概念。从名称可以看出，心包经与心脏是有一定关联的，其实心包就是心脏外面的一层薄膜。心为君主之官，是不能受邪的。因此当外邪侵犯时，心包就要挡在心的前面首当其冲，“代心受过，替心受邪”。所以，很多心脏上的毛病都可以归纳为心包经的病。如果没有原因地感觉心慌或者心脏似乎要跳出胸膛，这就是心包受邪引起的，不是心脏的病。

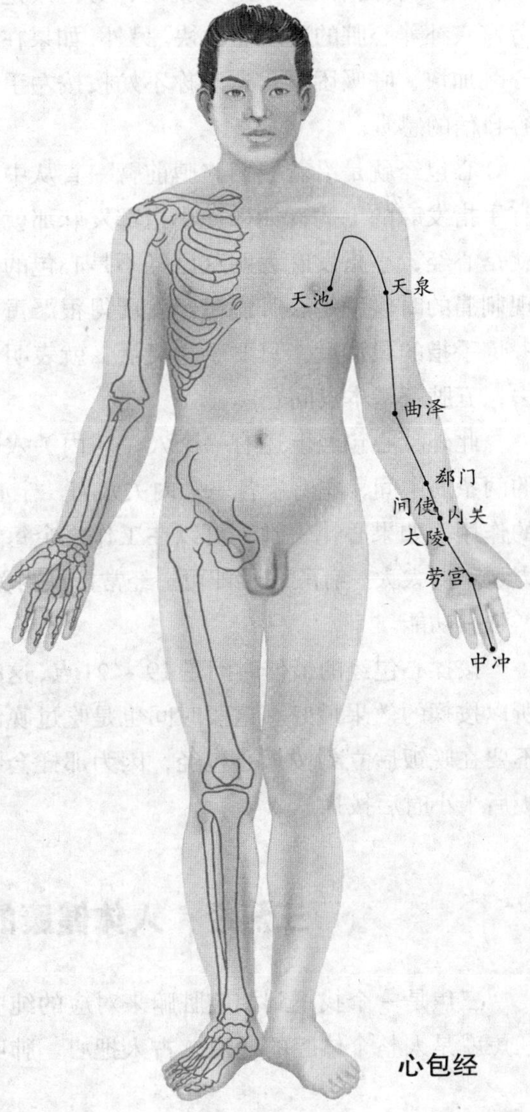

心包经

经常刺激心包经对于解郁、解压的效果非常好。刺激心包经时，先找到自己腋下里边的一根大筋，然后用手指掐住拨动，这时你会感觉小指和无名指发麻。如果每天晚上临睡前拨十来遍，就可以排遣郁闷，排去心包积液，对身体是非常有好处的。

人过了35岁以后，敲心包经更是必要。如果长时间饮食不合理，不健康的生活习惯使得血液中的胆固醇与脂肪含量增高，而血液中胆固醇太多时，会逐渐黏在血管壁上，造成血管狭窄，弹性变差，继而导致血液流动不畅，诱发心肌梗死及脑中风等严重并发症。敲击心包经就可以使血液流动加快，使附着在血管壁上的胆固醇剥落，排出体外。

心包经上有一个很重要的穴位——劳宫穴。这个穴位很好找，自然握拳，中指所停留的那个地方就是，劳宫穴是人体气机最敏感的穴位，通过劳宫穴补养心脏的速度非常快。另外，如果在一些场合觉得紧张，手心出汗、心跳加快、呼吸困难，这时你不妨按按左手的劳宫穴，它可以帮你找回从容自信的感觉。

心包经就是沿着我们胳膊前臂一直从中指出去的，所以心脏病就会伴有手指发麻的毛病，如果连小指都发麻那就是很严重了，因为小指的外围就是心经，小指发麻表明这已经不是心包的病，而是心脏的病。当心脏出现刺痛的时候就是心脏病已经发展得很严重了。因此，很多老人都很注重锻炼手指的灵活度，只要手指灵活，就表明气血还能流到身体的各个部位去，五脏就基本没问题。

此外，心包经上还有一个穴位叫内关穴，位于手掌腕关节下方，指宽的两条筋中间，左右手各一。内关穴有“宁心安神、理气止痛、和胃降逆”的作用。如果心律失常，可以在工作之余每天花两分钟左右的时间按揉，力量不要太大，有酸胀感即可。经常按揉内关穴可以增加心脏的无氧代谢，增强其功能。

按揉心包经的最佳时间是19～21点，这时心包经当令，气血运行最旺，所以按揉的效果最好。这段时间也是吃过晚饭应该促进消化的时候，但是不要在晚饭后立刻按揉心包经，因为那样会影响气血的运行，所以最好在饭后半小时后按揉。

三焦经：人体健康的总指挥

三焦是一个找不到相应脏腑来对应的纯中医的概念，用通俗的话来说，三焦就是人整个体腔的通道。古人把心、肺归于上焦，脾、胃、肝、胆、

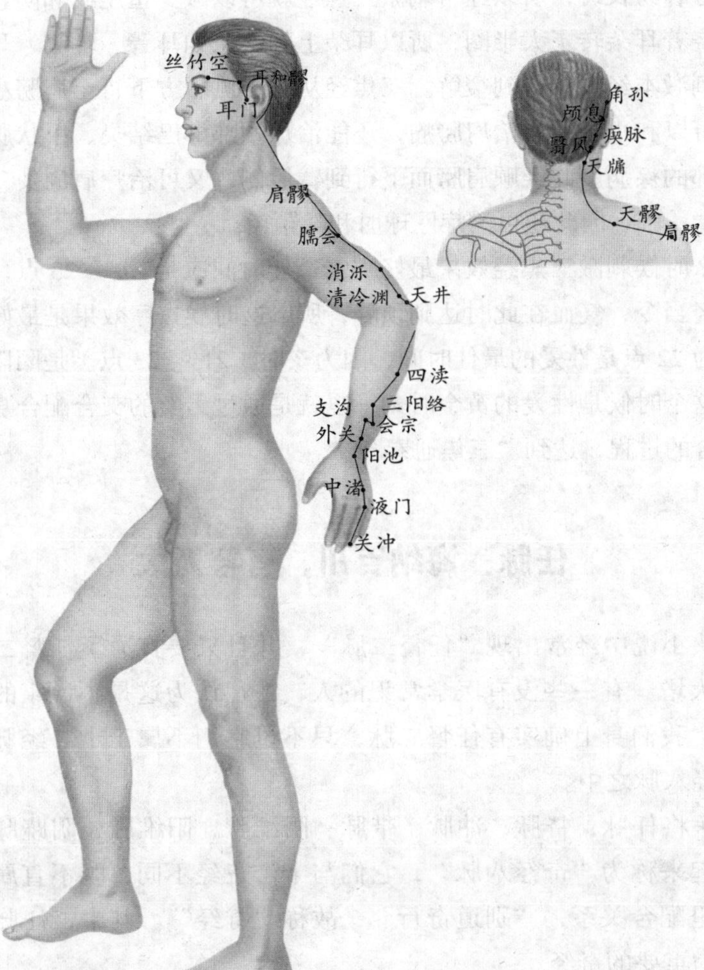

三焦经

小肠归于中焦，肾、大肠、膀胱归于下焦。按照《黄帝内经》的解释，三焦是调动运化人体元气的器官，负责合理地分配使用全身的气血和能量。具体说来，三焦的功能有两方面：一是通调水道，二是运化水谷。

三焦经主要分布在上肢外侧中间、肩部和头侧部。循行路线是：从无名指末端开始，沿上肢外侧中线上行至肩，在第七颈椎处交会，向前进入缺盆，络于心包，通过膈肌。其支脉从胸上行，出于缺盆，上走颈外侧，从耳下绕到耳后，经耳上角，然后屈耳向下到面颊，直达眼眶下部。另一支脉，从耳后入耳中，出走耳前，与前脉交叉于面部，到达眼外角。

三焦经的终点叫丝竹空，就是我们的眼外角，鱼尾纹就长在这个地方，这个地方容易长斑，所以经常刺激三焦经就可以减少鱼尾纹和防止长斑。三焦经绕着耳朵转了大半圈，所以耳朵上的疾患如耳聋、耳鸣、耳痛等都可通过刺激本经穴位得到缓解。三焦经从脖子侧后方下行至肩膀小肠经的前面，可以和小肠经合治肩膀痛，还能治疗颈部淋巴结炎、甲状腺肿等发生在颈部的疾病。此经顺肩膀而下行到臂后侧，又可治疗肩周炎，再下行通过肘臂、腕，因此还可治疗网球肘和腱鞘炎。

什么时候刺激三焦经效果最好呢？最佳时间应是 21 ~ 23 点，这时候是三焦经当令，气血在此时达到顶峰，所以这时候按摩效果是最好的。中医还认为 22 点是性爱的最佳时间，因为亥时（21 ~ 23 点）是阴阳和合的时段，这个时候是性爱的黄金时刻，也就是通过男女的交合配合身体完成阴阳和合的过程，达到“三焦通泰”。

任脉：海纳百川，有容乃大

武侠小说中经常出现“任督二脉”，并且只要打通了任督二脉，武功就会大增。有一些没有医学常识的人，往往认为这是小说家的虚构。事实上，我们身上确实有任督二脉，只不过它们不属于十二经脉，而被分入奇经八脉之中。

中医将任脉、督脉、冲脉、带脉、阴维脉、阳维脉、阴跷脉、阳跷脉归纳起来称为“奇经八脉”，它们与十二正经不同，既不直属脏腑，又无表里配合关系，“别道奇行”，故称“奇经”。其中，任脉是人体一条极为重要的奇经。

任脉起于中极之下，少腹之内，会阴之分，上行而外出，循曲骨、上毛际、至中极，同足厥阴、太阴、少阴并行腹里，循关元，历石门，会足少阳、冲脉于阴交，循神阙、水分，会足太阴于下脘，历建里，会手太阳、少阳、足阳明于中脘，上脘、巨阙、鸠尾、中庭、膻中、玉堂、紫宫、华盖、璇玑，上喉咙，会阴维于天突、廉泉，上颐，循承浆与手足阳明督脉会，环唇上至下龈交，复出分行，循面系两目下之中央，至承泣而终。共二十七穴。

任脉的“任”字，有担任，任养之意。从其循行分布部位论其功能，任脉主要是“任维诸脉”，特别是承任诸阴经，故称为“阴脉之海”。诸阴经通过阴维会合于任脉，它受阴经交会，也受足阳明、手太阳交会。

下部会阴为督脉、冲脉之会，头部又于目下交会于足阳明，都可见其任受诸阴和交通阴阳的作用。任脉的另一功能是作为“生养之本”而“主胞胎”，即有关妊养、生殖。《素问·上古天真论》说，女子“二七（十四岁）而天癸至，任脉通，太冲脉盛，月事以时下，故有子”；“七七（四十九岁）任脉虚，太冲脉衰少，天癸竭，地道不通，故形坏而无子”。杨上善解释“天癸”为“精气”，即以肾精与任脉相联系，故称为“生养之

任脉

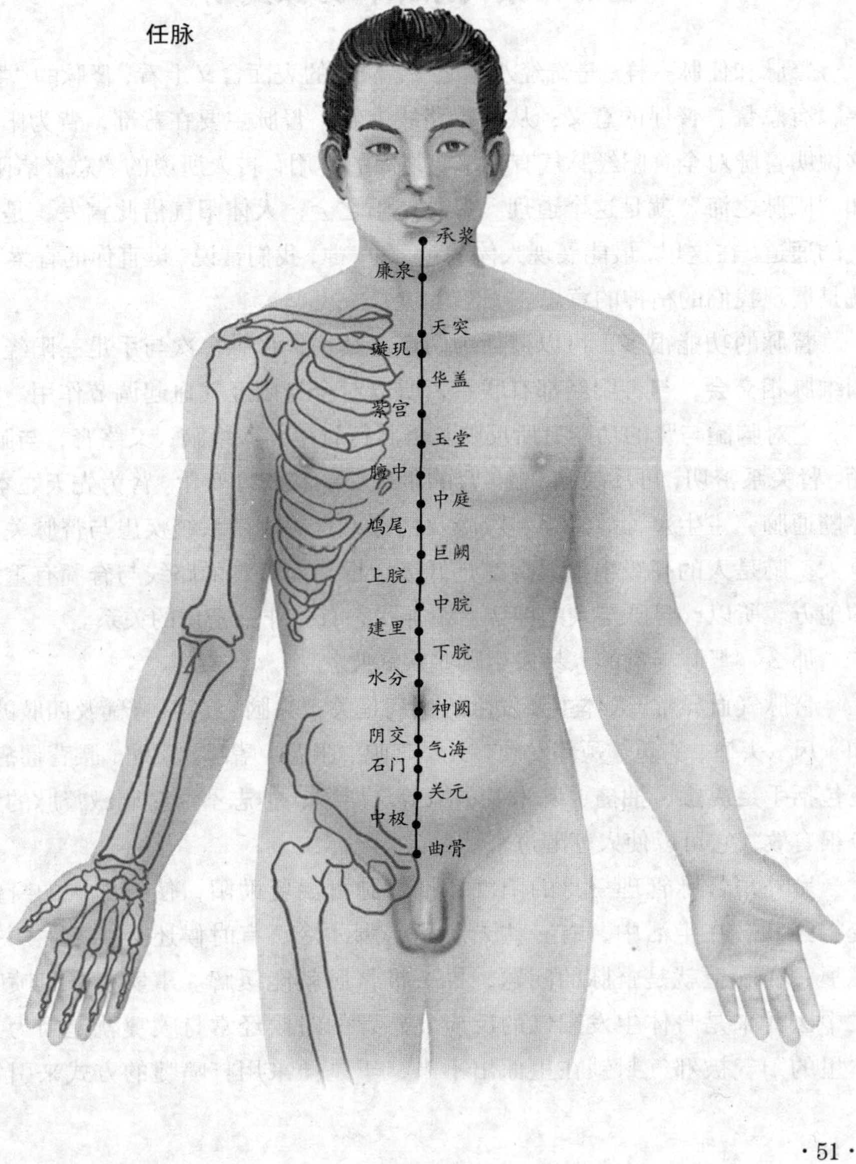

本”，在成年女子则“主胞胎”。

中医认为，任脉主治关于下腹部、男女生殖器官及咽喉部的疾病，如疝气、阴部肿痛、痞块、积聚、小便不利或遗尿、痔疾等。实证见腹痛，虚证见皮肤瘙痒，气逆则见咽干不利，这均与经络循行相联系。除此之外，还有便泄、痢疾、咳嗽、咽肿、膈寒、脘痛及产后诸疾。

督脉：紫气东来，万象更新

督脉和任脉一样，是奇经八脉之一。从字的表面含义上看，督脉的“督”字，有总督、督促的意义；从循行路线上看，督脉主要在背部，背为阳。这说明督脉对全身阳经脉气有统率、督促的作用，古人所说的“总督诸阳”和“阳脉之海”就是这个道理。督脉是阳之会，人体阳气借此宣发，是元气的通道。在这里，最能展现人体的精、气、神，我们常说“挺直你的脊梁”，就是展现我们的精神的意思。

督脉的功能很多，可以概括为两点。其一，督脉多次与手足三阳经及阳维脉相交会，与各阳经都有联系，所以对全身阳经气血起调节作用。其二，它对脑髓与肾的功能有所反映。督脉行脊里，入络脑，又络肾，与脑、髓、肾关系密切，可反映脑、髓、肾的生理功能和病理变化。肾为先天之本，主髓通脑，主生殖，故脊强、厥冷及精冷不育等生殖系统疾患与督脉关系重大。脑是人的高级中枢，脊髓是低级中枢，而督脉的路线与脊髓有重复的地方。所以，督脉与人的神智、精神状态有着非常密切的关系。

那么，督脉异常的人易发生哪些疾病呢？

督脉气血异常，人体主要发生的疾病是关于头脑、五官、脊髓及四肢的，如头风、头痛、头重、颈部发硬、头晕耳鸣、眼花、嗜睡、癫痫、腰背僵痛，还包括手足震颤、抽搐、麻木及中风等。所以，神志不清时刺激督脉的穴位很有效，它可以使人苏醒过来。

另外，督脉管理一身的阳气，推督脉可温肾助阳，使人虚弱的身体变得强壮。在生活中，有一些人总是手脚冰冷，有时候还会止不住的打喷嚏，实际上就是督脉的问题，推一推督脉就能缓解。事实上，打喷嚏在中医看来是身体生发阳气的反应。感冒的时候经常打喷嚏就是因为身体里的阳气被邪气封锁在里面出不来，于是便采用打喷嚏的方式来引发阳气，与邪气对抗。

推督脉的方法很简单：自己用手往后伸，推腰部那一段，每天推十来分钟，推到身体发热就行了。

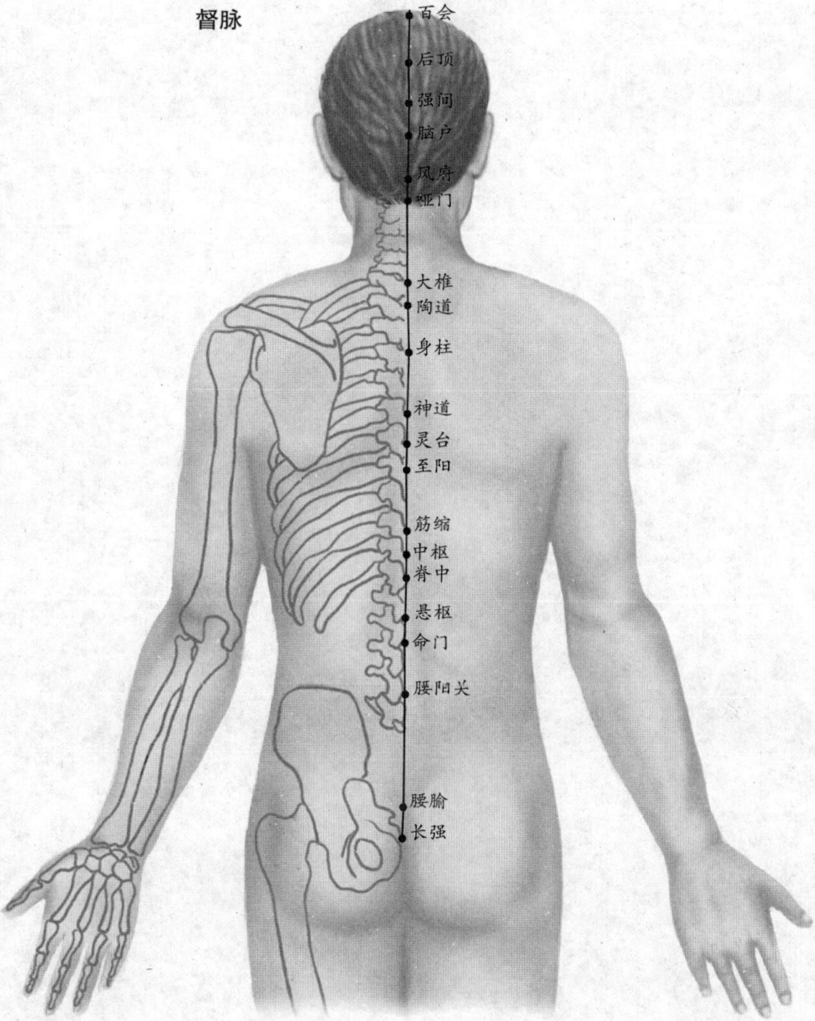

第二篇

打通健康主航道，让身体春暖花开

第一章

手太阴肺经：调治呼吸的通天大脉

列缺：通上彻下，调理呼吸通道

“列缺霹雳，丘峦崩摧，洞天石扉，訇然中开。青冥浩荡不见底，日月照耀金银台。”这是李白在《梦天姥吟留别》当中的诗句。惊雷闪电，将山峦震倒，神府之门打开，里面是一片金光璀璨，和之前的云山雾罩截然不同。列缺穴的作用就是如此，有通上彻下的功能。

在《四总穴歌》中说：“头项寻列缺。”也就是说，列缺的主要作用是治疗头部疾病。当人们头晕目眩的时候寻列缺，它能很好地提精神，使人头脑清醒。

列缺在古代就是指闪电，列式分开，缺则是指破裂。闪电的形状就是一分为二的，中间有一条裂缝，所以称之为列缺。很不巧的是，这个穴在解剖上的位置就正好位于两条肌腱之间。而且列缺是肺的络穴，从这里又开始走入大肠经，一分为二，贯穿于两条经络之间，正好应了列缺之名。

列缺穴

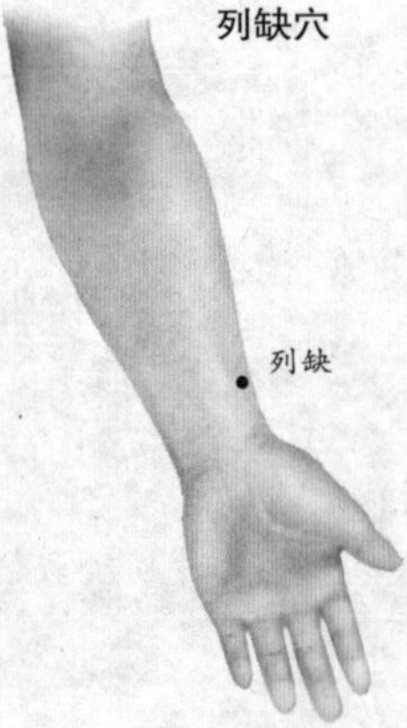

【确定穴位】

列缺穴位于前臂桡侧远端，桡骨茎突的上方，腕横纹上5厘米，呈凹陷状。对本穴按揉的时候，手法要以揉法、按法、点拨等方式进行按摩。

【保健功效】

（1）治疗头面部疾病：在列缺穴处按摩，有助于治疗偏头痛、头痛、颜面神经痉挛及麻痹、咽喉炎、牙关紧闭、齿痛等头面部疾病。

（2）治疗上肢病变：手肘、腕无力及疼痛，半身不遂，可在列缺穴处按摩。

（3）治疗肺经病证：感冒、支气管炎、支气管扩张咯血及咳喘等肺经病证，可按摩列缺穴。

【穴位禁忌】

（1）按摩时，患手宜轻握拳，掌心向上，轻放桌上，然后如法或按或掐或揉。

（2）按掐时，列缺穴处会有酸胀或疼痛感，以酸胀感者为好。

（3）按揉列缺穴的时间一般为 3 ~ 4 分钟，每天 3 ~ 5 次。

太渊穴：保护心脏的平安穴

一提到“渊”，大家都会不自主地想到深渊，就是指水很深。太的意思就是大。太渊就是指宽广很深的水。在神话传说中，太渊是天池，也就是西王母的瑶池，在昆仑山，昆仑河的源头。

在我们人体中，太渊是指气血藏得很深的地方。太渊是肺经的原穴，原同“源”，就是生命的源泉。原穴储藏的是肾的先天之气，脏腑经络的气血得到元气才能发挥作用，维持生命的正常活动。所以，这里的气血是非常旺盛的。而肺又是相傅之官，是调节一身之气的，它的原穴必定气血充足，取太渊之名。

现在中医学发现，太渊穴可以增强肺的呼吸机能，改善肺的通气量，降低气道阻力。太渊穴对治疗脑出血和咯血效果很显著。如果血压不稳定、心律不齐都可通过太渊穴调节。

【确定穴位】

太渊穴在腕掌侧横纹桡侧，桡动脉搏动处。

【保健功效】

（1）呼吸系统疾病：扁桃体炎，肺炎。

（2）循环系统疾病：心动过速，无脉症，脉管炎。

（3）其他：肋间神经痛，桡腕关节及周围软组织疾患，膈肌痉挛。

【穴位禁忌】

（1）本穴位在动脉搏动之处，所以在按摩时不可以用力按压，宜轻柔按摩。

（2）按摩也不宜太久，每次约1～2分钟，每天3～5次即可。

（3）儿童或老年人要酌情按压，尽量不要过长时间按压。

鱼际：揉鱼肚子消除肢体疲劳

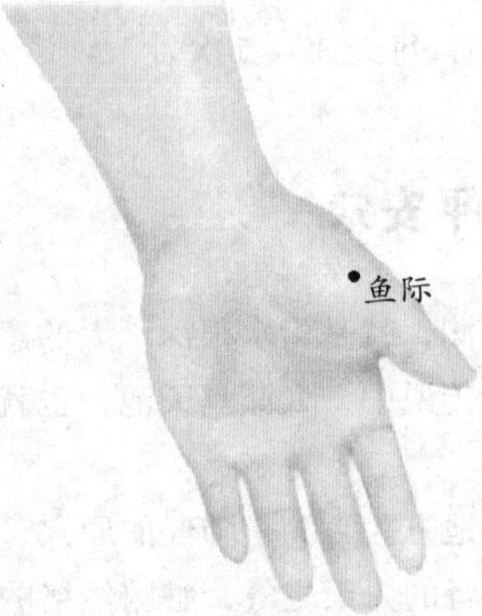

鱼际穴

鱼际，也就是鱼腹。在鱼肚上泛白的肉最好吃，刺也最少。乐府诗中曾有：“客从远方来，遗我双鲤鱼。呼儿烹鲤鱼，中有尺素书。”后来，鱼传尺素的典故就这样流传下来了。就是将书信藏在鱼肚子里面，通过鱼在河里游动，带到远方。鱼腹虽不能解相思之苦，却能解决我们体内很多大小的毛病。当然，这里的鱼腹指的是我们手上的“鱼腹”，也就是鱼际穴。我们摊开手掌，会看到在手掌心里面，靠近大拇指和小指地方的皮肤颜色和别的地方是不一样的，肌肉隆起，泛白。这两个地方一块大一块小，大的就为大鱼际，与大拇指相连，鱼际穴就藏在这里面。

【确定穴位】

鱼际穴位于第一掌骨掌侧中点，赤白肉际处。

【保健功效】

（1）虚热舌黄，身热头痛，恶风寒，伤寒汗不出，胸背痛不止，肘挛肢满，喉干，呕血，心痹，悲恐，乳痈。

（2）胃气下溜，五脏气乱，岔气都可以取鱼际。

【穴位禁忌】

（1）点按鱼际时拇指要微微弯曲，并稍加用力，以免在点按的过程中出现手指过伸或过曲，造成损伤。

（2）按摩本穴时间可以适当加长，一般约3～5分钟，每天3～4次。

少商：秋燥咳嗽就找少商穴

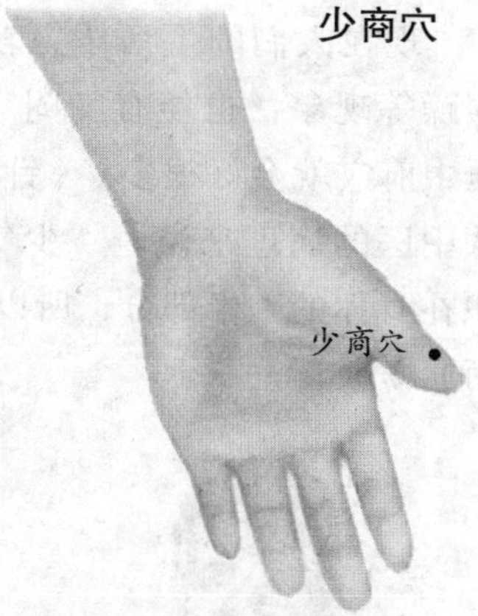

少商是肺经上最后一个穴位，在拇指上，是肺经的经气传入大肠经的起始处。少商有个很好的疗效，就是可以治疗咳嗽。少商位于大拇指的指角，没办法像平常一样按摩。我们可以用棉签或者牙签的大头来刺激。这个穴位随时随地利用圆钝头的东西就可以刺激。除了按摩此穴，还可以用刺血疗法。肺经热的时候可以选用放血疗法。刺血时，先用酒精将针和皮肤消毒，然后捏起一点点少商处的皮肤，用针快速在皮肤上刺两下，同时挤出 3 ~ 5 滴血，然后用棉签按压止血。

【确定穴位】

少商穴在手拇指末节桡侧，距指甲角 0.3 厘米（指寸）处。

【保健功效】

（1）呼吸系统疾病：扁桃体炎，腮腺炎，感冒发烧，支气管炎，肺炎，咯血。

（2）精神神经系统疾病：休克，精神分裂症，癔症，失眠。

（3）消化系统疾病：食道狭窄，黄疸。

（4）五官科系统疾病：齿龈出血，舌下肿瘤，口颊炎。

（5）其他：脑溢血，盗汗，小儿惊风，手指挛痛。

【穴位禁忌】

（1）捻动时以食指运动为主，拇指运动为辅，动作要有连贯性，捻时移动要慢。

（2）搓动时用力要对称、沉稳，搓动要快，移动要慢。

（3）按摩本穴位一般 3 ~ 5 分钟，每天 3 ~ 5 次。

中府穴：聚集天地之气于胸中

“中府”，此乃中气之府，是中气汇集的地方，因此为调补中气的要穴。

现在人们的生活压力较大，因此经常会导致长期闷闷不乐、心情烦躁等现象，也伴有胸闷、气短等症状。遇到这种情况，只要我们按压中府穴就会好很多。《针灸大成》中记载：“治少气不得卧”最有效。从中医的病理来说，“少气”即气不足的人，“不得卧”是因为气淤积在身体的上半部分，所以，按摩中府穴可使体内的淤积之气疏利升降而通畅。

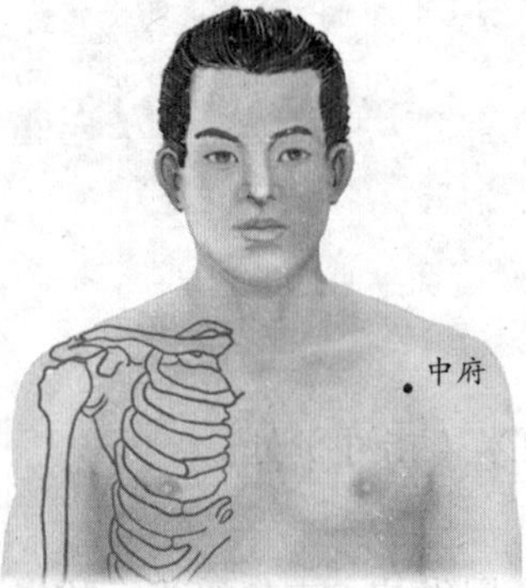

中府穴

【确定穴位】

中府穴在胸前壁的外上方，云门下3.3厘米，平第一肋间隙，距前正中线20厘米。取法：取仰卧位，在胸壁的外上部，平第一肋间隙，距胸骨正中线20厘米处取穴；两手叉腰立正，锁骨外端下缘的三角窝处为云门，此窝正中垂直往下推一条肋骨（平第一肋间隙）即本穴；男性乳头外侧旁开两横指，往上推三条肋骨即本穴。

【保健功效】

（1）呼吸系统疾病：支气管炎，肺炎，哮喘，肺结核，支气管扩张。

（2）肺结核、肺与支气管疾患，常可在此穴出现压痛，具有一定的诊断价值。

（3）运动系统疾病：肩关节周围软组织损伤如肩周炎。

【穴位禁忌】

（1）每日2～3次，每次治疗时间2～5分钟即可。

（2）手法要轻柔，不可过度用力。

（3）要是采用点按手法保健后，宜轻揉一小会儿，可以消除因点按出现局部的酸痛感。

天府穴：立止鼻出血的妙丹

古人将祖先称为“天”“府”“库”相通，是谓天府。在《大戴礼记·少闲》中记载，殷代武丁时开先祖之府，国家典制及官府档案均藏其内，制有禁令，以禁守不得妄入。西周宗法制度逐渐完备，宗庙设置与收藏更趋完善，于“春官”下设“天府”，“掌祖庙之守藏与其禁令”。西周时期也有记载：先王之典法，载全国民数和山川形势之版图，群臣百官之功书，刑狱诉讼、选贤举能之文书，维系诸侯国之盟书，以及记录王室世系的谱牒等。此类记述中的正本均上呈天府，意为拜受神祖的赐予并受其考察，要求神祖的保证信誓以及显示周天子共主的地位，也是统治者处理政事、稽查官员、统治臣民的重要凭据。我们这里讲的天府穴也是处理体内疾病、统治健康的重要穴位。

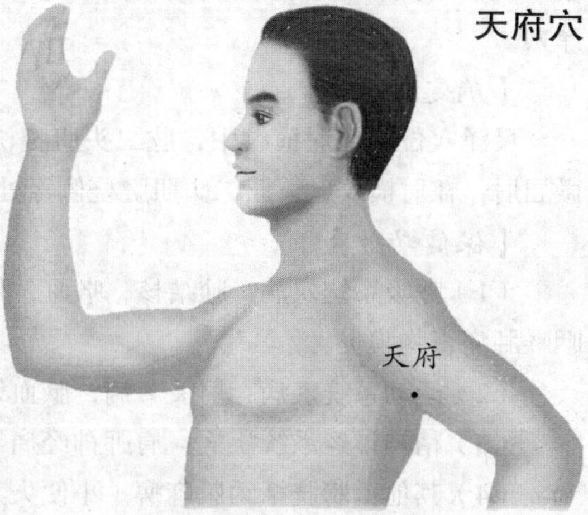

天府穴

【确定穴位】

天府穴臂内侧面，在腋皱襞上端下 10 厘米，肱二头肌桡侧缘。

【保健功效】

（1）对咳嗽、健忘等疾病有很好的治疗效果。

（2）气喘，鼻衄，瘿气，臂痛，上臂内侧痛。

【穴位禁忌】

（1）揉时要轻快柔和，柔中带刚，力度适中，不要偏离穴位，也不要按而不动。

（2）速度为每分钟 120 ~ 150 次，每次约 3 ~ 5 分钟。

尺泽穴：腹痛发热的首选穴

尺泽穴，属于手太阴肺经，出自《灵枢·本输》，又名鬼受，鬼堂，为肺经的合穴。“合”即有汇合的意思，经气充盛，由此深入，进而汇合与脏腑，恰似百川汇合入海，故称为合。

尺泽穴也是最好的补肾穴，通过降肺气而补肾，最适合上实下虚的人，高血压患者多是这种体质。肝火旺，肺亦不虚，脾气大但能克制自己不发火的人，常会感到胸中堵闷，喘不上气来。此时可点揉肺经的尺泽穴。

【确定穴位】

尺泽穴位于在肘横纹中，肱二头肌腱桡侧凹陷处。取法：手掌向上，微屈肘，在肘横纹上，肱二头肌腱桡侧缘处取穴。

【保健功效】

（1）呼吸系统疾病：肺结核，咯血，肺炎，支气管炎，支气管哮喘，咽喉肿痛，胸膜炎。

（2）运动系统疾病：肘关节病，脑血管病后遗症，前臂痉挛。

（3）精神神经系统疾病：肩胛神经痛等，精神病，小儿抽搐。

（4）其他：膀胱括约肌麻痹（小便失禁）。

【穴位禁忌】

（1）按揉本穴时，用力要大，这样才能有好的效果；儿童除外，不可太过用力。

（2）按揉本穴时不宜时间过长，每次2～3分钟即可，每日3～5次。

孔最穴：久坐不痔的秘诀

孔，孔隙的意思；最，多的意思。此处穴位是肺经之穴。孔最穴可治疗痔疮。痔疮有好几种，但以痔核占绝大多数。肛门周围有许多静脉如网络般地流通着，若有瘀血，就会产生叫“静脉瘤”的小疣状物，这种状态就是痔核。而发生在肛门的痔核称之为外痔核，发生在肛门内侧时则称之为内痔核，一般称为“疣痔”的，就是指内痔核。

穴道疗法并不能对所有的痔疮都有疗效，但若是初期的疣痔，只要刺激孔最穴，可减轻令人无法忍受的痛苦。孔最穴位于人体手臂上，要找此穴，请先找尺泽穴。肘部弯曲时，肘部内侧的正中央有一条很硬的筋。在这条筋的外侧，就是尺泽穴。从尺泽穴往手腕内侧的横线画一条直线，将此线九等分，从尺泽穴起约 4/9 处就是孔最穴。有痔疮的人，一压会很痛，应该很容易找到的。

【确定穴位】

孔最穴在前臂掌面桡侧，尺泽与太渊连线上，腕横纹上23厘米处。取法：伸臂仰掌，于尺泽与太渊的连线上，距太渊穴 23 厘米处取穴。

【保健功效】

（1）呼吸系统疾病：肺结核咯血，咽喉炎，扁桃体炎，支气管炎，支气管哮喘。

（2）运动系统疾病：肘臂痛，手关节痛。

（3）可以治疗痔疮、大肠炎。

【穴位禁忌】

（1）揉时可用一指、数指等方式揉，速度要适宜，起到揉活放松的效果。

（2）速度一般每分钟 100 ～ 200 次，每次 3 ～ 4 分钟，每天约 3 ～ 5 分钟。

（3）儿童、体弱者要酌情使用，不可过力。

第二章

手阳明大肠经：保护胳膊的排泄大脉

迎香穴：宣肺通窍，提高嗅觉

迎香穴位于鼻子两旁，是大肠经的穴位，有宣肺通窍的作用。而且，该穴对于增强我们鼻子的功能，强化鼻黏膜对于外界不好空气的抵抗力都有很好的作用，当然也可以治疗鼻炎。我们在刺激它的时候，可以用拇指和食指同时放在鼻翼两侧，掐住鼻子，屏住呼吸，然后隔三四秒，再突然放开手指，进行呼吸。

【确定穴位】

迎香穴位于人体的面部，在鼻翼旁开约 1 厘米皱纹中。取穴时一般采用正坐或仰卧姿势，用食指的指腹垂直按压穴位，有酸麻感。

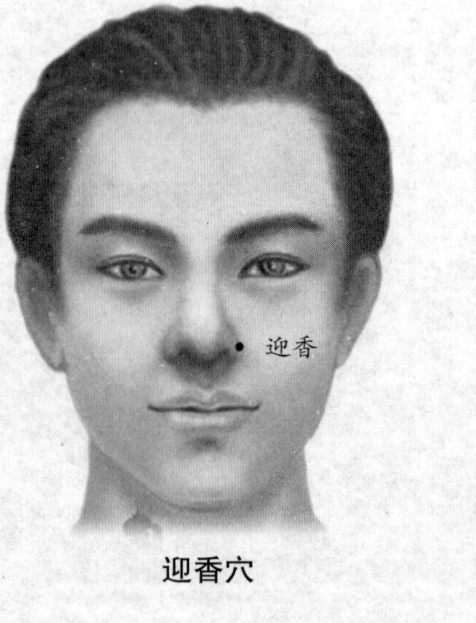

迎香穴

【保健功效】

（1）经按压迎香穴，能够治疗各种鼻症，如鼻腔闭塞、嗅觉减退、鼻疮、鼻内有息肉、鼻炎、鼻出血等。

（2）按压迎香穴，对口歪、面痒、胆道蛔虫等病也有一定疗效。

（3）按揉迎香穴对治疗习惯性便秘有很好的疗效。

【穴位禁忌】

（1）用本穴治疗习惯性便秘时，

按压时间要稍长一点，在 10 分钟左右。

（2）在按压本穴的时候，力度要适中，速度由慢到快。

（3）对本穴治疗的时间一般为 5 分钟左右，每天 2 ～ 3 次。

合谷穴：缓解病痛的“隐士神医”

在《四总穴歌》里头，有这么一句“面口合谷收”，就是颜面以及口部的毛病都可以找合谷治疗；合谷还可以治疗“疟病热还寒”，就是疟疾先热而后冷地打摆子的症状。也可治龋齿及鼻衄，就是蛀牙和流鼻血；“口噤不开言”，牙齿咬得很紧，不能张口说话，可以在此穴针入五分深，“令人即便安”，但应注意的是合谷穴和三阴交穴，在孕妇身上施治要小心，有可能导致流产。

在宋朝的时候有一位太子，他很喜欢医学，有一次看到一位孕妇，把了脉后，希望证实自己的判断，要剖腹看一看到底怀的是男孩还是女孩，或者是双胞胎，跟他同行的医师徐文伯说不可以这样，用针刺合谷及三阴交，这个胎就可以顺利产出。所以合谷、三阴交在孕妇身上不可以随便扎针，要非常小心。

合谷穴这个穴位恰到好处就在手背，而且好找，无论什么情况都可以方便简单地按两下，并且疗效惊人。

【确定穴位】

合谷穴一手的拇指第一个关节横纹正对另一手的虎口边。取法：让患者侧腕对掌，自然半握拳，合谷穴位于人体的手背部位，第二掌骨中点，拇指侧。

【保健功效】

（1）主治齿痛、手腕及臂部疼痛、口眼歪斜、感冒发热等症。

（2）孕妇慎用（娠妇可泻不可补，补即堕胎）。

（3）镇静止痛，通经活络，清热解表。主脉浮于表，伤寒大渴，发热恶寒，头痛脊强，耳聋，下齿龋，喉痹，面肿，唇吻不收，口噤不开，偏正头疼，偏风，风疹，腰脊内痛。

【穴位禁忌】

（1）在按摩本穴时，要注意用力适度，尤其是儿童，不要擦伤皮肤。

（2）按压本穴每次 2 ~ 3 分钟，每天 3 ~ 5 次为宜。

阳溪穴：五官科疾病的克星

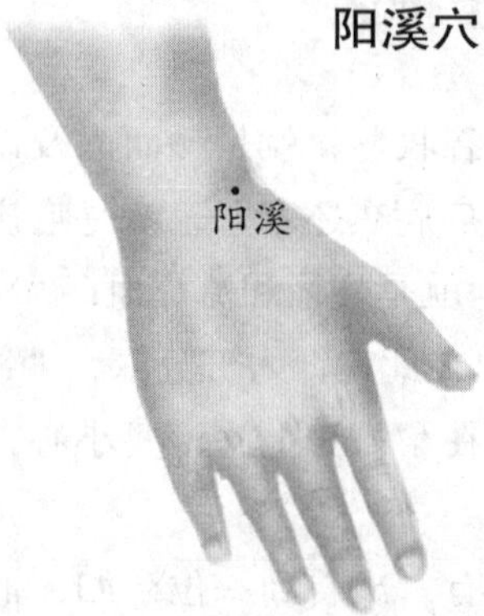

阳溪穴位于手背上，就是指阳气的溪流。阳溪最大的作用就是可以治疗手肩综合征，也就是手腕、手肘、肩膀等部位感到疼痛。如果手肩部酸痛，可用右手握住左手的腕部，同时左右握拳，用拳头前后晃动，这样来帮助腕部的活动。在腕部活动的时候也能很好地刺激阳溪穴。

此穴位也可以用灸法：艾炷灸 3 ~ 5 壮，艾条灸 10 ~ 20 分钟。

【确定穴位】

阳溪穴在腕背横纹桡侧，手拇指上翘起时，当拇短伸肌腱与拇长伸肌腱之间的凹陷中。取法：在手腕桡侧，拇指上翘，当两筋（拇长伸肌腱与拇短伸肌腱）之间，腕关节桡侧处取穴。

【保健功效】

（1）清热散风，通利关节。主狂言喜笑，热病心烦，胸满气短，厥逆头疼，耳聋耳鸣，肘臂不举，喉痹，痂疥。

（2）五官科系统疾病：鼻炎，耳聋，耳鸣，结膜炎，角膜炎。

（3）精神神经系统疾病：面神经麻痹，癫痫，精神病。

（4）其他：腕关节及周围软组织疾病，扁桃体炎。

【穴位禁忌】

（1）按摩本穴时，手要自然放松，不要紧张弯曲，以防影响到效果。

（2）儿童按摩时要适度，不要用力太大。

（3）每次按揉 2 ~ 3 分钟，每天施治 2 ~ 3 次。

手三里穴：腹痛、齿痛、腰扭伤

三里穴能通知上中下三部的疾病，所以称为三里。手三里专治肚脐以上及肩背部疾病，按揉它时有个很简单的方法，就是将一侧的手臂放在桌面上，然后将另一侧的手肘放在穴位上，用手肘轻轻地按揉此穴。手三里穴有个很好的作用，就是可以治疗肩周炎。所以，在闲暇的时候可以多按揉手三里穴。

【确定穴位】

手三里穴在前臂背面桡侧，当阳溪与曲池连线上，肘横纹下6厘米。取法：侧腕屈肘，在阳溪与曲池的连线上，曲池下6厘米处取穴。

【保健功效】

（1）运动系统疾病：腰痛，肩臂痛，上肢麻痹，半身不遂。

（2）消化系统疾病；溃疡病，肠炎，消化不良。

（3）五官科系统疾病：牙痛，口腔炎。

（4）其他：颈淋巴结核，面神经麻痹，感冒，乳腺炎。

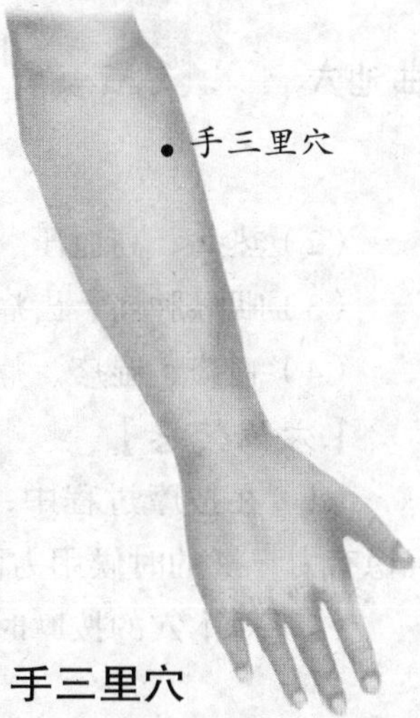

手三里穴

（5）弹拨手三里对消除针刺不当引起的不适感有效。

【穴位禁忌】

（1）施用点法时，拇指要注意保持一定姿势，以免在点的过程中出现手指过伸或过曲，造成损伤。

（2）对儿童施以点法时，用力要适度，不要伤着患者的皮肤。

（3）按时要沉稳用力，重而不滞；揉时要用力均匀，轻而不浮。

曲池穴：祛除老人斑有独效

曲池穴是大肠经的合穴，这里的阳气达到顶峰，就好像万支河流入海。曲池的作用很多，可以治疗谢顶、腕肘肩综合征。有这些病症的患者在按

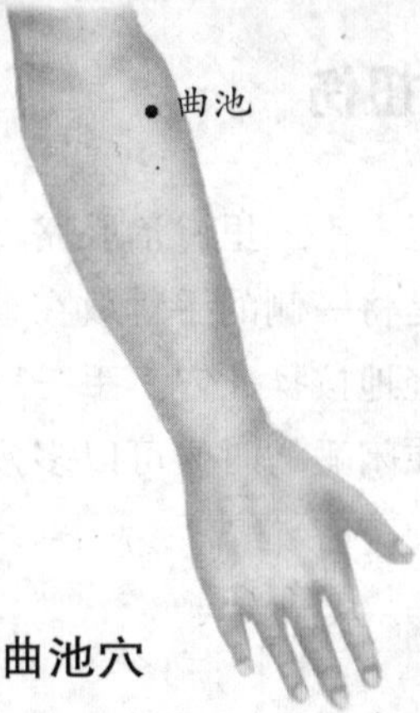

曲池穴

揉曲池的时候，不要忘了按揉曲池的周边。

曲池穴还有一个很重要的作用，就是降低血压。有高血压病症的患者，在闲着的时候可以多按摩曲池。先将右手手掌摊开，左臂微微弯曲，用右手的掌侧敲打左手的手肘处，也就是曲池的位置。

【确定穴位】

曲池穴屈肘成直角，在肘横纹外侧端与肱骨外上髁连线中点。完全屈肘时，在肘横纹外侧端处。

【保健功效】

（1）痹痛、上肢不遂等上肢病症。

（2）热病、高血压、癫狂、腹痛、吐泻等肠胃病症。

（3）咽喉肿痛、齿痛等五官疼痛。

（4）瘾疹、湿疹、瘰疬等皮、外科病症。

【穴位禁忌】

（1）在按摩过程中，点的时候要轻重适中，节奏和谐；按的时候要沉稳有力，揉的时候用力而不轻浮。儿童尤需注意。

（2）对本穴的按摩时间一般为 2 ~ 3 分钟，每天 2 ~ 3 次。

第三章

足阳明胃经：生成气血的康体大脉

天枢穴：祛除妇科病的好帮手

天枢穴，是属足阳明胃经穴位，为大肠募穴。是阳明脉气所发处，具有健脾和胃，通调肠腑的功效。枢，是枢纽的意思。《素问·六微旨大论》："天枢之上，天气主之；天枢之下，地气主之，气交之分，人气从之，万物由之。"张景岳注："枢，枢机也。"居阴阳升降之中，是为天枢，是天地气相交之中点。古人的穴位并不是瞎编的，每个穴位都有独到的含义。天枢穴告诉我们吸收的营养物质从这个穴位开始分成清与浊，清归上，浊归下。大白话就是精微物质变成血液，垃圾的东西从大肠排出体外，是个中转站。

《灵枢·灵兰秘典》云："大肠者，传导之官，变化出焉。"大肠是胃降浊功能的延续，二腑以降为顺，大肠的传导功能失司可影响及胃。大肠的功能失常（外邪＋内邪）就会引起腹泻，六腑之病取其合，因此取大肠募穴天枢来治能取到非常好的效果。《胜玉歌》："肠鸣时大便腹泻，脐旁两寸灸天枢。"灸，最关键是8个字：皮热里热、热到气足。没有艾条时，可以用香烟代替。

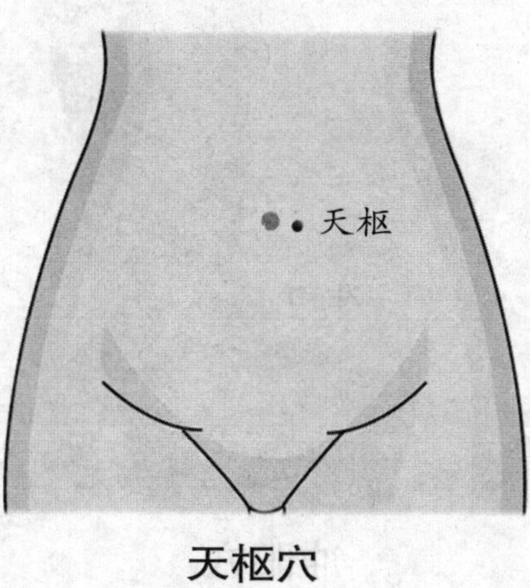

天枢穴

天枢穴还对便秘、胃肠炎引起的腹泻、痢疾、腹胀等都有很好的作用。有的人用"推腹法"治好了便秘，其实就是在推揉这个穴位。

【确定穴位】

取穴时屈膝，天枢穴位于大腿前面，髌骨上缘上 20 厘米，髂前上棘与髌骨外侧的连线上。

【保健功效】

（1）天枢是大肠之募穴，是阳明脉气所发，主疏调肠腑、理气行滞、消食，是腹部要穴。大量实验和临床验证，针刺或艾灸天枢穴对于改善肠腑功能，消除或减轻肠道功能失常而导致的各种证候，具有显著的功效。

（2）腹痛、腹胀、便秘、腹泻、痢疾等胃肠病。

（3）月经不调、痛经等妇科疾患。

【穴位禁忌】

（1）按压本穴时，可以适当用力，但必须做到重而不滞。

（2）每次施治时间约 3 ～ 4 分钟，每天 2 ～ 3 次。

冲阳穴：食欲不佳，一招制敌

冲阳穴是足阳明胃经的原穴，是胃经气的主要来源，可以治疗很多和胃相关的疾病。冲阳位于人体足背的最高处。如果胃不舒服时，可以用手指轻轻按压，也可以将党参切成小片，放于穴位上，再用叠成小方块的医用纱布盖上，最后用医用胶布固定。每 12 小时更换一次，隔天贴一次。

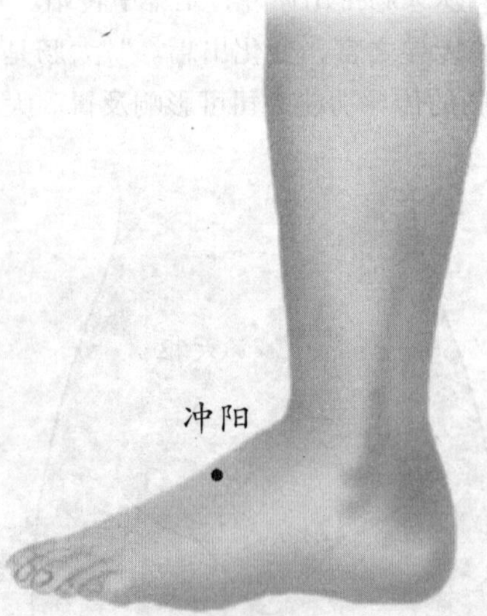

冲阳穴

【确定穴位】

冲阳穴在足背最高处，在（拇）长伸肌腱与趾长伸肌腱之间，足背动脉搏动处。取法：正坐垂或仰卧位，距陷谷穴 10 厘米，在足背动脉搏动处取穴。

【保健功效】

（1）神经系统疾病：面神经麻痹，

眩晕。

（2）消化系统疾病：胃痉挛，胃炎。

（3）运动系统疾病：风湿性关节炎，足扭伤。

（4）其他：牙痛。

【穴位禁忌】

（1）用手指按压，按的时候要稍稍用力，以穴位感觉酸胀为准。

（2）两侧都要按，每天 3 ~ 5 分钟。

颊车穴：治疗面部疾病效果好

颊车穴，位于我们的下颌骨，下颌骨是我们牙槽生长的地方，如果下颌骨出现了问题，牙齿就会脱落。

颊车穴有个很大的作用就是可以治疗牙痛，我们知道合谷穴也可以治疗牙痛，它们是有分工的。颊车治疗上牙齿痛，而合谷穴则是治疗下牙疼痛的好手。当感觉上牙齿痛的时候，鼓起腮帮子，找到颊车，轻轻地按摩 3 ~ 5 分钟。颊车穴可以缓解牙齿因为咬硬物造成的腮痛。这个时候，人们往往认为是牙齿出了问题，会看牙医，其实我们自已就可以按摩颊车穴，效果也不错。

【确定穴位】

颊车穴在下颌角前上方约 1 横指，按之凹陷处，当咀嚼时咬肌隆起最高点处。人体颊车穴位于面颊部，下颌角前上方约1横指（中指），当咀嚼时咬肌隆起，按之凹陷处。定位该穴道时一般让患者采用正坐或仰卧仰靠姿势，以方便实施者准确地找寻穴道和顺利地实施各种按摩手法。颊车穴位于人体的头部侧面下颌骨边角上，向鼻子斜方向约 1 厘米处的凹陷中。

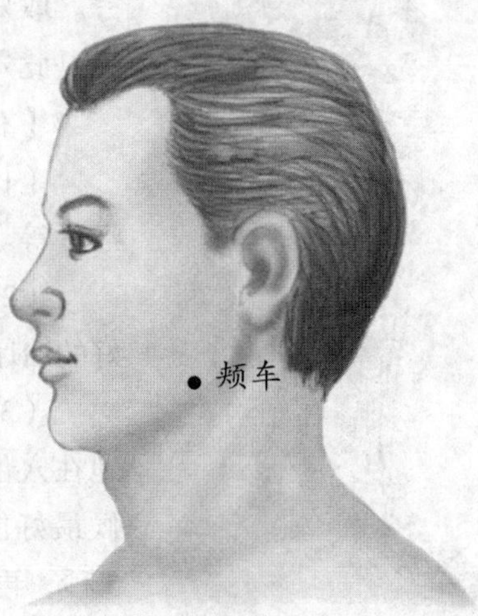

颊车穴

【保健功效】

（1）口歪，牙痛，颊肿，口噤不语。

指压此穴，对于速止下齿牙痛非常有效。

（2）此外，还可以配合下关、阳白、合谷穴来缓解三叉神经痛。

【穴位禁忌】

（1）点、按时力度稍大，使之有酸胀感即可。

（2）对本穴的施治时间一般为 2 ~ 3 分钟即可，每天 2 ~ 3 次。

梁丘穴：胃痉挛疼痛的急性止痛药

梁，屋之横梁也。丘，土堆也。梁丘名意指本穴的功用为约束胃经经水向下排泄。本穴物质为阴市穴下传的地部经水，至本穴后，因本穴位处肌肉隆起处，对流来的地部经水有围堵作用，经水的传行只能是满溢越梁而过，故名梁丘。鹤顶、跨骨名意与梁丘同，鹤顶名意指气血物质通行的道路是从上部而行，跨骨名意则指从上部跨越而行的水。

梁丘穴有一个很大的作用就是治疗胃痉挛。由于胃痉挛导致肚腹部急剧疼痛的时候，要赶紧坐下来按摩梁丘穴，用大拇指使劲地在穴位上施加压力，尽可能用力，施加压力的时候最好能感觉到疼痛。每次压 20 秒，停下来休息 5 秒，再继续下一次施压。

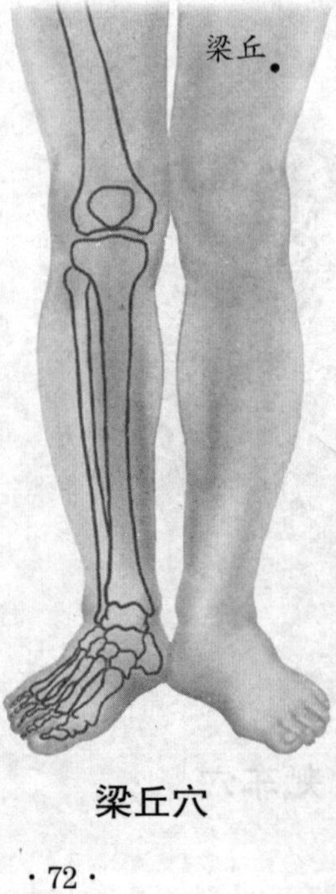

梁丘穴

【确定穴位】

梁丘穴位于膝盖骨右端，约三个手指左右的上方。取穴：伸展膝盖用力时，筋肉凸出处的凹洼处就是此穴。

【保健功效】

（1）主治症状为：胃痉挛、腹泻、膝盖头痛、浮肿等。

（2）对下肢不遂，腰膝肿痛，胃热胃痛也有很好的治疗效果。

（3）胃痉挛可以按揉梁丘穴，用大拇指使劲地在穴位上施加压力，尽可能用力，施加压力的时候最好能感受到疼痛。每次压 20 秒，停下来休息 5 秒，再继续下一次施压。

【穴位禁忌】

（1）对本穴的按摩须做到用力沉稳，以使力道渗透。

（2）本穴施治时间约 3 ~ 4 分钟，每天 3 次左右即可。

梁门穴：治疗胃部疾病的良药

梁门穴位于上腹部。梁，就是横木；门，就是出入的门户。梁门穴最大的作用就是治疗胃病，尤其是胃溃疡。胃溃疡是一种慢性病，需要长期疗养。所以，有胃溃疡病的患者可以经常按摩刺激梁门穴，可以选择在每天早晨还没起床的时候，在梁门穴上按揉 3 ~ 5 分钟，这样对改善胃的功能有很好的疗效。

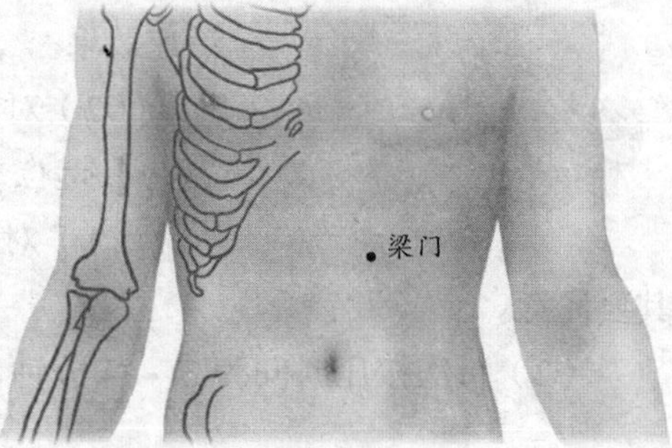

梁门穴

【确定穴位】

梁门穴位于脐中上 13 厘米，前正中线旁开 6.5 厘米。

【保健功效】

（1)纳少、胃痛、呕吐等胃疾。

（2）现代常用于治疗胃炎、胃或十二指肠溃疡、胃下垂、胃神经官能症。配公孙、内关、足三里主治胃痛、腹胀、呕吐。

【穴位禁忌】

（1）对本穴按压的时候，用力要沉稳，以使力道渗透。

（2）施治时间约 3 ~ 4 分钟，每天 3 次左右。

犊鼻穴：对治关节炎疗效好

犊鼻，我们都知道，其实指的就是牛的鼻子。犊在古代就是牛的意思，民间还有牛犊子的说法，“初生牛犊不怕虎”。为什么用牛的鼻子来形容这个穴位呢？因为在《易经》八卦中，就认为牛最能任劳任怨。所以认为牛为地、为坤，具有厚德载物的特性。这样一来，还有比用牛的鼻子来形容更贴切的吗？

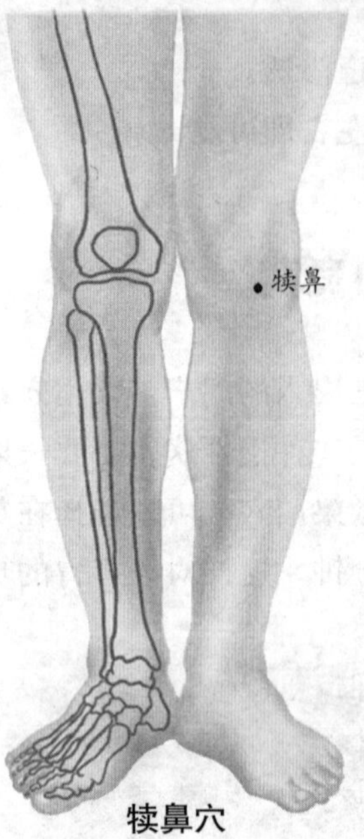

犊鼻穴

犊鼻穴对治疗关节炎有很好的疗效。我们在按压的时候，先将大拇指和食指圈成一个环，就像牛鼻子上那个环一样，将掌心贴在膝盖上，同时掐住两穴，进行按揉，这样同时刺激两穴，效果会很好。

【确定穴位】

犊鼻穴位于髌骨下缘，髌骨韧带之外侧凹陷处。取法：屈膝成直角，于膝关节髌韧带之外侧凹陷处取之。

【保健功效】

（1）对膝痛，脚气，下肢麻痹，有很好的治疗效果。

（2）对治疗关节炎也有很好的疗效。

【穴位禁忌】

（1）对本穴位按摩，可适当用力。儿童尤其要注意。

（2）每次按压时间为 3 ～ 4 分钟，每天 2 ～ 3 次为佳。

足三里穴：消除百病的奇穴

足三里穴是足阳明胃经的主要穴位之一，它具有调理脾胃、补中益气、通经活络、疏风化湿、扶正祛邪之功能。现代医学研究证实，针灸刺激足三里穴，可使胃肠蠕动有力而规律，并能提高多种消化酶的活力，增进食欲，帮助消化；在神经系统方面，可促进脑细胞机能的恢复，提高大脑皮层细胞的工作能力；在循环系统、血液系统方面，可以改善心功能，调节心律，增加红细胞、白细胞、血色素和血糖量；在内分泌系统方面，对垂体－肾上腺皮质系统功能有双向性良性调节作用，提高机体防御疾病的能力。

用足三里穴防病健身的方法简便易行，一是每天用大拇指或中指按压足三里穴一次，每次按压 5 ～ 10 分钟，每分钟按压 15 ～ 20 次，注意每次按压要使足三里穴有针刺一样的酸胀、发热的感觉。二是可用艾条做艾灸，每周艾灸足三里穴 1 ~ 2 次，每次灸 15 ~ 20 分钟，艾灸时应让艾条的温度稍高一点，使局部皮肤发红，艾条缓慢沿足三里穴上下移动，以不烧伤局部皮肤为度。以上两法只要使用其一，坚持 2 ~ 3 个月，就会使胃肠功能得到改善，使人精神焕发，精力充沛。

【确定穴位】

从下往上触摸小腿的外侧，右膝盖的膝盖骨下面，可摸到凸块（胫骨外侧髁）。由此再往外，斜下方一点之处，还有另一凸块（腓骨小头）。这两块凸骨以线联结，以此线为底边向下作一正三角形。而此正三角形的顶点，正是足三里穴。足三里穴在外膝眼下 10 厘米，距胫骨前嵴 1 横指，当胫骨前肌上。取穴时，由外膝眼向下量 4 横指，在腓骨与胫骨之间，由胫骨旁量 1 横指，该处即是。

【保健功效】

（1）主治胃、十二指肠球部溃疡，急性胃炎，胃下垂等，解除急性胃痛的效果尤其明显。

（2）对于呕吐、呃逆、嗳气、肠炎、痢疾、便秘、肝炎、胆囊炎、胆结石、肾结石绞痛以及糖尿病、高血压等，也有辅助治疗作用。

【穴位禁忌】

（1）揉的时候要注意幅度不要太大，节奏不宜太快。

（2）在点、按时，要用力适当，有节奏。

（3）每次施治时间为 3 ~ 5 分钟，每天 3 ~ 4 次。

条口穴：舒筋活血的好帮手

条口穴位于小腿部，在上下巨虚的中间。条口穴最大的作用就是舒筋活血，也是治疗肩周炎的好手。因为肩周炎就是受寒所致，以至于肌肉韧带得不到气血的滋养而出现的毛病。肩周炎疼痛的时候可以用拇指指腹按压刺激条口穴 3 ~ 5 分钟。

【确定穴位】

条口穴在犊鼻穴的外侧，同外踝尖一条直线上的中点，就是条口穴。

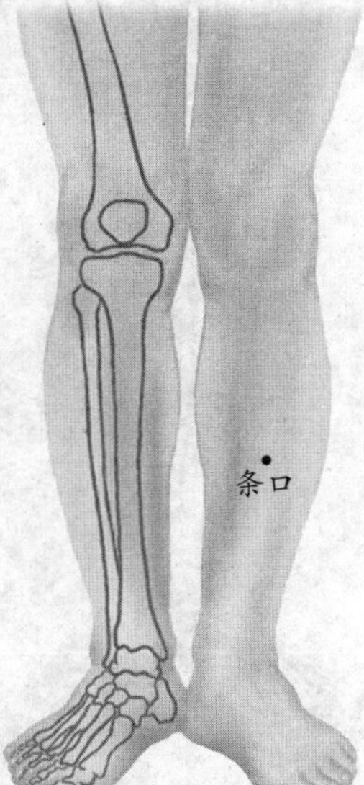

条口穴

【保健功效】

主治膝胫酸痛，两足无力，脚气，转筋，腹痛，泄泻，肩凝症等。

【穴位禁忌】

（1）在施治的过程中，用力要适度，加力要缓慢，节奏要均匀。

（2）每次施治时间一般分为 4 分钟，每天 2 ～ 3 次。

丰隆穴：最好的降压药

《灵枢·经脉》中有关丰隆穴的记载：“具有调和胃气、祛湿化痰、通经活络、补益气血、醒脑安神等功效”，被古今医学家所公认为治痰之要穴。中医讲的痰湿，是体内代谢废物堆积。常吃辣的甜的，“肥甘厚腻”，会困住脾胃，湿排不出去。《丹溪心法》中说：“脾胃受湿，沉困无力，怠惰嗜卧。”身重像没拧干的湿衣服，没精神。

按摩丰隆穴可以祛湿化痰。丰隆，象声，轰隆打雷。按摩能把脾胃上的浊湿像打雷下雨一样排出去。每天按压 1 ～ 3 分钟。穴位一般比周围要敏感，按摩丰隆穴会有轻微疼痛感。

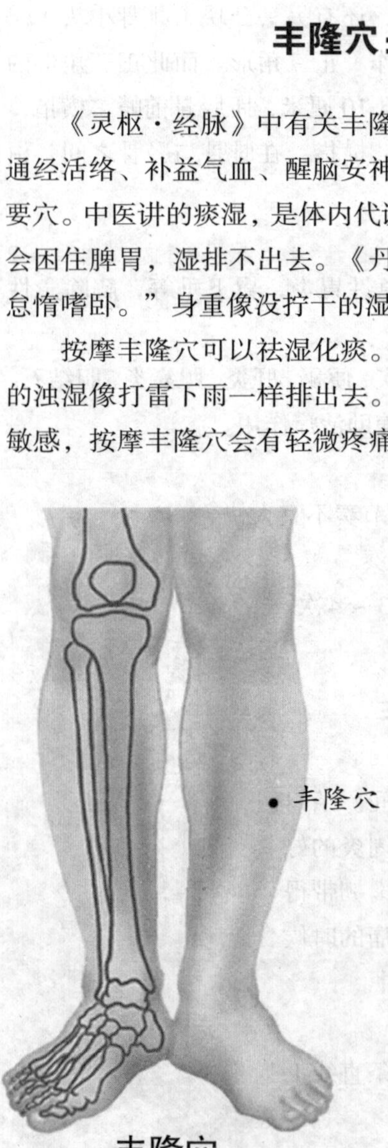

丰隆穴

【确定穴位】

丰隆穴位于小腿前外侧，外踝尖上 2.6 厘米，胫骨前缘外二横指（中指）处。内与条口相平，在外膝眼（犊鼻）与外踝尖连线的中点。取穴：从腿的外侧找到膝眼和外踝这两个点，连成一条线，然后取这条线的中点，接下来找到腿上的胫骨，胫骨前缘外侧 5 厘米，大约是两指的宽度，和刚才那个中点平齐，这个地方就是丰隆穴。

【保健功效】

（1）气逆，喉痹卒暗，狂癫，足不收，胫枯，胸腹痛，呕吐，便秘，脚气，厥头痛，眩晕。

（2）烦心，面水肿，四肢肿，身重，

经久闭，忽大崩，妇人心痛，诸痰为病，头风喘嗽，大小便涩难。

（3）癔症，支气管喘息，慢性气管炎，高血压，高脂血症。

【穴位禁忌】

（1）在对本穴按摩时主要做到用力适度，力道要深透深邃，效果方好。

（2）每次施治时间为 2 ~ 3 分钟，每天 3 ~ 4 次即可。

内庭穴：减掉赘肉的神穴

庭，是指房屋的内室，穴在趾缝之间，位置非常隐蔽，所以成为内庭。这个穴位有一个很好的作用就是可以泻胃火。胃火旺盛会引起一系列的疾病，如牙痛，阳明经头痛，便秘，肥胖等。胃火旺盛时，我们以一侧拇指指腹按住内庭穴，轻轻揉动，以酸胀感为宜，每侧 1 分钟，共 2 分钟。内庭穴是泻胃火的特效穴，此穴治疗青年过食酒肉辛辣所致的便秘效果最好。

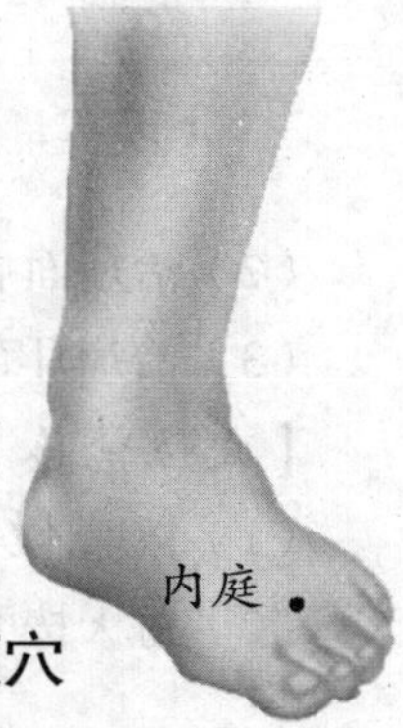

内庭穴

【确定穴位】

内庭穴在足背，在 2、3 趾间，趾蹼缘后方赤白肉际处。正坐垂足或仰卧位，在第二跖趾关节前方，二、三趾缝间的纹头处取穴。

【保健功效】

（1）五官科系统疾病：牙痛，齿龈炎，扁桃体炎。

（2）消化系统疾病：胃痉挛，急慢性肠炎。

（3）其他：三叉神经痛，减肥。

【穴位禁忌】

（1）按摩穴位可以稍稍用力，病情严重者可加大力度。

（2）每次 2 ~ 3 分钟，每天 3 ~ 4 次即可。

下关穴：调和阴阳远离疾病

我们都知道中国人讲究规矩，对称。这个不成文的规则，也同样反映在穴位上。有上关穴，顾名思义还有下关穴。

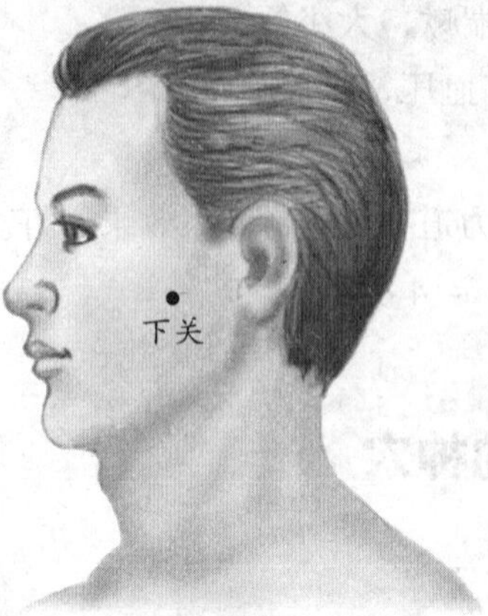

下关穴

上关穴属于胆经，在眼角与耳朵的中间地带。下关穴属于胃经，在耳前方，我们说耳朵像一个山口。上下关两穴在人体上也是相互映照，配合治疗身体的疾病。

【确定穴位】

下关穴，在面部耳前方，当颧弓与下颌切迹所形成的凹陷中，张口时隆起。取穴：正坐或仰卧，闭口取穴。

【保健功效】

（1）治疗牙痛、牙龈肿痛、牙关开合不利，口噤。

（2）治疗面痛、三叉神经痛、口眼歪斜。

（3）治疗耳聋、耳鸣、耳痛、眩晕、颈肿。

【穴位禁忌】

（1）按摩本穴要轻柔缓和，如果病情严重者，可稍稍用力。

（2）每天按摩 3 ~ 5 次，每次 2 ~ 3 分钟。

地仓穴：治疗孩子的口角流水

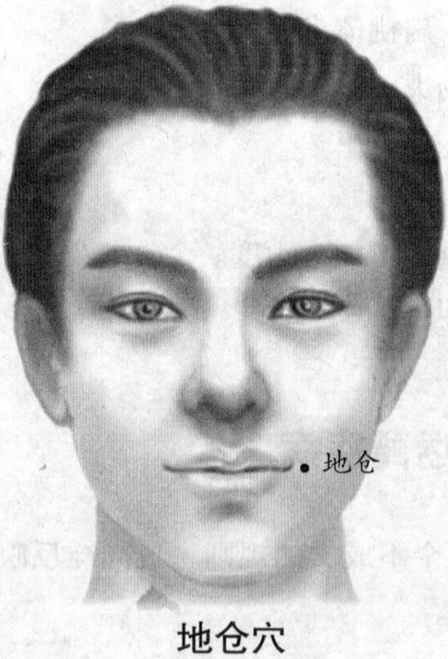

地仓穴

地，脾胃之土也。仓，五谷存储聚散之所也。该穴名意指胃经地部的经水在此聚散。本穴物质为胃经上部诸穴的地部经水汇聚而成，经水汇聚本穴后再由本穴分流输配，有仓储的聚散作用，故名。（地仓之所以在头之地部，而不在脾胃所主的腹部，乃地仓为一身之粮仓，国家之粮库，为君皇所管辖，头乃皇室之位，故穴在头而不在腹。）

地仓穴的作用很大，尤其对于小孩子来说，更是值得引起注意的一个穴位。因为，本穴是治疗口角流水、口角炎、面瘫最好的穴位。小孩子容易流口水时，不妨在孩子睡觉之前，以一种亲子游戏的方式来帮助孩子刺激两角的地仓穴。既不让孩子受吃药打针皮肉之苦，还能增进与孩子之间的感情。

【确定穴位】

地仓穴位于人体的面部，口角外侧，上直对瞳孔。取穴：沿着嘴角向外画一条线，垂直瞳孔画一条线，这两条线的连接点就是地仓穴。

【保健功效】

（1）口歪，流涎，眼睑动。

（2）分流胃经地部经水，为阳跷脉提供阳热之气。

【穴位禁忌】

（1）按摩本穴力度适中为好，给孩子按摩的时候要注意力度，不可太用力。

（2）每次施治时间为 3 ~ 5 分钟，一天 3 次左右。

水道穴：将人体垃圾顺流带去

水道很好理解，就是水渠，我们身体的水道指水液运行的通道。所谓，水道，也是指治水的大道。一切和水液有关的问题，如小便不通、三焦热结等都可以找水道来解决。水道，是女人的穴位，尤其是血虚的年轻女性，每个月的月事几天，小腹经常会疼痛难忍。其原因是行经的道路不通畅，寒凝气滞所致，经血要冲破阻滞，必然会引起冲撞，疼痛也就在所难免了。

经期疼痛的女性，可以试着按摩水道穴，如果嫌按摩麻烦，可以弄一个热水袋，在每个月月经前几天，晚上睡觉之前在这里热敷 10 ~ 30 分钟，同时辅以手掌的轻微刺激，效果非常好。

【确定穴位】

该穴位于人体的下腹部，当脐中下 10 厘米，距前正中线 6 厘米。取穴：水道穴和关元穴在同一水平面，也就是关元旁开 6 厘米。

【保健功效】

（1）小腹胀满，小便不利，痛经，不孕，疝气。

（2）配三阴交穴、中极穴治妇科疾病。

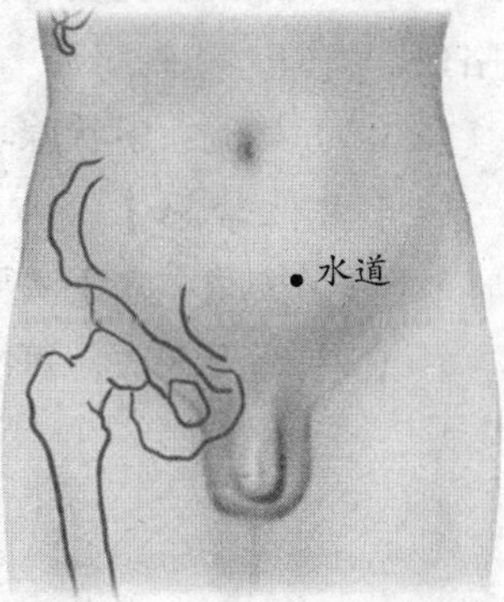

水道穴

【穴位禁忌】

（1）在对本穴施以按摩时，用力要适度，节奏宜缓和。

（2）每次 2 ~ 3 分钟，每天 3 ~ 4 次。

人迎穴：迅速止呃逆

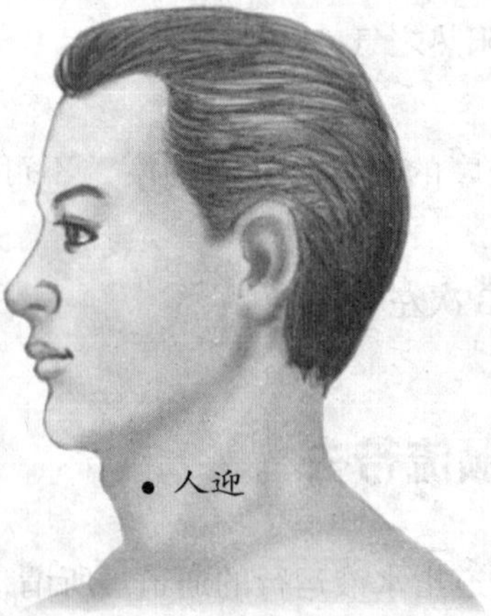

人迎穴

人，民众也，指胸腹部。迎，迎受也。人迎名意指胃经气血由本穴向胸腹以下的身体部位传输。本穴物质为地仓穴分流传来的地部经水，其传输部位是头部以下的胸腹手足。与大迎穴传送上头的气血相比，头部为君，其所受气血为大、为尊，胸腹手足部则为民，气血物质的配送方式不同，故本穴名为人迎。

人迎有一个很好的作用就是可以止呃逆，发生呃逆的时候用指压人迎穴 6 秒，重复 10 次，就能很好地缓解呃逆。

【确定穴位】

人迎穴在颈部，结喉旁，在胸锁乳突肌的前缘，颈总动脉搏动处。取穴：正坐仰靠，与喉结相平，在胸锁乳突肌前缘，距喉结 5 厘米处取穴。

【保健功效】

（1）精神神经系统疾病：头痛，心脏神经官能症。

（2）呼吸系统疾病：咽喉炎，扁桃腺炎，声带疾患，哮喘，肺结核，咯血。

（3）其他：甲状腺功能亢进，甲状腺肿大，雷诺氏病。

【穴位禁忌】

（1）按摩本穴手法要轻，力度适中，儿童尤其注意。

（2）每天 3 次，每次施治时间 2 分钟左右即可。

四白穴：轻松赶走色盲症

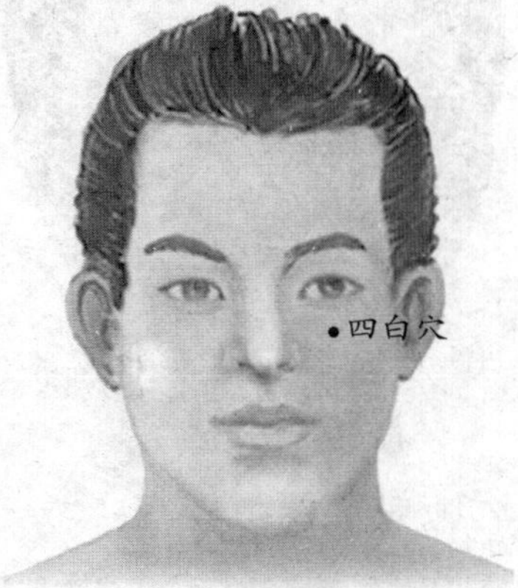

四白穴

四白，自然让我们想起美白，女性都爱美，都喜欢白里透红的皮肤，这自然离不了四白穴。每天轻轻按揉四白穴，坚持下去就能取得效果。

四白穴还有一个很好的疗效，就是治疗色盲症。色盲症是眼底网膜的视觉细胞异常，无法区分色彩。对于并非视觉细胞异常，而只是发育迟缓引起的色盲症，只能刺激视觉细胞，使其发达。那就需要按揉四白穴。用中指指腹按压四白穴，一面吐气一面用食指强压 6 秒钟。指压时睁眼或闭眼都可以。

【确定穴位】

四白穴在面部，瞳孔直下，当眶下孔凹陷处。取穴：正坐位，在承泣直下 3 分，当眶下孔凹陷处取穴。

【保健功效】

（1）神经系统疾病：三叉神经痛，面神经麻痹，面肌痉挛。

（2）五官科系统疾病：角膜炎，近视，青光眼，夜盲，结膜瘙痒，角膜白斑，鼻窦炎。

（3）其他：胆道蛔虫症，头痛，眩晕。

【穴位禁忌】

（1）对本穴的按摩要力度适中，过重或过轻都得不到好的效果。

（2）每天 2 ~ 3 次，每次施治的时间约为 2 ~ 3 分钟。

承泣穴：治疗眼部疾病的法宝

专家认为，坚持按摩承泣穴，能疏通经络，减轻眼肌紧张和疲劳，改善眼的调节功能，故能达到防治多种眼疾的功效。承泣穴位于人体面部、瞳孔直下、眼球与眶下缘之间。如果你想有一双明亮的眼睛，可以每天早

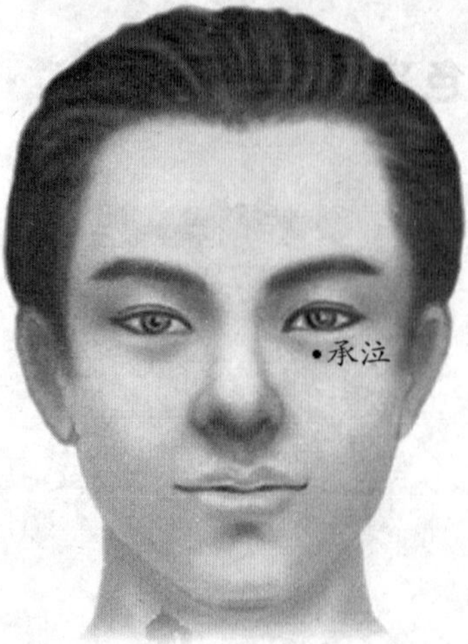

承泣穴

起坚持做眼的保健按摩，即早起时用食指肚按摩承泣穴36次，使之有酸重感即可。在日常生活中，也可以通过一些日常调整来保护视力。

（1）防止用眼过度，近距离用眼以一次不超过50分钟为宜，每个小时应休息10分钟。

（2）不要在阳光直射下或暗处看书，不要躺着、趴着或走动、乘车时看书。

（3）学习或工作时要经常眨眨眼睛。

（4）注意饮食营养，不要偏食挑食，多吃一些富含维生素A的食物，如羊肝、猪肝、鸡蛋、牛奶、蔬菜等，不要过多吃糖。

（5）注意个人用眼卫生，保持眼睛周围清洁。

（6）提倡户外活动性休息，经常进行远眺，每日3～4次，每次至少5～10分钟。

【确定穴位】

承泣穴在面部，瞳孔直下，当眼球与眶下缘之间。取法：正坐位，两目正视，瞳孔之下2.3厘米，当眼球与眶下缘之间取穴。

【保健功效】

（1）五官科系统疾病：急慢性结膜炎，近视，远视，散光，青光眼，色盲，夜盲症，睑缘炎，角膜炎，视神经炎，视神经萎缩，白内障，视网膜色素变性，眶下神经痛。

（2）神经系统疾病：面肌痉挛，面神经麻痹。

【穴位禁忌】

（1）揉的时候要轻柔缓和，揉动的幅度要适中。

（2）对本穴的按摩一般约为2～3分钟，每天3～5次。

第四章

足太阴脾经：运化食物的养血大脉

三阴交：上天赐给女性的护身衣

三阴交，指的是足部的三条阴经，也就是足太阴脾经、足少阴肾经、足厥阴肝经。三条阴经在这里交会，所以称为三阴交。

三阴交位于小腿内侧，对女性有特殊的保护作用。现代女性工作压力大，饮食不规律，精神细腻容易忧郁，导致不孕不育的现象很多。而三阴交对女性不孕有很好的调理作用，经常坐办公室的女性，在工作间隙，或者下班的时候，找机会按摩刺激三阴交，就相当于给自己的身体穿了件防护衣。让自己在辐射包围的环境下，也能保养好自己的身体。

【确定穴位】

三阴交在小腿内侧，在足内踝尖上 10 厘米，胫骨内侧缘后方。取法：正坐或仰卧位，在内踝高点上 10 厘米，胫骨内侧面后缘取穴。

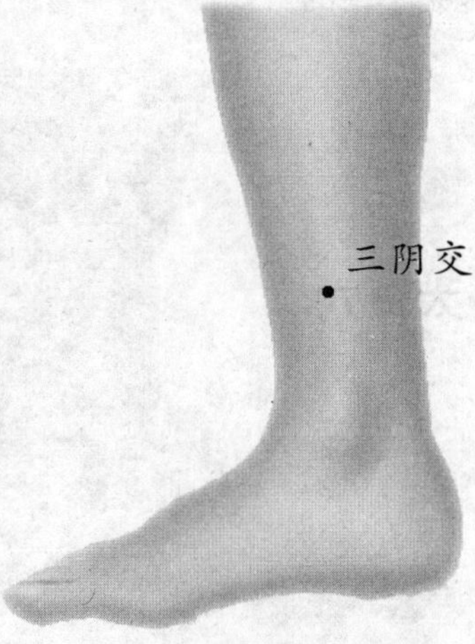

三阴交穴

【保健功效】

（1）消化系统疾病：急慢性肠炎，细菌性痢疾，肝脾肿大，腹水水肿，肝炎，胆囊炎。

（2）泌尿生殖系统疾病：肾炎，尿路感染，尿潴留，尿失禁，乳糜尿。

（3）妇产科系统疾病：月经失调，功能性子宫出血，痛经，带下，更年期综合征，阴道炎，盆腔炎，前阴瘙痒，胎位异常，子宫下垂，难产。

（4）精神神经系统疾病：癫痫，精神分裂症，神经衰弱。

（5）循环系统疾病：高血压，血栓闭塞性脉管炎。

（6）其他：荨麻疹，神经性皮炎，膝、踝关节及其周围软组织病变，糖尿病。

【穴位禁忌】

（1）孕妇慎用。

（2）每次施治时间一般为 3 ~ 5 分钟，每天 2 ~ 3 次。

太白穴：缓解肌肉酸痛的大穴

太，大也。白，肺之色也，气也。太白穴名意指脾经的水湿云气在此吸热蒸升，化为肺金之气。本穴物质为大都穴传来的天部水湿云气，至本穴后受长夏热燥气化蒸升，在更高的天部层次化为金性之气，故名太白穴。

太白穴有个很好的作用就是可以缓解肌肉酸痛。我们都有这样的体会，就是运功之后肌肉容易酸痛，这里给大家提供一个小方法。取艾灸条一段，在两侧太白穴，采用温和的灸法，艾灸持续大约半小时后，肌肉酸痛便会消失。如果手边没有艾条，可以用拳头或保健用的小锤敲击太白穴，效果也是不错的。

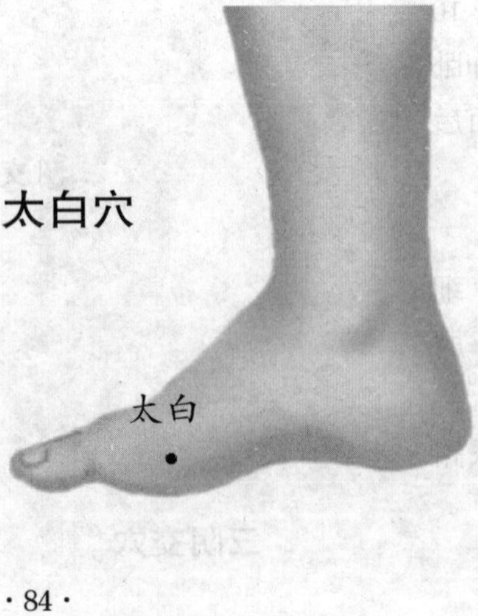

太白穴

【确定穴位】

太白穴在足内侧缘，当足大趾本节（第 1 跖趾关节）后下方赤白肉际凹陷处。取法：正坐垂足或仰卧位，在第一跖趾关节后缘，赤白肉际处取穴。

【保健功效】

（1）消化系统疾病：胃痉挛，胃炎，消化不良，腹胀，便秘，肠炎，痔疮。

（2）运动系统疾病：腰痛，下肢

麻痹或疼痛。

【穴位禁忌】

（1）施治的时候，要注意力适中，不可过大。

（2）每天按摩 3 ~ 4 次，每次 3 ~ 5 分钟即可。

阴陵泉穴：畅通血脉，消除肿胀

阴，水也。陵，土丘也。泉，水泉穴也。阴陵泉穴名意指脾经地部流行的经水及脾土物质混合物在本穴聚合堆积。本穴物质为地机穴流来的泥水混合物，因本穴位处肉之陷处，泥水混合物在本穴沉积，水液溢出，脾土物质沉积为地之下部翻扣的土丘之状，故名阴陵泉穴。阴陵名意同阴陵泉穴。

按摩阴陵泉穴可治疗慢性前列腺炎，慢性前列腺炎是中老年人常见病，常表现为小便不畅，即解小便时，需等待一会儿，才能慢慢解出。按摩阴陵泉穴位可使患者解小便自如，而且对肛门松弛的治疗也有效。每次按摩 100 ~ 160 下左右，每日早晚按摩一次，两腿都需按摩，一般按摩两周见效。

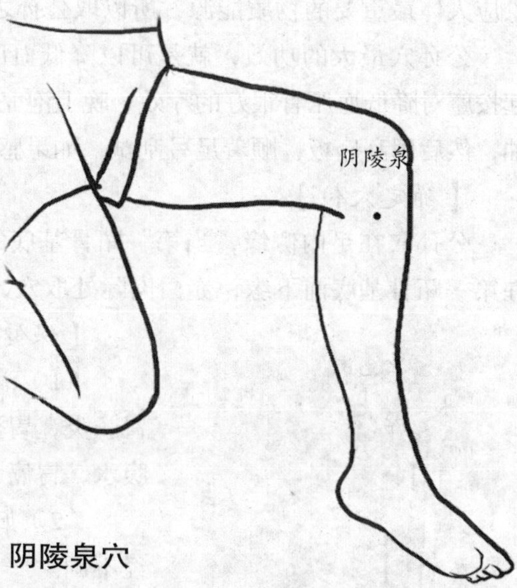

阴陵泉穴

【确定穴位】

阴陵泉穴位于小腿内侧，当胫骨内侧髁后下方凹陷处。取法：正坐屈膝或仰卧位，在胫骨内侧髁后下方约胫骨粗隆下缘平齐处取穴。

【保健功效】

（1）泌尿生殖系统疾病：遗尿，尿潴留，尿失禁，尿路感染，肾炎，遗精，阳痿。

（2）消化系统疾病：腹膜炎，消化不良，腹水，肠炎，痢疾。

（3）妇科系统疾病：阴道炎，月经不调。

（4）其他：失眠，膝关节炎，下肢麻痹。

【穴位禁忌】

（1）对本穴施治完后，要做适当的活动，缓解肌肉紧张，消除不适。

（2）每次施治时间 3 分钟左右即可，每天 2 ~ 3 次。

公孙穴：降低血压的好手

脾胃为后天之本，为土，培育万物而无所怨言。古人认为：肝木为公；木生火，心火为子；火生土，所以脾土为孙。虽然弱小，却能滋养肺和肾，供应人体最重要的物质能源，所以取公孙之意。

公孙穴最大的功效，就是可以降低血压。公孙穴配合手上的内关穴一起按摩对降低血压有很好的疗效。晚上泡完脚后，可以在足弓处抹一点橄榄油，然后用刮痧板，顺着足弓刮拭，如果感觉酸痛一定要多按摩几次。

【确定穴位】

公孙穴在足内侧缘，当第一跖骨基底的前下方。正坐垂足或仰卧位，在第一跖骨基底前下缘，赤白肉际处取穴，距太白 3.3 厘米。

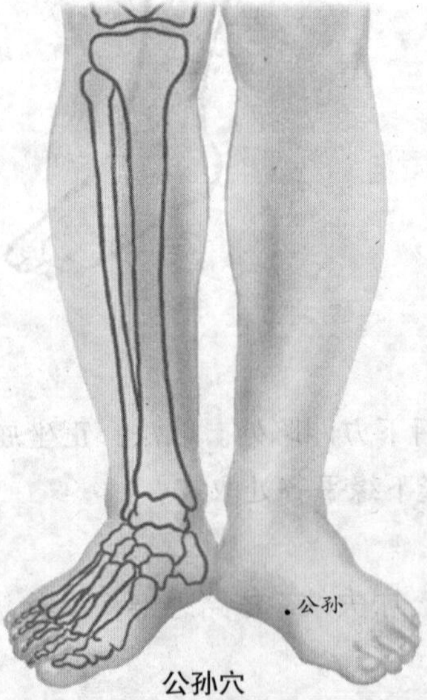

公孙穴

【保健功效】

（1）消化系统疾病：胃痉挛，急慢性胃肠炎，胃溃疡，消化不良，痢疾，肝炎，腹水，胃癌，肠痉挛。

（2）妇科系统疾病：子宫内膜炎，月经不调。

（3）其他：心肌炎，胸膜炎，癫痫，足跟痛。

【穴位禁忌】

（1）按摩本穴位时，要适当用力，因为此穴在脚内侧赤白肉之际，用力按压效果会更显著。

（2）每次施治时间一般为 3 ~ 5 分钟，每天 2 ~ 3 次。

血海穴：缓解湿疹引起的瘙痒

中医认为，脾统血，血液的运行由脾来统一管理，同时它也是气血生成的源头。膝盖上面的穴位，少阴脾经从脚走头，气血流到这里逐渐升腾，同时脾胃生成的气血也汇聚到这里，就好像是海纳百川，所以说血海是汇聚气血的海洋。

古医书上说："缘何血海动波澜，统摄无权血妄行。"意思是说脾经统血的功能如果出现问题的话，气血就会乱走，这时候要刺激血海穴来引血归原，让气血走向循行通畅。

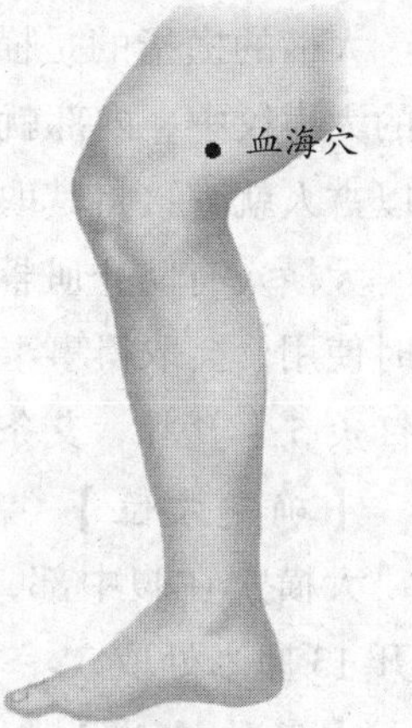

血海穴

血海穴对治疗疾病有很大的帮助，尤其是治疗皮肤瘙痒。皮肤瘙痒的根源就是气血不足，皮肤得不到气血充分的滋养而造成的，所以只要把气血引过来，问题就能迎刃而解。

皮肤瘙痒症的病人可以在血海穴上多加按摩，按摩时可以采用瑜伽按摩式。盘腿而坐成莲花坐姿，用双手从大腿根部向膝盖的方向来推揉，然后从膝盖推到大脚趾，这样就按摩了整个脾经，在按摩的过程中对血海穴深刺激几次，坚持下去一定会取得很好的养生效果。

【确定穴位】

血海穴在大腿内侧，髌底内侧端上 6.6 厘米，当股四头肌内侧头的隆起处。取法：正坐屈膝位，在髌骨内上缘上 6.6 厘米，当股内侧肌突起中点处取穴；或正坐屈膝，医生面对病人，用手掌按在病人膝盖骨上，掌心对准膝盖骨顶端，拇指向内侧，拇指尖所到之处即是该穴。

【保健功效】

（1）妇产科系统疾病：月经不调，功能性子宫出血，子宫内膜炎。

（2）皮肤病：湿疹，荨麻疹，皮肤瘙痒症，神经性皮炎。

（3）其他：睾丸炎，贫血，下肢溃疡，膝关节炎。

【穴位禁忌】

（1）按摩本穴的时候可以适当用力，可以使力道深透，达到更好的治疗效果。

（2）对本穴的施治时间约为 2 ~ 3 分钟，每天 2 次即可。

大横穴：强壮脏器，抗击衰老

大横的横指的是横结肠。这个穴在腹中部，和肚脐平行，就在肚脐旁边的大横纹中，内部就是横结肠。横结肠涉及的范围很广，活动度也很大，所以古人就直接将其取名为大横穴，即横行霸道的意思。

大横穴有防止脏器下垂的功能，在治疗脏器下垂的时候，配合百会穴同时使用，会取得事半功倍的效果。除了按摩外，刺激本穴还可以用灸法。温针灸 5 ~ 9 壮，艾条灸 10 ~ 20 分钟。

【确定穴位】

大横穴在腹中部，距脐中 13 厘米。取法：仰卧位，在脐中（神阙）旁开 13 厘米处取穴。

【保健功效】

（1）消化系统疾病：肠炎，习惯性便秘，久痢，肠麻痹，肠寄生虫。

（2）其他：四肢痉挛，流行性感冒。

【穴位禁忌】

（1）此穴可使用震法，震动的频率要快，一般每分钟 200 ~ 300 次。

（2）对本穴的施治时间约为 2 ~ 3 分钟，每天 2 次即可。

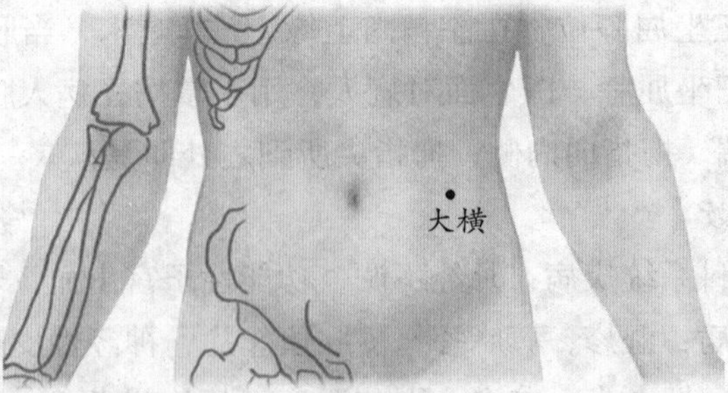

大横穴

第五章

手少阴心经：通调神智的养心大脉

少海穴：快速治疗肩臂痛

少海，在古代是指我们现在的渤海。而这里的少对应的是本条经络——少阴经，是少阴经的合穴。合穴就是指气穴汇集的地方，大多为泉、为池、为海。所以就有少海穴之称。

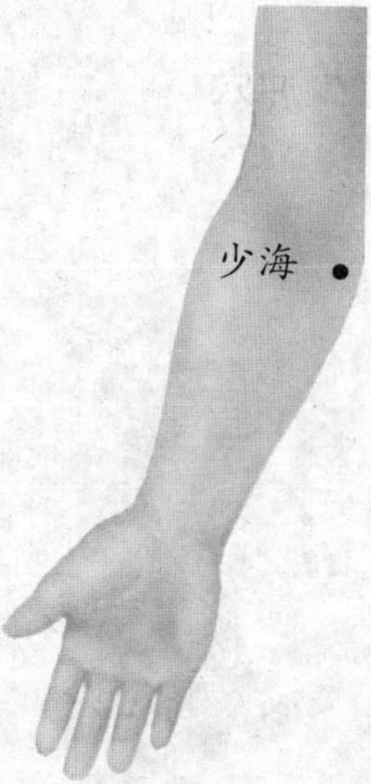

少海穴

少海穴有一个最大的作用就是治疗网球肘、高尔夫肘。高尔夫和网球是很高雅的运动，在商务活动起着很好的媒介作用。但是，经常打球的人，常常被一个问题困扰着，因为打球的时候经常会挥动手臂，会造成肘部的慢性损伤。解决这个问题我们可以利用少海穴，打完球后将手臂抬起，手握拳自然放在肩膀上，手肘弯曲，肘尖对外，用一根按摩棒在肘尖内侧轻轻揉。因为这里的皮肤比较细腻，为防止擦破皮肤，可以事先点一两滴橄榄油。少海穴是治疗因为肘部运动过度而引起的高尔夫球肘、网球肘的绝佳处方。

此穴还可以用灸法：艾炷灸或温针灸 3 ~ 5 壮，艾条灸 10 ~ 15 分钟。

【确定穴位】

少海穴位于肘横纹内侧端与肱骨内上髁连线的中点处。取法：屈肘，在肘横纹尺侧纹头凹陷处取穴。

【保健功效】

（1）精神神经系统疾病：神经衰弱，精神分裂症，头痛，眩晕，三叉神经痛，肋间神经痛，尺神经炎。

（2）呼吸系统疾病：肺结核，胸膜炎。

（3）运动系统疾病：落枕，前臂麻木及肘关节周围软组织疾患，下肢痿痹。

（4）其他：心绞痛，淋巴结炎，疔疮。

【穴位禁忌】

（1）在按压本穴的时候，用力要适中，按时要逐渐加力，不可用猛力。

（2）本穴每次施治时间 3 ~ 5 分钟，每天 2 ~ 3 次左右。

少冲穴：清热息风，醒神开窍

少冲穴

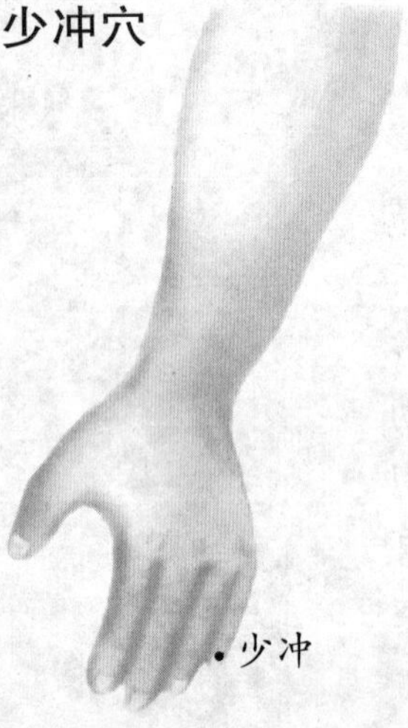

少，阴也；冲，突也。“少冲”的意思是指此穴中的气血物质从体内冲出。少冲在小指末节，它有一个作用就是可以治疗黄疸。按摩时我们可以正坐，手平伸，掌心向下，屈肘时向内收；用另一只手轻握这只手的小指、大拇指弯曲，用指甲尖垂直掐按穴位，有刺痛的感觉，每天按揉1次，每次按掐 3 ~ 5 分钟即可。

此穴位还可以用灸法：艾炷灸 3 ~ 5 壮，艾条灸 5 ~ 10 分钟。

【确定穴位】

少冲穴在手小指末节桡侧，距指甲根 0.3 厘米（指寸）。取法：微握拳，掌心向下，小指上翘，在小指桡侧，去指甲角 0.3 厘米处取穴。

【保健功效】

（1）精神神经系统疾病：休克，小儿惊厥，癫痫，癔症，肋间神经痛。

（2）循环系统疾病：脑出血，心肌炎，心绞痛。

（3）其他：胸膜炎，高热，喉炎。

【穴位禁忌】

（1）在按揉时，要轻柔和缓，速度适中。

（2）本穴的施治时间一般为 3 ~ 5 分钟，每天 2 ~ 3 次。

极泉穴：清心理气，宽胸宁神

劳累后终于可以休息，但突然的一个小动作就能让你心跳突然加快，遇到突发事件就心跳加速，胸闷、头晕、头疼，甚至不想吃饭，出汗、浑身无力……心悸是过度疲劳及情绪不稳的一种表现，常见于劳累，或者受到一定量的情绪刺激之后，健康人心律过快肯定是不好的，弹拨腋窝内的小小极泉穴，你会发现心脏其实也能很放松。

刺激极泉的方法是，施治者一手托起被治者左侧上肢，使其腋窝暴露，另一手食、中指并拢，伸入腋窝内，用力弹拨位于腋窝顶点的极泉穴，此处腋神经、腋动脉、腋静脉集合成束，弹拨时手指下会有条索感，注意弹拨时手指要用力向内勾按，弹拨的速度不要过急，被治者会有明显的酸麻感，并向肩部、上肢放散。

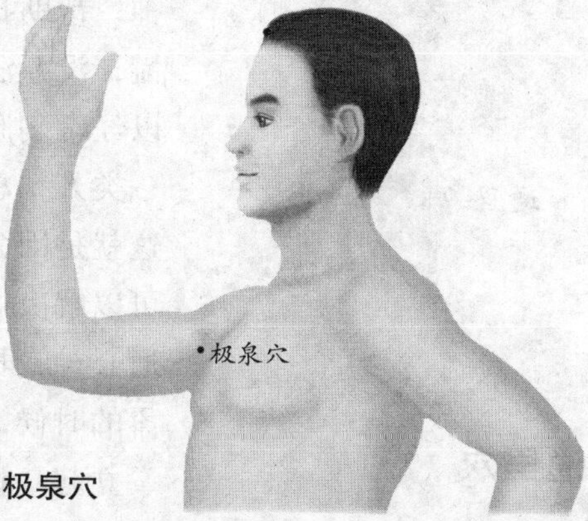

极泉穴

此穴位还可以用灸法：艾炷灸或温针灸 3 ~ 5 壮，艾条灸 5 ~ 10 分钟。

【确定穴位】

极泉穴在腋窝顶点，腋动脉搏动处。取法：上臂外展，在腋窝中部有动脉搏动处取穴。

【保健功效】

（1）循环系统疾病：冠心病，心绞痛，心包炎，脑血管病后遗症。

（2）神经系统疾病：肋间神经痛，癔症。

（3）其他：腋臭，肩周炎，颈淋巴结核，乳汁分泌不足。

（4）弹拨本穴可预防冠心病，肺心病。

【穴位禁忌】

（1）本穴位于动脉搏动处，所以按摩时用力要轻，切不可用力挤压。尤其是儿童，要慎重。

（2）对本穴的按揉一般为 1 ～ 2 分钟，一天 2 ～ 3 次。

通里穴：清热安神，增长智慧

古书上说："来往不穷谓之通。"通里穴位于前臂两侧，心经的经气运行到这里的时候，分出去一支走入小肠，与小肠长期保持联系，所以，称为通里。

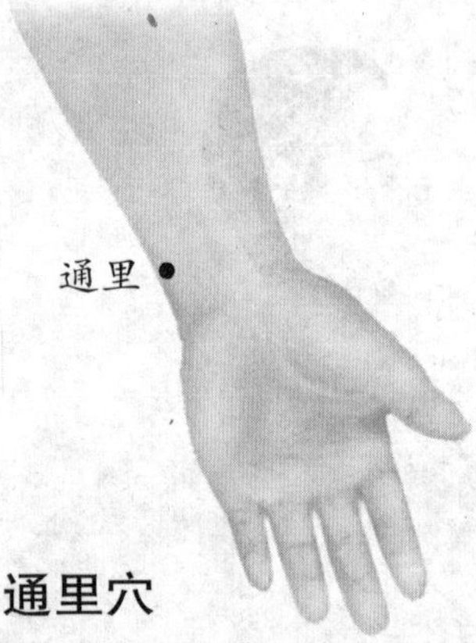

通里穴

通里穴位于心经上，这个穴位可以安抚心神，帮助我们增长智慧。如果经常感到自己心慌，没办法安静下来做事，自觉心智不够，可以经常刺激通里穴。在日常生活中经常有这样一类人，总是丢三落四，捡了这个忘了那个，这就是因为心经的气血不足造成的，通里穴就可以解决这个问题，它可以帮助我们开心窍，通心神，长心眼。尤其是上班族，当感觉工作累的时候，在办公室里腾出几分钟的时间，握拳立起，将手的小鱼际放在桌子边沿上，从手腕内侧开始，沿着桌边向上推，一直推到手肘部位，这样反复推 30 ～ 50 次，在大脑得到休息的同时，还可以疏通心经，增长智慧。

此穴还可以用灸法：艾炷灸 1 ～ 3 壮，艾条温灸 10 ～ 20 分钟。

【确定穴位】

通里穴在前臂掌侧，当尺侧腕屈肌腱的桡侧缘，腕横纹上 3 厘米。取法：仰掌，在尺侧腕屈肌腱桡侧缘，当神门与少海连线上，腕横纹上 5 厘米处取穴。

【保健功效】

（1）神经系统疾病：头痛，眩晕，神经衰弱，癔症性失语，精神分裂症。

（2）循环系统疾病：心绞痛，心动过缓。

（3）呼吸系统疾病：扁桃腺炎，咳嗽，哮喘。

（4）其他：急性舌骨肌麻痹，胃出血，子宫内膜炎。

（5）本穴出现压痛、结节等阳性反应，可作为心动过缓的定性诊断。

【穴位禁忌】

（1）按揉时用力均衡、沉稳、做到“轻而不浮，重而不滞”。

（2）点时要节奏和谐，用力适度。

（3）每日 2 ~ 3 次，每次治疗时间 2 ~ 5 分钟。

神门穴：益心安神，通经活络

神门穴在手腕上，心气郁结的时候，刺激它，效果很好。就相当于给心气打开了一条“阳关大道”，让郁结的心气能够畅通无阻，横行自如，自然不会存在郁结的问题了。

在手腕上连接心经的四个穴，以神门为起始，后面紧挨着通里和灵通，都是调节神智、心理的穴位。神门穴也同样有这样的作用。

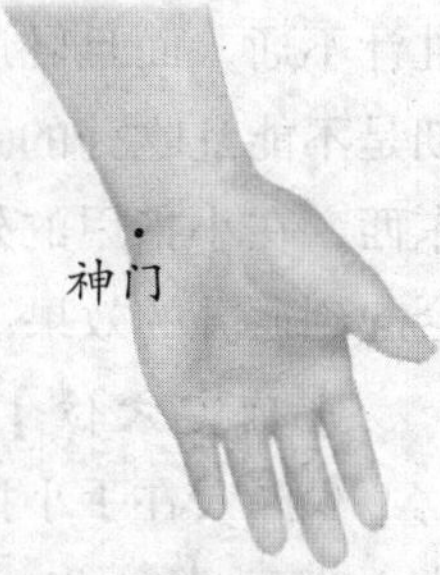

神门穴

此穴还可以用灸法：艾炷灸 1 ~ 3 壮；艾条温灸 10 ~ 15 分钟。

【确定穴位】

神门穴在腕部，腕掌侧横纹尺侧端，尺侧腕屈肌腱的桡侧凹陷处。取法：仰掌，在尺侧腕屈肌桡侧缘，腕横纹上取穴。

【保健功效】

（1）循环系统疾病：心悸，心脏肥大，心绞痛。

（2）神经系统疾病：神经衰弱，癔症，癫痫，精神病，痴呆。

（3）五官科系统疾病：舌骨肌麻痹，鼻内膜炎。

（4）其他：产后失血，淋巴结炎，扁桃体炎。

【穴位禁忌】

（1）对本穴按揉时可以适度用力，柔中带刚、沉稳深透。

（2）对本穴的按揉时间为 2 ~ 3 分钟，每天 3 ~ 5 次。

第六章

手太阳小肠经：疏通经气的护肩大脉

少泽穴：清热利咽，通乳开窍

少泽穴是小肠经的井穴，它最好的作用就是通乳。很多女性朋友产后乳汁不通，而且乳房还胀痛。此时按揉少泽穴是最好的方法，因为在哺乳期是不能乱吃药的。乳汁不通的妈妈可以找几根牙签，或者小小圆钝头的东西，在小指甲的外侧轻轻按揉，按到酸胀就可以。每天按揉几分钟，就会起到通乳的效果。

【确定穴位】

少泽穴在手小指末节尺侧，距指甲根角0.3厘米（指寸）。取法：微握拳，掌心向下，伸小指，在小指尺侧，去指甲角0.3厘米处取穴。

【保健功效】

（1）神经系统疾病：头痛，精神分裂症，脑血管病，昏迷。

（2）五官科疾病：扁桃体炎，咽炎，结膜炎，白内障。

（3）妇产科系统疾病：乳腺炎，乳汁分泌不足。

（4）其他：热证，前臂神经痛。

（5）此穴为急救穴之一。

少泽穴

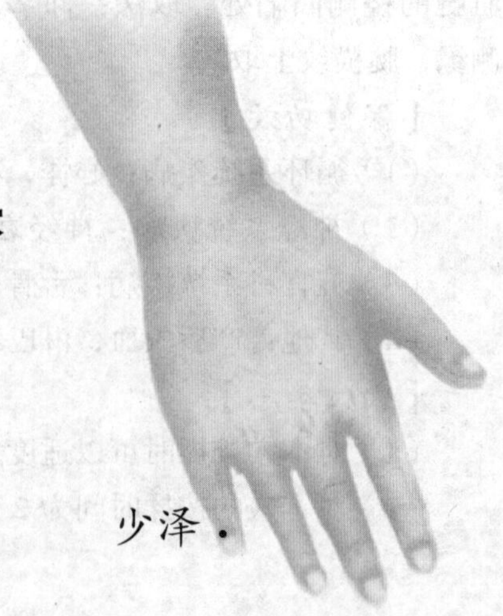

【穴位禁忌】

（1）施用捻法，应注意捻动要快，移动要慢。

（2）孕妇慎用。

（3）治疗时，一般 3 ~ 5 分钟，每天 2 ~ 3 次。

天宗穴：舒筋活络，理气消肿

天宗穴位于肩胛部，当冈下窝中央凹陷处，与第四胸椎相平。与小肠经上的曲恒、秉风排列在一起，像星相一样，所以这几个穴位的名字都以星名命名。天宗穴也是如此。

天宗穴对治疗肩背疼痛有很好的效果，尤其对于长期伏案工作的上班族来说，经常按摩此穴，对缓解疲劳有很好的效果。这个穴位自己按摩起来不方便，这里给大家推荐一个很简单的方法，现在的小区里有各式各样的健身器材，也有专门按摩后背的。我们可以利用这种器材来按摩后背，也能刺激到本穴位。而且后背上有很多的背腧穴，这些背腧穴也是我们脏腑的反射点。刺激它们，就相当于在给我们的脏腑做按摩，强身健体的效果非常好。

此穴位还可以用灸法：艾炷灸或温针灸 3 ~ 5 壮，艾条灸 10 ~ 15 分钟。

天宗穴

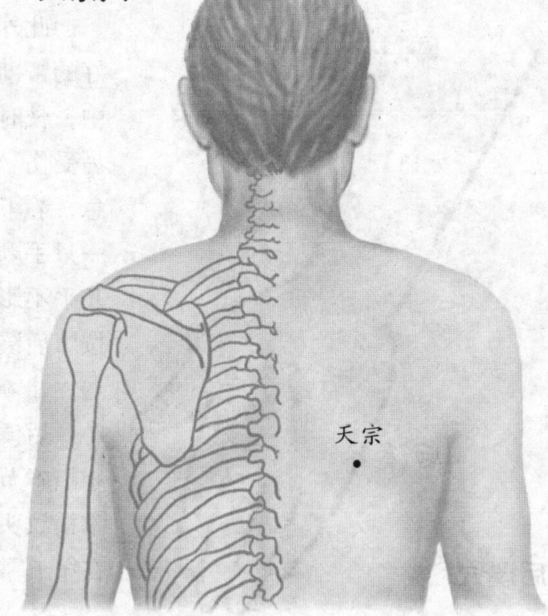

【确定穴位】

天宗穴在肩胛部，与第四胸椎相平。取法：正坐或俯伏位，在冈下缘与肩胛骨下角的等分线上，在上、中 1/3 交点处；肩胛冈下缘与肩胛骨下角连一直线，与第四胸椎棘突下间平齐处，与臑腧、肩贞成三角形处。

【保健功效】

舒筋活络，理气消肿。

【主治病症】

肩周炎，肩背软组织损伤，乳腺炎等。

【穴位禁忌】

（1）对此穴施治疗时，注意用力要适度，不要过猛。点的时候，适度用力，节奏快慢有序；采用按法时也要注意手法，不要用力太过猛，逐渐加力，以患者能接受为好。

（2）治疗时间为每次 2 ~ 3 分钟，每天 2 ~ 3 次。

后溪穴：清心安神，疏通经络

古医书说“后溪专治督脉病”，就是说后溪专治督脉上的问题都可以找后溪穴来配合治疗，所以后溪穴就是专门为督脉提供水源的地方。

后溪穴最擅长治疗脖子上的问题，如颈椎病、落枕。有些人晚上睡觉着凉了，姿势不对了，早上起来发现脖子不能动了，也就是我们通常说的落枕，这个时候可以轻轻地按摩后溪穴，在按摩的时候轻轻转动脖子。一直到脖子可以自由转动的时候停下来。

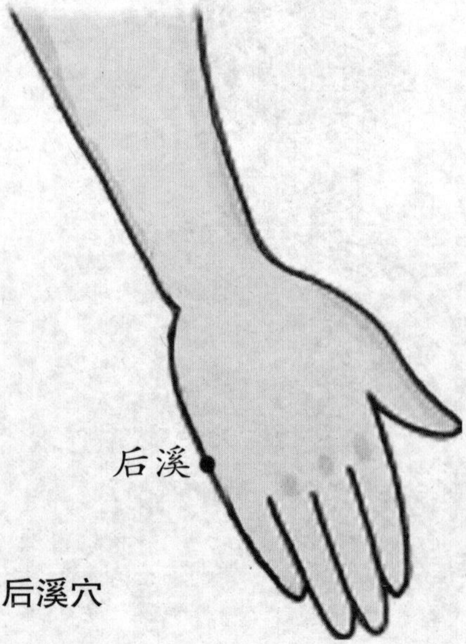

后溪穴

此外，这个穴位对驾车族也有很好的帮助，开车的时候，需要精力集中，长时间保持一个姿势，颈椎很容易受伤。在等待红绿灯的时候、别心急，静下心来，一手握着方向盘，另一只手顺势在握方向盘的手上按摩，几乎不影响任何事情，却可以很好地按摩后溪穴，保护自己的颈椎。

【确定穴位】

后溪穴在手掌尺侧，微握拳，当小指本节（第五掌指关节）后的远侧掌横纹头赤白肉际。取法：微握拳，在第五掌指关节尺侧后方，第五掌骨小头后缘，赤白肉际处取穴。

【保健功效】

（1）神经系统疾病：头痛，癫痫，精神分裂症，癔症，面肌痉挛。

（2）五官科疾病：耳鸣，耳聋，角膜炎，睑腺炎，鼻出血，扁桃体炎。

（3）运动系统疾病：腰痛，落枕，肩臂痛。

（4）其他：疥疮。

【穴位禁忌】

（1）用捻法按摩本穴位时，用拇指与食指外侧捻住，上下快速揉捻即可。

（2）每次施治的时间约为 2 ~ 3 分钟，每天 2 ~ 3 次。

秉风穴：散风活络，止咳化痰

秉就是柄，也通“禀”，有秉受的意思。秉风穴在肩胛部，从天宗穴上，举起手臂，会发现一处凹陷的地方，这个穴位可以调理风气引起的疾病。

人体的气息贯穿于全身各处，无孔不入。天宗和秉风紧密相连，在背后肩胛部位，对身体的保健作用也是大同小异，都是治疗肩背痛的好手。两穴配合按摩，取得的疗效会更明显。

秉风穴

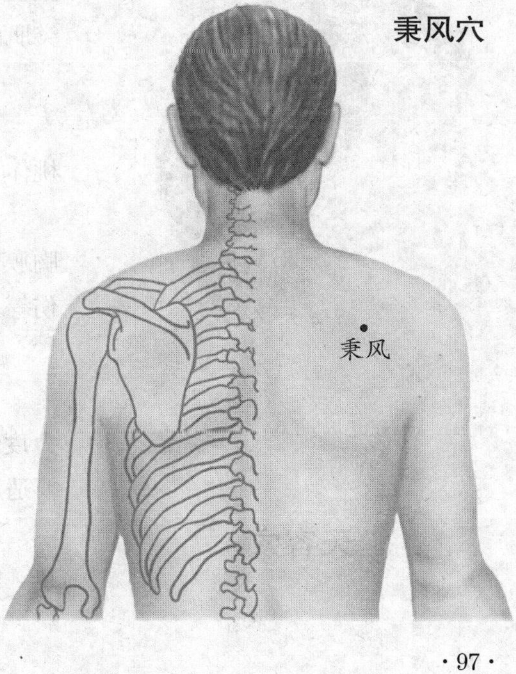

【确定穴位】

秉风穴在肩胛部，肩胛冈上窝中央，天宗直上，举臂有凹陷处。取法：正坐俯伏位，在肩胛冈上窝中点，当天宗穴直上，举臂有凹陷处取穴。

【保健功效】

（1）运动系统疾病：冈上肌腱炎，肩周炎，肩胛神经痛。

（2）其他：支气管炎等。

【穴位禁忌】

（1）对本穴按摩时，力度要适中，以患者能接受为准。

（2）每天按摩 2 ~ 3 分钟，每天 3 ~ 5 次。

天容穴：清热利咽，消肿降逆

天容穴在颈外侧部，下颌角的后方，胸锁乳突肌的前缘凹陷中。也就是头盔、帽子弯曲下垂的地方，扶持头部正直的作用。

天容穴最大的作用就是能治疗嗓子问题，如咽喉疼痛。尤其是老师和歌唱家经常用嗓子更需要此穴的保护。当嗓子不舒服的时候可以按揉本穴 3 ~ 5 分钟，对疼痛有很好的缓解效果。尤其是辛勤工作的老师们，经常会吸进粉笔灰，在秋冬的时候，取适量的桑叶、麦冬、胖大海、菊花、罗汉果等一起泡茶，可以很好地滋润喉咙，防止嗓子使用过度而导致干涩疼痛。

此穴位还可以用灸法：艾炷灸 1 ~ 3 壮，艾条灸 5 ~ 10 分钟。

【确定穴位】

天容穴在颈外侧部，当下颌角的后方，胸锁乳突肌的前缘凹陷中。取法：正坐或仰卧，平下颌角，在胸锁乳突肌的前缘凹陷中取穴。

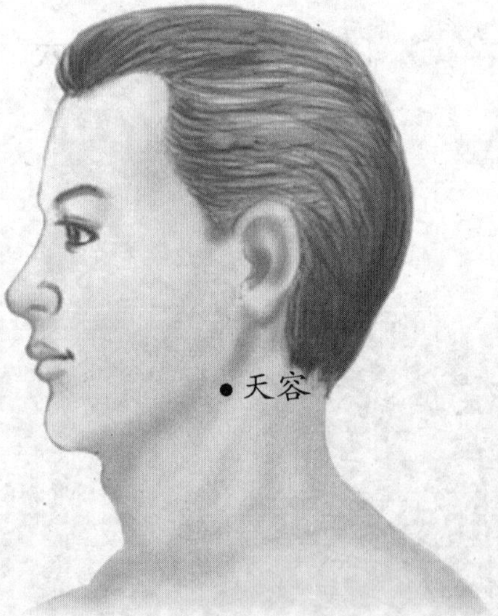

天容穴

【保健功效】

（1）五官科疾病：咽喉炎，扁桃体炎，耳聋，耳鸣。

（2）其他：甲状腺肿大，哮喘，胸膜炎，齿龈炎，癔症，颈项部扭伤等。

【穴位禁忌】

（1）在按揉时要注意力集中，力度均匀，不可用力过大，对儿童要适度。

（2）此穴的按摩时间一般约为 1 ~ 3 分钟，每天 1 ~ 2 次。

第七章

足太阳膀胱经：护佑全身的通调大脉

睛明穴：泄热明目，祛风通络

五脏六腑之精气，皆上注于目。所以，一个人的视力好坏，可以反映出他体内的气血盛衰状况。睛明穴是保护眼睛的穴位，它在目内眦角稍上方凹陷处，是手太阳、足太阳、足阳明、阳跷脉等经脉的会穴，阳气汇集于此，所以是泻热祛火最适用的穴位。睛明穴是缓解眼睛疲劳和近视的最好穴位，它位于眼睛边上。当我们用眼过度的时候，闭上眼睛轻轻地按揉睛明，可以很好地缓解眼疲劳。

【确定穴位】

睛明穴在面部，目内眦角稍上方凹陷处。取法：正坐或仰卧位，在目内眦的外上方凹陷中取穴。

【保健功效】

（1）五官科疾病：近视眼，视神经炎，视神经萎缩，青光眼，夜盲。

（2）运动系统疾病：腰痛。

【穴位禁忌】

（1）按揉时力度要适中，不可用力，以免伤到眼球。

（2）对儿童尤其要注意施力的力度合适，手法轻柔。

（3）每次按摩时间2～3分钟，每天2～3次。

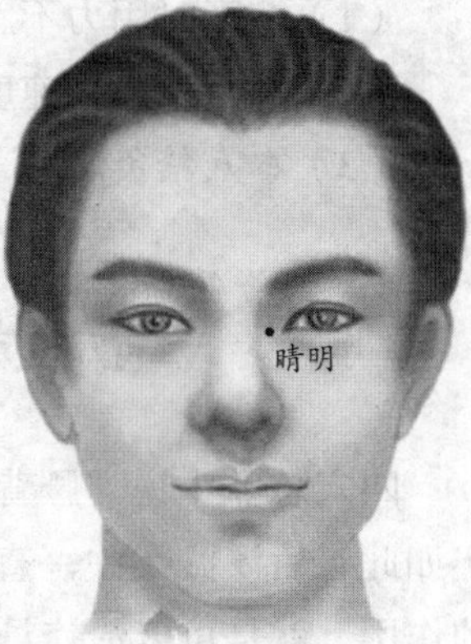

睛明穴

（4）本穴禁灸。

攒竹穴：清热明目，祛风通络

攒竹穴在眉内侧，就像竹叶从这里开始长出来，而且眉头是眉毛最粗的地方，就好像将所有的眉毛攒在一起，所以称为攒竹。

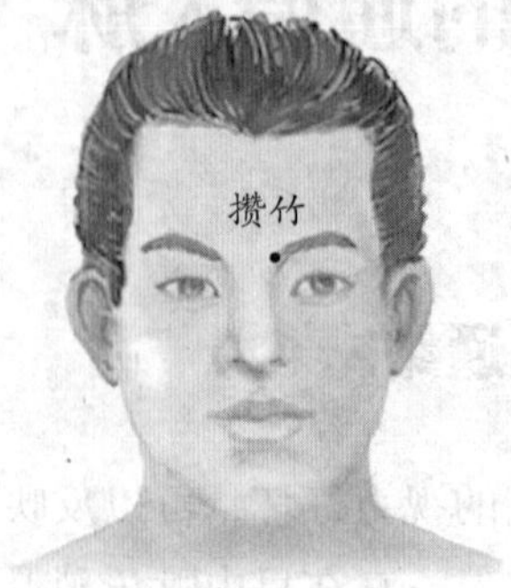

攒竹穴

很多人都有打嗝的经历，很不舒服，攒竹就是治疗打嗝的好穴位。当打嗝的时候，用双手大拇指直接按压双侧的眉头，使劲一点，按压下去几秒钟，再松开。然后在按压，松开，反复几次，打嗝就停止了。比起喝水的方法更健康安全。

【确定穴位】

攒竹穴在面部，在眉头陷中，眶上切迹处。取法：正坐仰靠或仰卧位，在眉毛内侧端，眶上切迹处取穴。

【保健功效】

（1）五官科系统疾病：近视眼，泪囊炎，视力减退，急性结膜炎，眼肌痉挛。

（2）精神神经系统疾病：头痛，眶上神经痛，面神经麻痹，膈肌痉挛。

（3）其他：腰背肌扭伤。

【穴位禁忌】

（1）按摩时用力不宜重，宜缓不宜急。

（2）两手用力及速度均匀对称。

（3）本穴禁灸。

委中穴：泄热清暑，凉血解毒

四穴总歌中说“腰背委中求”，意思就是腰背疾病可以找委中穴。确实如此，后溪配委中一直是治疗腰肌劳损的不二选择。委中还有一个很好的作用，就是可以治疗丹毒。

丹毒，就是脚癣的毒气从脚趾、脚面、脚踝一直蔓延到了小腿当中，形成了丹毒。对付丹毒，委中穴是很好的选择，在腘窝内抹一点点润肤油，将腿伸直，用食指和中指在腘窝内用力按摩。长期坚持，必能取得很好的效果。此穴位还可以用灸法：艾炷灸或温针灸 5 ～ 7 壮，艾条温灸 10 ～ 15 分钟。

【确定穴位】

委中穴在腘窝横纹中点，在股二头肌腱与半腱肌肌腱的中间。取法：俯卧位，在腘窝横纹中央，股二头肌腱与半腱肌肌腱的中间处取穴。

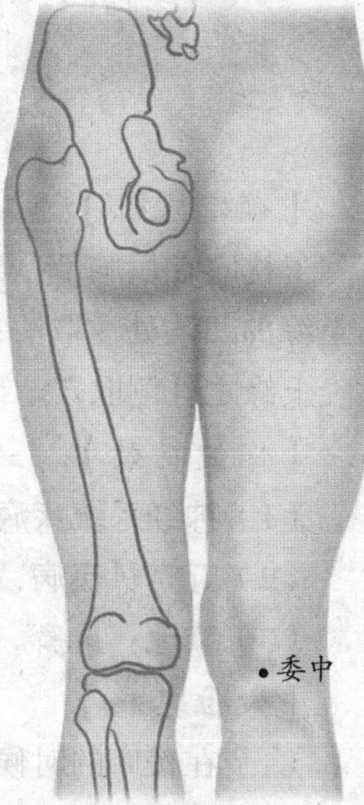

委中穴

【保健功效】

（1）消化系统疾病：急性胃肠炎，肠炎，腹痛。

（2）泌尿生殖系统疾病：遗尿，尿潴留。

（3）精神神经系统疾病：坐骨神经痛，脑血管病后遗症，癫痫。

（4）皮肤科系统疾病：湿疹，风疹，荨麻疹，牛皮癣，疖疮。

（5）运动系统疾病：腰背痛，风湿性膝关节炎，腓肠肌痉挛。

（6）其他：中暑，疟疾，鼻出血。

【穴位禁忌】

（1）在点按时注意手法的运用适当，用力适中。

（2）点的时候要注意节奏的和谐，按的时候要注意力度适中。

（3）本穴的施治时间每次一般为 3 分钟左右，每天 2 ～ 3 次。

玉枕穴：清热明目，通经安神

玉枕穴位于后脑勺，对防治谢顶有很好的效果。谢顶问题困扰着现在很多的中年人士，多处求医也未必有效果。谢顶的朋友平时可以多按按玉枕穴。先将五指分开自然放松，散开，像一把梳子一样。然后从前额梳到后脑勺，

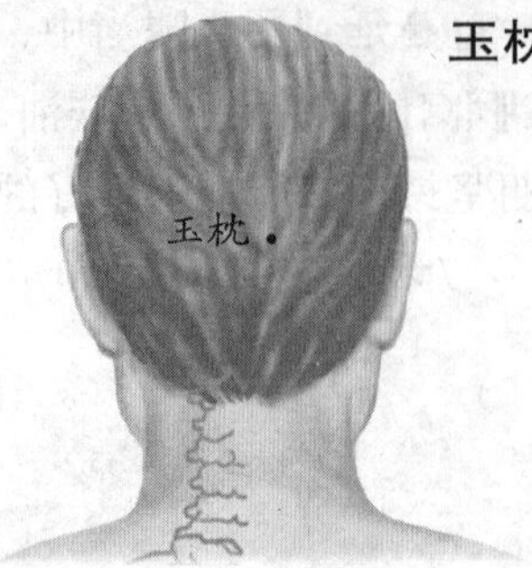

用指腹的位置，这样不容易伤到头皮，要微微用力，这样头皮才能受到刺激，每次梳理50次左右，一直到头皮有酸胀的感觉为止。

谢顶的人士，还需要保持良好的情绪，只有心情好了，身体自然就会处于健康的状态，阴阳调和，能减少脱发现象。

玉枕穴也可以用艾灸法：温灸5～10分钟。

【确定穴位】

玉枕穴在后脑部，当后发际正中直上8厘米，旁开4厘米，平枕外隆凸上缘的凹陷处。取法：正坐或俯卧位，脑户（督脉）旁4厘米，在枕外粗隆上缘之外侧取穴。

【保健功效】

（1）神经系统疾病：枕神经痛，视神经炎，嗅觉减退。

（2）五官科疾病：青光眼，近视眼，鼻炎，口疮。

（3）其他：足癣。

【穴位禁忌】

（1）在按摩的时候要注意力集中，快慢要适中。

（2）每次施治时间为3分钟左右，每天2～3次。

大杼穴：强健筋骨，清除邪热

人体穴位中，跟大有关的一般都是很重要的穴位。大杼穴也是如此，它隐含“机杼”的意思，也就是关键、机要之处。大杼穴是八会穴中的骨会，也就是说所有的骨头都集聚在此。

大杼穴作为骨会，在治疗骨关节方面有特效。比如骨头疼痛、关节炎、风湿、类风湿性关节炎等等。对大杼穴除了按摩外，还可以采用捏脊的方法来刺激它。在后背上抹一点润肤油，从尾骨端上一直向上捏，捏到大椎穴处停止，这样来回重复3～5次，后背会感到发热发胀。经常这样捏，对于推动膀胱经气血，促使督脉阳气上升都非常有好处，会祛湿散寒，祛火祛邪气。

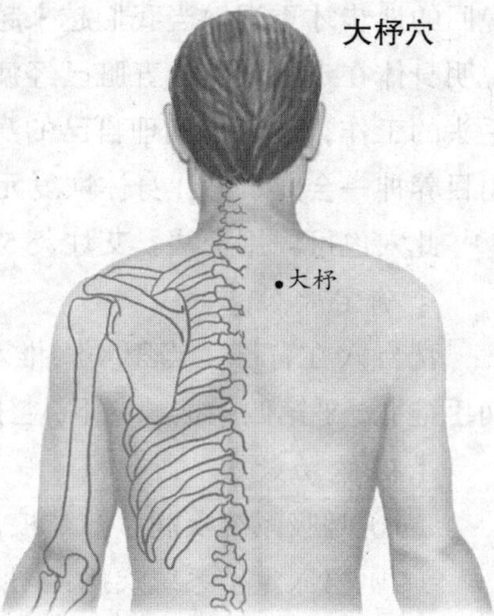

此穴还可以用灸法：艾炷灸 5 ~ 7 壮，艾条温灸 10 ~ 15 分钟。

【确定穴位】

大杼穴在背部，当第1胸椎棘突下，旁开5厘米。取法：正坐低头或俯卧位，在第一胸椎棘突下，督脉旁开 5 厘米处取穴。

【保健功效】

（1）呼吸系统疾病：支气管炎，支气管哮喘，肺炎。

（2）神经系统疾病：头痛，癫痫。

（3）运动系统疾病：颈椎病，腰背肌痉挛，膝关节骨质增生。

（4）其他：咽炎，感冒，骨结核。

【穴位禁忌】

（1）在运用一指禅推法进行按摩时，要注意指关节的屈伸和腕关节的摆动要协调一致。

（2）注意拇指在穴位上要相对固定。

（3）每次施治时间为 3 ~ 5 分钟，每天 2 ~ 3 次最好。

膏肓穴：补虚益损，调理肺气

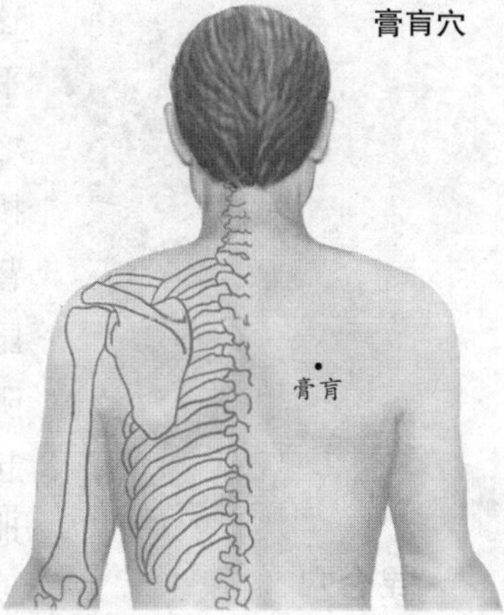

膏肓穴，是个至关生死的大穴。这里的膏指的是心脏和横膈膜之间的位置。膏肓指的就是心下膈上的脂膜，内与心膈之间的脂膜相对应，位置很深。病入膏肓，就是说病已经很深了，很重了，没法再治。

膏肓穴也是一个警示穴，当我们疲惫不堪，全身无力的时候，这时候的身体信号就在提醒我们的五脏已经很脆弱了，需要好好休息调理，不要等到身体到了不可挽回的地步才重视。当我们越来越健忘、越来越瘦弱、越来越容易盗汗，就说明身体在走下坡路，五脏已经疲惫不堪，需要好好休息。这时不妨停下手头的工作，认真地调理自己的身体，刺激膏肓穴。轻轻地按揉几分钟，闭目养神一会儿，好让身体恢复元气。

此穴也可以用灸法：艾炷灸 5 ~ 9 壮，艾条灸 10 ~ 20 分钟。

【确定穴位】

膏肓穴在背部，当第 4 胸椎棘突下，旁开 10 厘米。取法：俯卧位，两手抱肘，平第四胸椎棘突下，督脉旁开 10 厘米，当肩胛骨脊柱缘处取穴。

【保健功效】

（1）呼吸系统疾病：肺结核，支气管炎，哮喘。

（2）泌尿生殖系统疾病：阳痿，遗精。

（3）其他：慢性胃炎，胃出血，神经衰弱，胸膜炎，乳腺炎，贫血。

（4）本穴为各种慢性虚损性疾病的常用穴。

【穴位禁忌】

（1）按揉手法可适当用力，以患者能接受为准。

（2）每次施治时间为 3 ~ 5 分钟，每天 2 ~ 3 次最好。

昆仑穴：安神清热，舒筋活络

昆仑穴位于足部外踝后方，其主要作用就是治疗颈椎病。日常生活中我们会发现新买的鞋子穿几次，脚后跟就会有磨损，倾向于一侧。这个问题一般不痛不痒，不会被人们重视，其实，造成这个问题的原因是我们的脊椎倾斜了。脊椎不平衡，年轻的时候不太会有影响，但到了中年之后问题就会越来越严重。所以，要防微杜渐。按揉昆仑穴和太溪穴就可以纠正脊椎。太溪是肾经的原穴，和昆仑两两相对，在脚踝的两边。昆仑是膀胱经的穴位，肾与膀胱相表里，肾是阴经，膀胱是阳经，二者好像是夫妻一样，一起守持着脚踝部位。两穴一起按摩，可以很好地调整人体平衡，纠正脊柱弯曲。

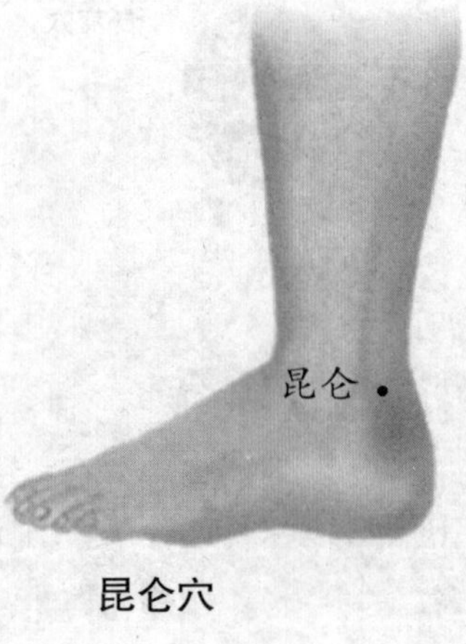

昆仑穴

此穴还可以用灸法：艾炷灸或温针灸 5 ～ 7 壮，艾条灸 10 ～ 20 分钟。

【确定穴位】

昆仑穴在足部外踝后方，当外踝尖与跟腱之间的凹陷处。取法：正坐垂足着地或俯卧位，在跟腱与外踝之间凹陷处取穴。

【保健功效】

（1）神经系统疾病：坐骨神经痛，神经性头痛，眩晕。

（2）运动系统疾病：下肢瘫痪，膝关节炎，踝关节扭伤，膝关节周围软组织疾病。

（3）其他：甲状腺肿大，脚气，鼻出血，胎盘滞留，痔疮。

【穴位禁忌】

（1）在对本穴按摩时，点时要沉稳、深透、揉时则手法须轻柔有力道。

（2）对本穴的施治时间为 2 ～ 3 分钟，每天 2 ～ 3 次。

秩边穴：舒筋活络，强壮腰膝

秩，是秩序的意思，边，就是边缘。这个和穴位有什么关系呢？我们知道膀胱经在背部的穴位就像是经过了规划一样，两两相对，秩序井然。而秩边穴在最下面，也就是臀部部位。是膀胱经上最后一个穴位，所以称为秩边穴。

秩边穴在臀部，配合环跳是治疗坐骨神经痛的绝佳穴位。有此症状的时候，趴在床上，让亲人在秩边和环跳上按揉几分钟，就会感觉到酸痛感消失了。秩边穴是个很奇特的穴位，当你用力按压的时候，会清晰地感觉到有一股气息一直从臀部传到脚趾头。可见，它在治疗坐骨神经痛方面的疗效。

此穴位还可以用灸法：艾炷灸或温针灸 7 ～ 9 壮，艾条灸 10 ～ 20 分钟。

【确定穴位】

秩边穴在臀部，平第 4 骶后孔，骶正中嵴旁开 10 厘米。取法：俯卧位，胞肓直下，在骶管裂孔旁开 10 厘米处取穴。

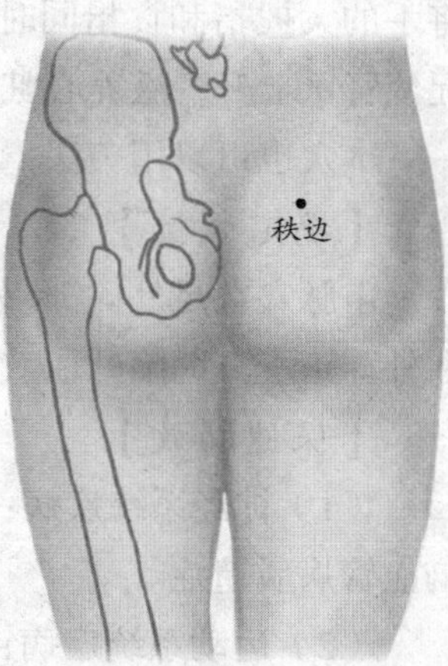

秩边穴

【保健功效】

（1）运动系统疾病：急性腰扭伤，梨状肌损伤综合征，下肢瘫痪。

（2）神经系统疾病：坐骨神经痛，脑血管病后遗症。

（3）泌尿生殖系统疾病：膀胱炎，生殖器疾病。

（4）其他：痔疮，脱肛。

【穴位禁忌】

（1）在按摩施治过程中，注意用力要适度，手法应正确。

（2）每次施治时间为3 ~ 5分钟，每天2 ~ 4次。

申脉穴：清热安神，利健腰膝

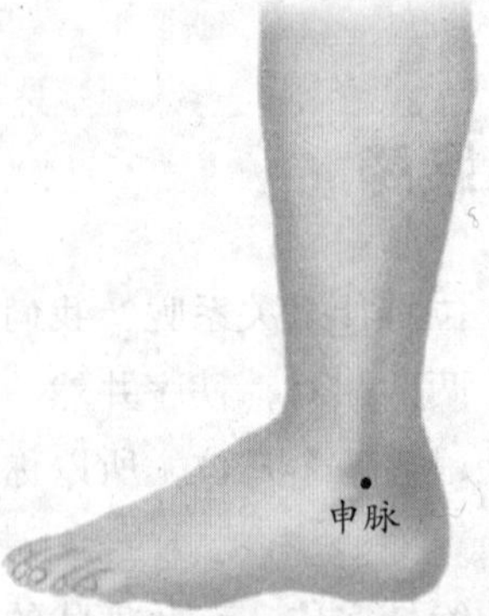

申脉穴

失眠，指无法入睡或无法保持睡眠状态，导致睡眠不足。又称入睡和维持睡眠障碍，祖国医学称其为“不寐”“不得眠”“不得卧”“目不瞑”，是以经常不能获得正常睡眠为特征的一种病症，为各种原因引起的入睡困难、睡眠深度或频度过短（浅睡性失眠）、早醒及睡眠时间不足或质量差等。造成失眠的原因很多，有一个常见的症状就是心肾不交，也就是肾水无法上升，心火上亢，水火无法相济，导致人心烦意乱，无法安然入睡。这时候，刺激申脉和照海穴再好不过。将手的大拇指和食指同时掐按住两穴，按揉3 ~ 5分钟，每天坚持，可以促使肾水上升，滋养心脏，防止心火旺。

本穴也可以用灸法：艾炷灸3 ~ 5壮，艾条温灸5 ~ 10分钟。

【确定穴位】

申脉穴在足外侧部，外踝直下方凹陷中。取法：正坐垂足着地或俯卧位，在外踝正下方凹陷处取穴。

【保健功效】

（1）神经系统疾病：头痛，内耳性眩晕，失眠，癫痫，精神分裂症，脑血管病后遗症。

（2）运动系统疾病：腰肌劳损，下肢瘫痪，关节炎，踝关节扭伤。

【穴位禁忌】

（1）在按摩过程中，手法要正确，用力适宜，快慢须有节奏。

（2）每次按摩时间为 3 ~ 4 分钟，每天 2 ~ 3 次。

至阴穴：理气活血，清脑醒目

至，极的意思；阴，寒、水的意思。“至阴”的意思是指人体内膀胱经的寒湿水汽由此外输体表。至阴穴有一个很大的作用就是矫正胎位。大家都知道，女性在怀孕之后，在饮食各方面都要非常注意，胎儿在母体内会不停地运动，所以这个阶段要保证胎儿胎位的正确，至阴穴在脚的小脚趾头上，如果孕妇在体检后发现胎位不正，就可以即时在小脚趾的至阴穴上艾灸。每天用艾炷灸 3 ~ 5 壮，艾条温灸 10 ~ 20 分钟。坚持一段时间胎位就会自然矫正。

至阴穴

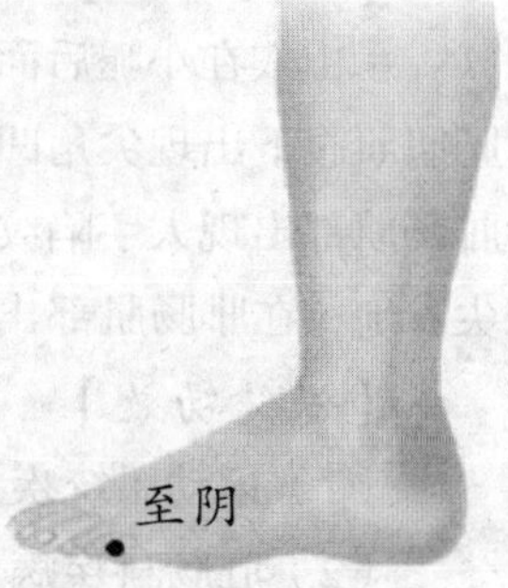

【确定穴位】

至阴穴在足小趾末节外侧，距趾甲角 0.3 厘米（指寸）。取法：正坐垂足着地或俯卧位，在足小趾外侧，距趾甲角 0.3 厘米处取穴。

【保健功效】

（1）妇产科系统疾病：胎位不正，难产，胎盘滞留。

（2）神经系统疾病：脑溢血，神经性头痛，脑血管病后遗症。

（3）泌尿生殖系统疾病：尿潴留，遗精。

（4）五官科系统疾病：眼结膜充血，角膜白斑，鼻塞。

【穴位禁忌】

（1）在按摩过程中，手法要正确，用力适宜，快慢须有节奏。

（2）每次按摩时间为 3 ~ 4 分钟，每天 2 ~ 3 次。

承山穴：理气止痛，舒筋消痔

“承山”的意思是随膀胱经水下行的脾土微粒在此处固化。承山穴在

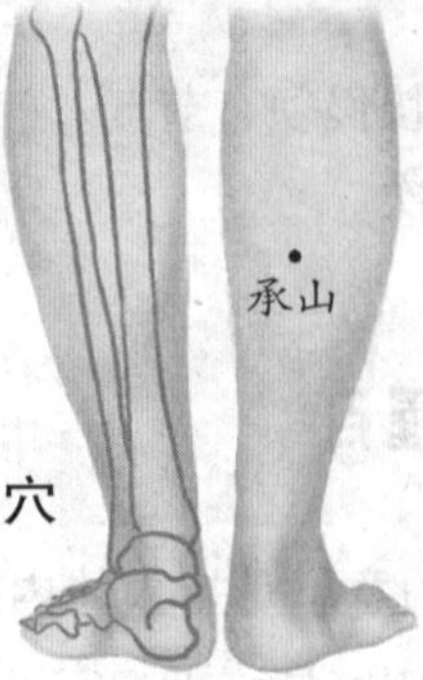

承山穴

小腿后面正中，委中与昆仑之间。承山穴最大的作用是治疗小腿抽筋。我们都有这样的感触，在下蹲或者游泳的时候经常会出现腿抽筋的现象，这个时候赶紧蹲下来，按摩几分钟承山穴。也可以在运动之前多做热身运动，按揉承山穴，按到发热发胀，然后再开始运动。

再者，上班族也要好好地利用本穴。我们在开会或者累的时候，可以双脚并立，脚跟往上提，这样不仅可以美化小腿，也能很好地刺激承山穴。承山穴除了治疗小腿抽筋外，还可以对腰部起到防护作用。长期坐办公室的人容易损伤腰背部，容易有赘肉，每天有意识地这样抬脚后跟15分钟，可以强身健体。

本穴还可以用灸法：艾炷灸或温针灸5 ~ 7壮，艾条灸10 ~ 15分钟。

【确定穴位】

承山穴在小腿后面正中，委中与昆仑之间，当伸直小腿或足跟上提时腓肠肌肌腹下出现尖角凹陷处。取法：俯卧位，下肢伸直，足趾挺而向上，其腓肠肌部出现人字陷纹，于其尖下取穴。或者直立，两手上举按着墙壁，足尖着地，在腓肠肌部出现人字陷纹，当人字尖下取穴。

【保健功效】

（1）运动系统疾病：腰肌劳损，腓肠肌痉挛，下肢瘫痪。

（2）肛肠科疾病：痔疮，脱肛。

（3）神经系统疾病：坐骨神经痛，小儿惊风。

（4）其他：痛经。

【穴位禁忌】

（1）在按揉的过程中需要注意部位选择正确，用力适度。

（2）每次施治时间为3 ~ 4分钟，每天2 ~ 3次。

飞扬穴：舒筋活络，强健腿脚

飞，指穴内物质为天部之气；扬，指穴内物质扬而上行。“飞扬”的意思是指膀胱经气血在此吸热上行。飞扬穴的主要作用就是治疗小腿抽筋。

飞扬穴在小腿的后面，是腓肠肌所在位置，肌肉比较丰厚，用手指掐按，不容易准确按到。我们可以用一个轻松的方法，将腿抬起，然后将手握拳在小腿上敲打。大家走路感到累的时候，也会自然地敲打这个地方，这样也能刺激到飞扬穴。

此穴还可以用灸法：艾炷灸或温针灸 3 ~ 5 壮，艾条灸 5 ~ 10 分钟。

【确定穴位】

飞扬穴在小腿后面，在外踝后，昆仑穴直上 23 厘米，承山外下方 3 厘米处。取法：正坐垂足，在承山穴外下方，在昆仑上 23 厘米处取穴。

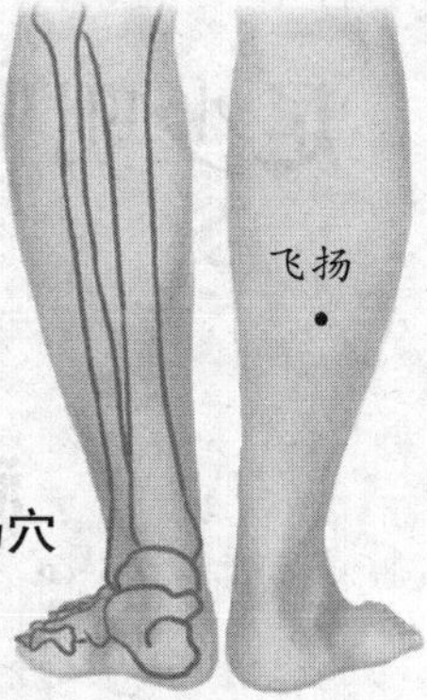

飞扬穴

【保健功效】

（1）清热安神，舒筋活络。

（2）风湿性关节炎，痔疮，膀胱炎，癫痫，眩晕等。

【穴位禁忌】

（1）在按揉的过程中需要注意部位选择正确，用力适度。

（2）每次施治时间为 3 ~ 4 分钟，每天 2 ~ 3 次。

第八章

足少阴肾经：滋养脏腑的补水大脉

涌泉穴：滋阴益肾，平肝息风

涌，溢出的意思；泉，泉水。“涌泉”是指体内肾经的经水从此处穴位溢出体表，所以称“涌泉”。涌泉穴可以治疗很多疾病，人们形容涌泉是人体的长寿大穴。对涌泉穴最好的刺激方法就是艾灸。将一片姜切成薄片，然后在上面用针扎一些小孔，贴在涌泉穴上。然后用艾炷。一次选艾炷灸 3 ~ 5 壮，艾条温灸 5 ~ 10 分钟。经常艾灸涌泉穴对于促使肾水上升，祛除人体的寒冷之气是非常有好处的。尤其是冬天手脚冰凉的女性朋友，如果艾灸不方便可以打一盆热水，在泡脚的时候同时按揉几分钟涌泉穴，效果也非常好。

【确定穴位】

涌泉穴在足底部，卷足时足前部凹陷处，约在足底 2、3 趾趾缝纹头端与足跟连线的前 1/3 与后 2/3 交点上。取法：俯卧或仰卧位，在足心前 1/3 的凹陷处取穴。

【保健功效】

（1）神经系统疾病：休克，晕车，脑出血，失眠，癔症，癫痫，精神病，小儿惊风，神经性头痛，舌骨肌麻痹。

（2）五官科疾病：咽喉炎，急性扁桃体炎。

（3）消化系统疾病：胃痉挛，黄疸。

（4）泌尿生殖系统疾病：遗尿，尿潴留。

（5）运动系统疾病：足底痛，下肢肌痉挛。

（6）其他：子宫下垂，支气管炎，心肌炎，风疹等。

【穴位禁忌】

（1）对本穴施以点按时要注意节奏快慢和谐，用力大小适度。

（2）本穴的每次施治时间一般为 3 ~ 5 分钟，每天 2 ~ 3 次即可。

太溪穴：滋阴益肾，壮阳强腰

太，是大的意思；溪，溪流的意思。“太溪”的意思是指肾经水液在此行成较大的溪水。太溪是肾经上的原穴，也就是说肾经的元气汇聚于此，是人体当中元气旺盛，无与伦比的穴位。肾是我们的后天之本，中医说肾阴和肾阳是生长发育的根本，五脏六腑皆根植于肾，肾一旦出现问题，人体就会百病丛生。太溪，作为肾经的原穴，是人体一大功臣，肾经的经水从涌泉当中出来，进入然谷的川谷当中，流注于太溪，再滋养五脏六腑，为人体提供所需的营养。

按揉太溪，将四指放在脚背上，大拇指弯曲，从上往下刮按，左右脚上的穴位，每天早晚各按 1 ~ 3 分钟。此穴还可以用灸法：艾炷灸或温针灸 3 ~ 5 壮，艾条温灸 5 ~ 10 分钟。

【确定穴位】

太溪穴位于足内侧，内踝后方，当内踝后方与跟骨筋腱之间的凹陷处。取法：正坐或仰卧位，在足内踝后方与跟骨筋腱之间的凹陷处取穴。

【保健功效】

（1）泌尿生殖系统疾病：肾炎，膀胱炎，遗精，遗尿。

（2）呼吸系统疾病：肺气肿，支气管炎，哮喘。

（3）五官科疾病：慢性喉炎，口腔炎，耳鸣。

（4）运动系统疾病：下肢瘫痪，足跟痛，腰肌劳损。

（5）其他：心内膜炎，神经衰弱，乳腺炎，膈肌痉挛。

【穴位禁忌】

（1）按摩本穴时，注意力要集中，揉的时候要用力柔和，但要沉稳不能轻浮，应有渗透力。

（2）每次施治时间约为 3 ~ 5 分钟，每天 2 ~ 3 次。

照海穴：滋阴清热，调经止痛

照就是照耀、光明的意思；海自然是有水的地方。照海穴也是肾经在脚上的穴位，肾为阴，运行于内；膀胱为阳，运行于外。肾经上的穴位与膀胱经上的穴位配合治疗疾病，比只用单一穴位要好得多。照海与申脉、太溪、昆仑都是相对应的穴位，按揉照海穴时，同时可以配合这几个穴位。

此穴位还可用灸法：艾炷灸或温针灸 3 ~ 5 壮，艾条温灸 5 ~ 10 分钟。

【确定穴位】

照海穴在足内侧，内踝尖下方凹陷处。取法：正坐垂足或仰卧位，在内踝正下缘之凹陷处取穴。

【保健功效】

（1）五官科疾病：急性扁桃体炎，慢性咽喉炎。

（2）神经系统疾病：神经衰弱，癔症，癫痫，失眠。

（3）妇科疾病：子宫脱垂，月经不调。

（4）其他：便秘。

【穴位禁忌】

（1）施以点穴时，要注意节奏的快慢要均匀，用力要适度。

（2）每天施治 2 ~ 3 次，每次 2 ~ 3 分钟即可。

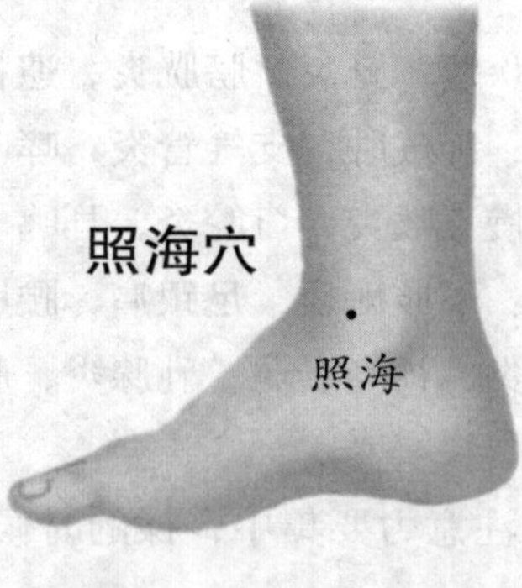

第九章

手厥阴心包经：保护心主的安心大脉

内关穴：宁心安神，理气镇痛

内，内部；关，关卡。“内关”是指心包经的体表经水由此穴位注入体内。四穴总歌里有这样一句话“酸痛取阿是，胸胁内关谋”。意思就是酸痛的病取阿是穴，而胸胁的病症则找内关穴。内关穴位于心包经上，心包是替心脏行使职权的，是心脏的保护伞，治疗疾病也是和心脏有关系的。所以，可以算得上是心脏的关口，关于心脏病、心绞痛等心脏问题都可以找内关穴。

内关穴，还有一个奇特的小作用，就是治疗晕车，晕船。当我们晕车或晕船的时候，用一只手使劲地掐按另一侧手腕上的内关，也可以用硬币代替按摩。因为内关在两条筋的中间，掐按不好使劲。拿硬币在中间进行滚动按摩，刺激效果非常好。此穴还可以用灸法：艾炷灸或温针灸 5 ~ 7 壮，艾条温灸 10 ~ 20 分钟。

【确定穴位】

内关穴在前臂掌侧，在曲泽与大陵的连线上，腕横纹上 6 厘米，掌长肌腱与桡侧腕屈肌腱之间。取法：伸臂仰掌，在腕横纹上 6 厘米，掌长肌腱与桡侧腕屈肌腱之间取穴。

【保健功效】

（1）循环系统疾病：风湿性心脏病，心绞痛，心肌炎，心内、外膜炎，心动过速，心动过缓，心律不齐，血管闭阻性脉管炎，无脉症，高血压。

（2）消化系统疾病：胃炎，胃痉挛，肠炎，痢疾，急性胆道疾患。

（3）精神神经系统疾病：癫痫，癔症，失眠，血管性头痛，多发性神经炎，脑血管病后遗症以及手术疼痛，膈肌痉挛，休克。

（4）其他：甲状腺功能亢进，哮喘，疟疾。

（5）为针麻、镇痛常用穴之一。

【穴位禁忌】

（1）按揉内关穴对调节心律失常有很好的效果，按揉时用力不需太大，每次 2 分钟左右，有酸胀感就好。

（2）用拇指对本穴位进行一压一放的按摩，还可以起到止嗝的作用。

劳宫穴：清心泄热，安定心神

劳，就是劳作的意思；宫，宫殿的意思。“劳宫”的意思是指心包经的高热之气在此处穴位带动脾土的水湿气化。劳宫，属于心包经经脉的穴道，在人体的掌心。劳宫穴最大的作用就是安定心神。我们经常有这样的感受，在进行面试或进考场时，总会紧张得手心出汗，很多人使用的方法就是多做几个深呼吸，让自己的心平静下来，但也有些人越呼吸越紧张。这个时候最好的办法就是刺激劳宫穴，用双手互相在对侧按摩，用力掐按 3 ~ 5 分钟，就可以让心情放松下来。此穴还可以用灸法：艾炷灸 3 ~ 5 壮，艾条灸 5 ~ 10 分钟。

【确定穴位】

劳宫穴在手掌心，第 2、3 掌骨之间偏于第 3 掌骨，握拳屈指时中指尖处。取法：屈指握掌，在掌心横纹中，第三掌骨的桡侧，屈指握拳时，中指指尖所点处取穴。

【保健功效】

（1）神经系统疾病：脑血管意外，昏迷，中暑，癔症，精神病，小儿惊厥，吞咽困难。

（2）消化系统疾病：黄疸，食欲不振。

（3）五官科疾病：口腔炎，齿龈炎。

（4）其他：手癣，手指麻木，高血压等。

【穴位禁忌】

（1）对本穴的按摩时间一般约为 3 ~ 5 分钟，每天 2 ~ 3 次。

（2）对儿童要用力适度，以免挫伤手指。

中冲穴：苏厥开窍，清心泄热

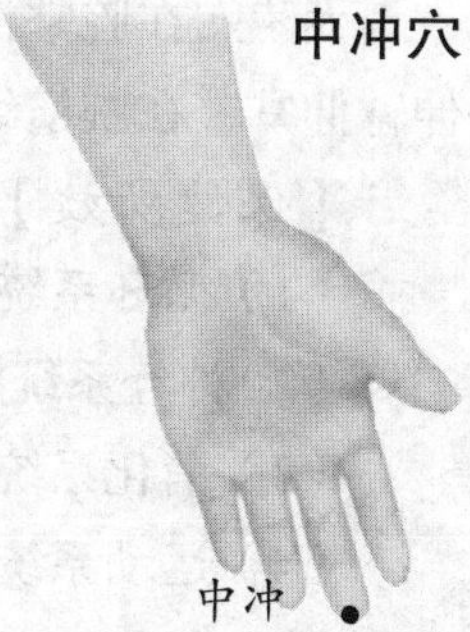

中，与外相对，指穴内物质来自体内心包经；冲，冲射之状。“中冲”的意思是指体内心包经的高热之气从这个穴位冲出体表。中冲有一个很好的作用，就是治愈睑腺炎。我们会发现很多人的眼睛周围会长一些痘痘，医学称为睑腺炎，因为在眼睛周围不好随便去痘，但很影响美观，所以我们可以通过对中冲穴放血疗法来治疗。这个方法很容易操作。用三棱针或者家用的缝衣针，用火或者 95% 的酒精消毒之后，捏紧中冲穴的皮肤，迅速地点刺几下，挤出 5 ~ 10 滴血，然后迅速用棉球压紧止血。一般放血 1 ~ 3 次就可以见到疗效。此穴还可以用灸法：艾炷灸 1 ~ 3 壮，艾条灸 5 ~ 10 分钟。

【确定穴位】

中冲穴在手中指末节尖端中央。取法：仰掌，在手中指尖端之中央取穴。

【保健功效】

（1）精神神经系统疾病：昏迷，休克，脑出血，中暑，癔症，癫痫，小儿惊风。

（2）循环系统疾病：高血压，心绞痛，心肌炎。

（3）其他：小儿消化不良，舌炎，结膜炎等。

【穴位禁忌】

（1）在施以捻法时，着力要和缓持续。

（2）本穴的施治一般为 3 ~ 5 分钟，每天 3 次左右。

大陵穴：清心安神，宽胸和胃

大，与小相对；陵，丘陵、土堆的意思。大陵的意思是指随心包经经水冲刷下行的脾土物质在这里堆积。大陵穴有个最大的作用就是治疗癫痫。当癫痫突然发作的时候，赶紧刺激我们手腕上的大陵穴，用力掐按，能够很好地抑制病情的发作。控制病情后，再去医院进行进一步的治疗。当我们突然感觉身体不适，身体有抽搐现象的时候，可以按压刺激大陵穴来防治病情。此穴还可以用灸法：艾炷灸或温针灸3～5壮，艾条灸10～20分钟。

【确定穴位】

大陵穴在腕掌横纹的中点处，当掌长肌腱与桡侧腕屈肌腱之间。取法：伸臂仰掌，在腕横纹正中，掌长肌腱与桡侧腕屈肌腱之间取穴。

【保健功效】

（1）循环系统疾病：心肌炎，心内外膜炎，心动过速。

（2）神经系统疾病：神经衰弱，失眠，癫痫，精神分裂症，肋间神经痛。

（3）消化系统疾病：胃炎，胃出血。

（4）运动系统疾病：腕关节及周围软组织疾患，足跟痛。

（5）其他：咽炎，腋淋巴结炎，疥癣等。

【穴位禁忌】

（1）对本穴的按摩时间不可太长，2分钟左右即可，有酸痛之感就可以。

（2）对于失眠者，睡前按揉本穴，可起到放松作用。

（3）对患有“鸡爪风”的患者，发作时用力点压本穴，痉挛立解。

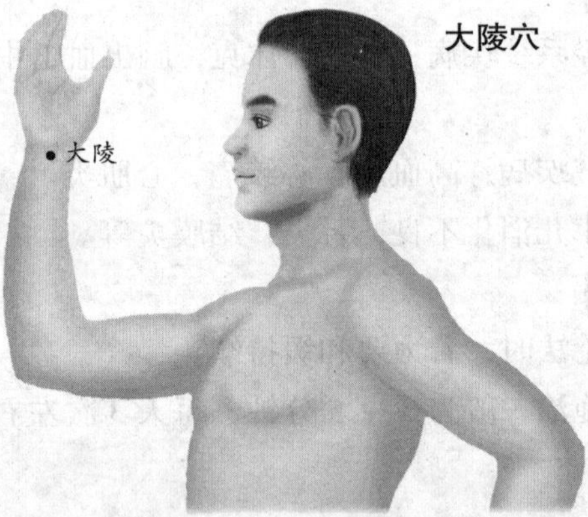

第十章

手少阳三焦经：环绕耳周的视听大脉

阳池穴：通调三焦，益阴增液

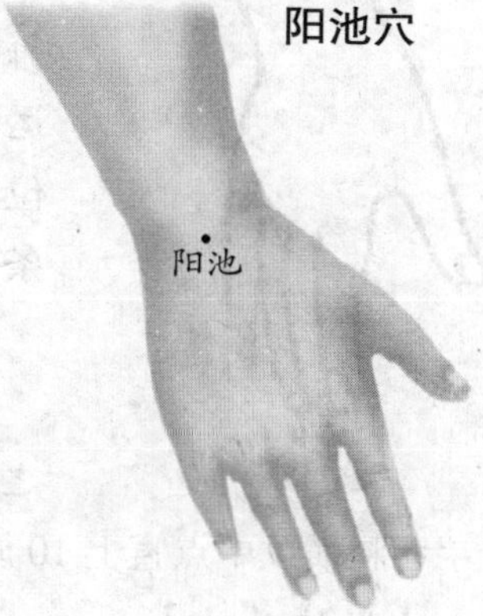

阳，治天部阳气；池，指屯物之器。“阳池”的意思是指三焦经气血在这个穴位处吸热后，化为阳热之气。阳池最大的作用是可以保护我们的关节。比如，当我们敲键盘敲累了，或写字写得手累了时，可以放下手中的工作，轻轻地按揉阳池穴，来缓解疲劳。先将大拇指，以指尖垂直揉按手腕横纹中点穴位处，有酸、痛的感觉。每天早晚各 1 次，每次左右手处各按揉 1 ~ 3 分钟。

此穴位还可以用灸法：艾炷灸或温针灸 3 ~ 5 壮，艾条灸 5 ~ 10 分钟。不宜瘢痕灸。

【确定穴位】

阳池穴在腕背部横纹，中指伸肌腱的尺侧凹陷处。取法：俯掌，于第三、四掌骨间直上与腕横纹交点处凹陷中取穴；或于腕关节背部指总伸肌腱和小指固有伸肌腱之间处取穴。

【保健功效】

（1）五官科疾病：耳聋、目红肿痛，喉痹。

（2）运动系统疾病：手腕部损伤，前臂及肘部疼痛，颈肩部疼痛。

（3）其他疾病：流行性感冒，风湿病，糖尿病等。

【穴位禁忌】

（1）按摩时，按揉的力度要适中，揉时要轻柔和缓，但不可浮而无力。

（2）本穴施治时间一般为 3 ~ 5 分钟，每天 2 ~ 3 次。

支沟穴：清利三焦，通腑降逆

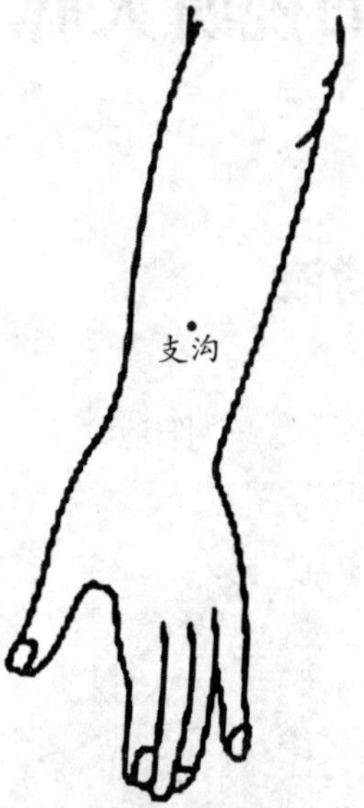

支沟穴

支沟穴，还有一个非常霸气的名字“飞虎”。支，指树枝的分叉；沟，沟渠。“支沟”的意思是指三焦经气血在这个穴位吸热扩散。支沟是治疗便秘的好穴位，是三焦经上的火穴，可以宣泄火气，防止肠道干燥形成便秘。支沟穴在手上，很方便按揉。当有便秘现象的时候，我们可以将中指指尖垂直下压，揉按穴位，会有酸痛的感觉。每天早晚各揉按 1 次。坚持下去就能促进脾胃的运化，也能够保证三焦的气血运行更顺畅。此穴位还可以用灸法：艾炷灸或温针灸 3 ~ 5 壮，艾条灸 10 ~ 20 分钟。

【确定穴位】

支沟穴在手背腕横纹上 10 厘米，尺骨与桡骨之间，在阳池与肘尖的连线上。取法：伸臂俯掌，于手背腕横纹中点直上 10 厘米，尺骨与桡骨之间，与间使穴相对处取穴。

【保健功效】

（1）针麻常用穴之一。多用于治疗胁肋痛。

（2）头面五官疾病：暴喑，咽肿，耳聋耳鸣，目赤目痛。

（3）消化系统疾病：习惯性便秘，呕吐泄泻。

（4）妇科疾病：经闭，产后血晕不省人事，产后乳汁分泌不足。

（5）运动系统疾病：上肢麻痹瘫痪，肩背部软组织损伤，急性腰扭伤。

（6）其他疾病：肋间神经痛，胸膜炎，肺炎，心绞痛，心肌炎，急性舌骨肌麻痹。

【穴位禁忌】

（1）对此穴的按摩手法不宜过重。

（2）对本穴的施治时间2 ~ 3分钟，每天3 ~ 5次。

丝竹空穴：清头明目，散骨镇惊

丝竹空穴，在眉梢处，能够治疗眼部疾病。但是更有一个令女人们欢喜的作用，就是能够祛除鱼尾纹。女人都怕老，而鱼尾纹正是泄露年龄的罪魁祸首。为了防止鱼尾纹爬上眉头，我们每天可以试着揉按丝竹空穴。我们可以用大拇指从眉头，沿着眉毛一直按揉到眉梢，然后顺势按揉到太阳穴入发际的位置，此穴还可以明目，舒缓紧张。

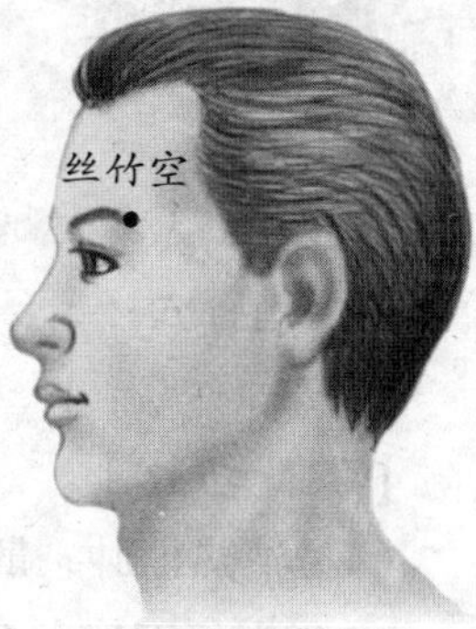

丝竹空穴

【确定穴位】

丝竹空穴在面部，眉梢凹陷处。取法：正坐或侧伏位，于额骨颧突外缘，眉梢外侧凹陷处取穴。

【保健功效】

（1）头面五官科疾病：头痛眩晕，眼结膜炎，电光性眼炎，视神经萎缩，角膜白斑，面神经麻痹。

（2）其他疾病：小儿惊风。

【穴位禁忌】

（1）对本穴的按摩不宜用力过大，以免伤到眼睛。按揉时可以涂点保湿类的眼霜。

（2）本穴的按摩时间不宜过长，每次2 ~ 3分钟，每天2 ~ 3次即可。

角孙穴：清热消肿，散风止痛

角，耳朵，肾的意思，这里指穴位内的物质为天部的收引之气；孙，火的意思，这里指穴位内的物质为天部的气态物。角孙的意思是指天部的收引冷降之气从此穴位汇入三焦经。

角孙配合胆经的率谷穴能很好地治疗偏头痛。角孙运行于耳朵两旁，治疗的是少阳经的头痛。角孙是手少阳三焦经，率谷穴是足少阳胆经。当

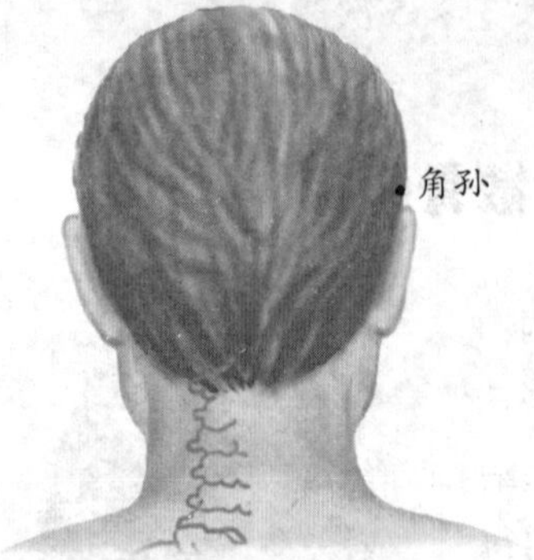

角孙穴

胆经上的浊气无法顺利排出，就会通过三焦经上炎到头部，引发头部疼痛。这时候，配合二经的穴位来按摩，治疗效果会很好。头痛发作时，可用手抱住头部，然后用大拇指在耳后来回摩擦，直到头皮发热发胀为止。

【确定穴位】

角孙穴在头部，折耳郭向前，当耳尖直上，入发际处。取法：正坐或侧伏，以耳翼向前方折曲，在耳翼尖所指之发际处。若以手按着使口能合，其处牵动着取穴。

【保健功效】

（1）清热消肿，散风止痛。

（2）头面五官科疾病：腮腺炎，牙龈炎，视神经炎，视网膜出血，眼疾目痛，头痛项强。

【穴位禁忌】

（1）在治疗流行性腮腺炎时，用拇指与食指捏挤该穴，捏挤 50 次，力度以患者能接受为好。

（2）以本穴治疗病患，一般每天 1 ~ 3 次，每次 2 ~ 3 分钟即可。

中渚穴：清热通络，开窍益聪

中渚的意思是指随三焦经气血扬散的脾土尘埃在此穴中囤积。中渚穴可以治疗因耗散心神，导致元气消耗，中气不足的疾病。中气不足的情况下，同时也会耗损肾气，肾气不足，很容易引起耳鸣眼花，这时我们可以通过刺激中渚穴来缓解病况。用另一只手的大拇指从指关节向手背的方向用力推，如果感觉疼痛可以涂抹一点润肤油，每次推 50 ~ 100 下，就可以缓解耳鸣的症状。还可以用针刺中渚穴。

此穴位也可以用灸法：艾炷灸或温针灸 3 ~ 5 壮，艾条灸 5 ~ 10 分钟。

【确定穴位】

中渚穴在手背第四、五掌指关节后方凹陷中，液门穴直上 3 厘米处。取法：俯掌，液门穴直上 3 厘米，即第四、五掌指关节后方凹陷中取穴。

【保健功效】

（1）头面部病症：神经性耳聋、聋哑症，头痛头晕、喉头炎、角膜白斑、喉痹。

（2）运动系统病症：肩背部筋膜炎等劳损性疾病、肋间神经痛、肘腕关节炎等。

（3）其他病症：疟疾。

【穴位禁忌】

（1）治疗急慢性腰痛时，用力按压本穴，并令患者弯腰时吸气，直腰时呼气，这样治疗效果更好。

（2）对本穴按摩时，施力要均衡，速度要均匀。

（3）对儿童施以治疗时，要注意用力轻柔，适度即可。

（4）治疗的时间一般约为 2 ~ 3 分钟，每天 2 ~ 3 次。

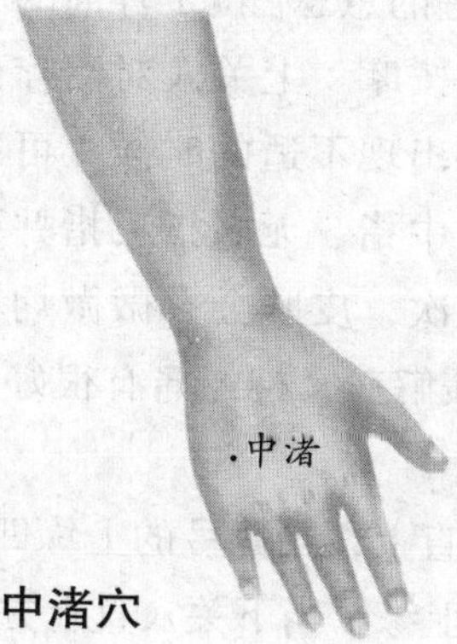

中渚穴

第十一章

足少阳胆经：输送气血的固体大脉

上关穴：聪耳镇痉，散风活络

上与下相对，关是关键的意思。位于耳前的上关穴，与太阳穴很相近，这个穴位禁针，所以只能按摩。上关穴对治疗面部疾病有很好的疗效，如三叉神经痛等。当脸部出现不适的时候，可以在脸上上下二关穴处涂点润肤霜，然后用食指、中指、无名指三指并列，从外眼角处一直向下按摩，这样按揉 30 ~ 50 次，皮肤会有微微灼烫发胀，然后找准上、下二关穴位点按 20 次。对缓解三叉神经痛有很好的疗效。

【确定穴位】

上关穴在耳前，下关直上，当颧弓的上缘凹陷处。取法：正坐仰靠或侧伏位，在耳前，颧骨弓上缘，当下关穴直上方取穴。

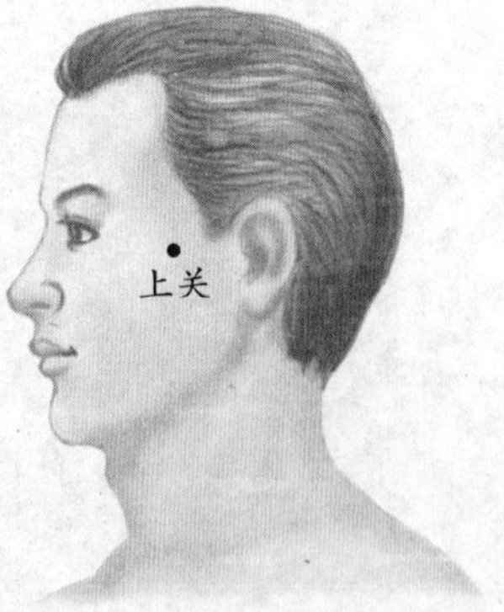

上关穴

【保健功效】

(1)五官科疾病：耳鸣，耳聋，中耳炎，牙痛，下颌关节炎，颞颌关节功能紊乱。

(2)神经系统疾病：面神经麻痹，面肌痉挛，偏头痛，眩晕。

【穴位禁忌】

(1) 对本穴的按摩力度要轻柔和缓，但对病情严重者，可以适当加大刺激。

(2) 每天对其按摩 3 ~ 5 次，每次 2 ~ 3 分钟。

率谷穴：平肝息风，通经活络

我们身体上有很多以谷命名的穴位，率谷穴是这些穴位中位置最高的，就像是其他“谷穴”的表率，所以称为率谷穴。率谷穴跟其他穴位一样也有自己的独特作用。率谷穴最大的作用就是可以醒酒解酒。生活中，我们的交际很多，而酒又是交际的手段，所以醉酒在所难免。醉酒后我们都知道那种难受滋味，恶心呕吐、胸闷头晕、浑身难受。这个时候，我们可以刺激率谷穴来缓解不适。我们双手抱住头，然后用大拇指在率谷穴上进行按压，每次按压 3 ~ 5 分钟，就可以很好地提神醒脑，防止酒后呕吐。

【确定穴位】

率谷穴在头部，当耳尖直上入发际 5 厘米，角孙穴直上方。取法：正坐或侧伏，在耳郭尖上方，角孙穴之上，入发际 5 厘米处取穴。

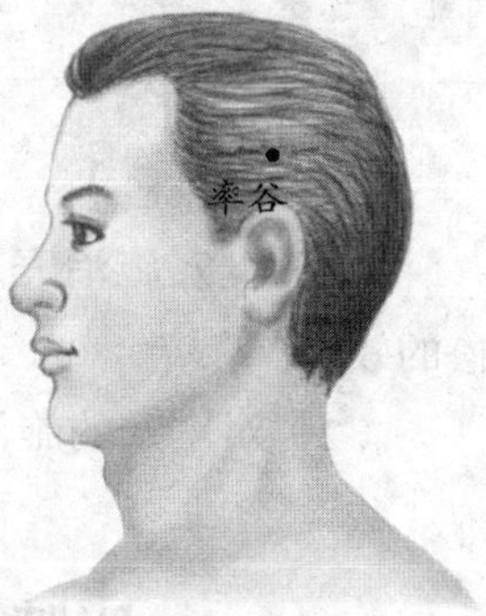

率谷穴

【保健功效】

（1）精神神经系统疾病：偏头痛，三叉神经痛，面神经麻痹，眩晕。

（2）其他：顶骨部疼痛，胃炎，小儿高热惊厥。

【穴位禁忌】

（1）在施以点法时，要注意力度适度，节奏和谐。

（2）按时注意用力不可过猛，要逐渐加力，但也不可用力太大。

（3）对本穴施以按摩时间一般为 2 分钟，每天 3 次即可。

肩井穴：祛风清热，活络消肿

肩，指穴位在肩部；井，指地部孔隙。“肩井”是指胆经的地部水液从这个穴位流入地部。肩井穴对于治疗肩膀的酸痛有很好的效果。颈肩不舒服时用中指的指腹向下按揉，有酸麻、胀痛的感觉。左右两穴，每天早晚各按揉 1 次，每次按揉 1 ~ 3 分钟。

此穴还可以用灸法：艾炷灸 3 ~ 5 壮，艾条灸 10 ~ 20 分钟。

【确定穴位】

肩井穴在肩上，前直乳中，在大椎穴与肩峰端连线的中点上。取法：

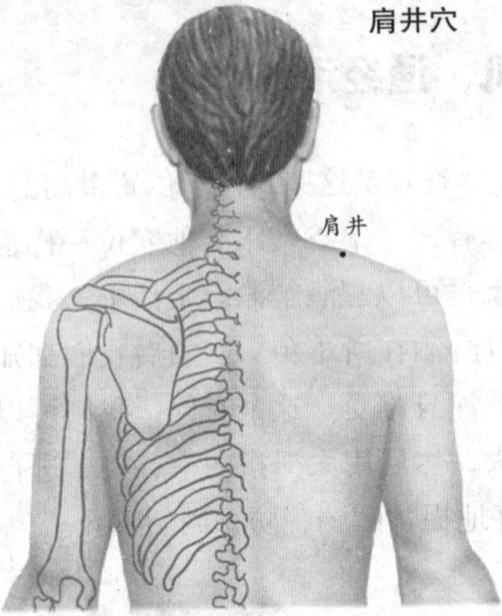

肩井穴　正坐位，在肩上，在大椎穴（督脉）与肩峰连线的中点取穴。

【保健功效】

（1）循环系统疾病：高血压，脑卒中。

（2）神经系统疾病：神经衰弱，副神经麻痹。

（3）妇产科系统疾病：乳腺炎，功能性子宫出血。

（4）运动系统疾病：落枕，颈项肌痉挛，肩背痛，卒中后遗症，小儿麻痹后遗症。

【穴位禁忌】

（1）本穴施治完后，应对肩部的肌肉做一些轻柔的推拿，以达到放松的效果。

（2）对本穴的施治时间一般为 3 ~ 4 分钟，每天 3 次左右。

阳陵泉穴：疏肝利胆，强健腰膝

阳陵泉是我们身体上一个很重要的穴位。阳，阳气；陵，土堆；泉，源源不断。阳陵泉，是指胆经的地部经水在此穴位大量气化。阳陵泉对于我们的身体为什么重要呢？第一，它是胆经的合穴，合穴就是气血汇集的地方，气血很足刺激它治病强身的效果会很好；第二，它是八会穴中的筋会，所有的筋汇集到这里。所以，和筋有关的疾病都可以用此穴位来治疗。

阳陵泉还有一个特殊的作用，就是可以治疗胆结石。造成胆结石发病的原因有很多，有两个最大的原因就是饮食和情绪。当肝脾和胆疼痛时，我们可以按摩阳陵泉，配合阴陵泉一起按摩会起到更好的效果。按揉时将大拇指弯曲，用指腹垂直揉按穴道，有酸、胀、痛的感觉。先左后右，两侧穴位每次各揉 1 ~ 3 分钟。在穴位上，阳陵泉在外，阴陵泉在内，一起刺激这两个穴位，使其里内迎合，达到人体最平衡的状态。此穴位还可以用灸法：艾炷灸或温针灸 5 ~ 7 壮，艾条灸 10 ~ 20 分钟。

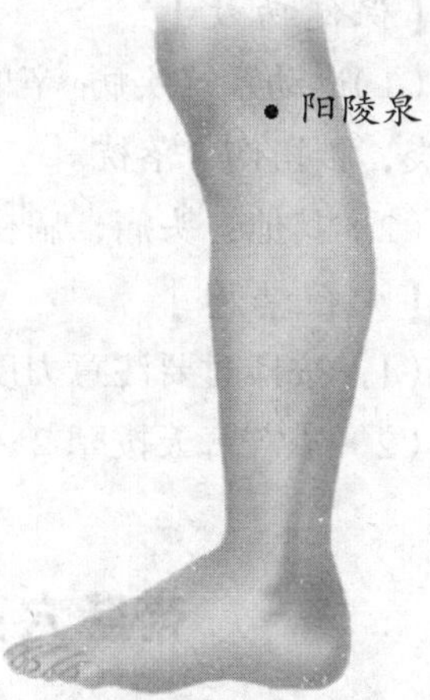

阳陵泉穴

【确定穴位】

阳陵泉穴在小腿外侧，当腓骨头前下方凹陷处。正坐屈膝垂足位，在腓骨小头前下方凹陷处取穴。

【保健功效】

（1）运动系统疾病：膝关节炎及周围软组织疾病，下肢瘫痪，踝扭伤，肩周炎，落枕，腰扭伤，臀部肌肉注射后疼痛。

（2）消化系统疾病：肝炎，胆结石，胆绞痛，胆道蛔虫症，习惯性便秘。

（3）其他：高血压病，肋间神经痛。

【穴位禁忌】

（1）采用拳击法时，以拳面、拳背、拳底有弹性地击打。

（2）对本穴的施治时间一般为 3 ～ 5 分钟，每天 3 ～ 4 次即可。

悬钟穴：平肝息风，疏肝益肾

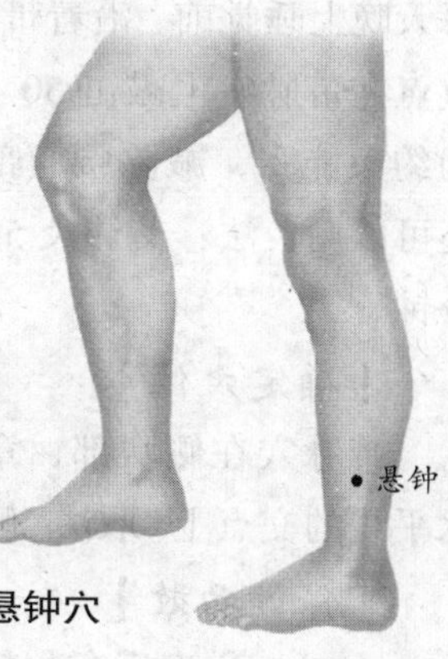

悬钟穴

落枕或称“失枕”，是一种常见病，好发于青壮年，以冬春季多见。落枕的常见发病经过是入睡前并无任何症状，晨起后却感到项背部明显酸痛，颈部活动受限。这说明病起于睡眠之后，与睡枕及睡眠姿势有密切关系。

治疗落枕悬钟穴是个很好的选择，引发落枕的原因很多，但最主要的还是肩部受凉，寒气侵袭所致。同时配合刺激手上的后溪穴和脚上悬钟穴，等于双管齐下，手脚并用，可以给我们的颈椎一个有力的支撑。

此穴位还可以用灸法：艾炷灸或温针灸 3 ～ 5 壮，艾条灸 10 ～ 20 分钟。

【确定穴位】

悬钟穴在小腿外侧，当外踝尖上 10 厘米，腓骨前缘。取法：正坐垂足或卧位，外踝尖上 10 厘米，当腓骨后缘与腓骨长、短肌腱之间凹陷处取穴。

【保健功效】

（1）运动系统疾病：卒中后遗症，下肢痿痹，踝关节及周围软组织疾病，脊髓炎，腰扭伤，落枕。

（2）其他：头痛，扁桃体炎，鼻炎，鼻出血。

【穴位禁忌】

（1）按揉时要注意力度适中，施以点穴时要有节奏。

（2）本穴每天按摩 2 ~ 3 次，每次 3 分钟左右。

带脉穴：健脾利湿，消除赘肉

位于侧腹部的带脉穴，是胆经与带脉交会的穴，所以就简而称之为带脉穴。带脉像其他穴位一样也有自己独特的作用，它的作用就是可以消除赘肉。尤其是男士，到了中年以后不知不觉地就会长出将军肚。其实，这也说明了一个道理，那就是带脉的力量不够强，不能约束腰部赘肉的生长。有腹部赘肉的朋友，有时间就多按带脉穴，每天晚上睡觉前，沿着带脉横向敲击 30 ~ 50 圈，重点在带脉穴上敲击 50 ~ 100 下，对于恢复带脉的约束能力，减除腰腹部的脂肪有效果。此穴位还可以用灸法：艾炷灸 5 ~ 7 壮，艾条灸 10 ~ 20 分钟。

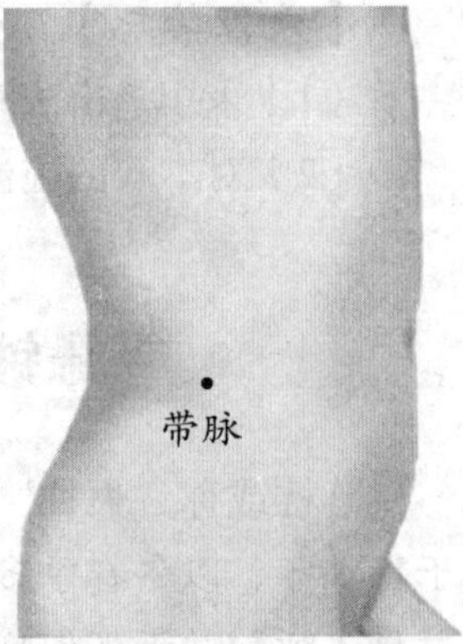

带脉穴

【确定穴位】

带脉穴在侧腹部，章门下 6 厘米，当第 11 肋骨游离端下方垂线与脐水平线的交点上。取法：侧卧位，在第 11 肋骨游离端直下，与脐相平处取穴。

【保健功效】

（1）妇科疾病：功能性子宫出血，闭经，子宫内膜炎，附件炎，盆腔炎，子宫脱垂，阴道炎。

（2）泌尿生殖系统疾病：膀胱炎，睾丸炎。

（3）其他：腰痛，下肢无力等。

【穴位禁忌】

（1）按揉时要注意力度适中，施以点穴时要有节奏。

（2）本穴每天按摩 2 ～ 3 次，每次 3 分钟左右。

足临泣穴：疏肝息风，化痰消肿

足临泣穴，在足背外侧，人在低头站立哭泣的时候，大颗大颗泪珠落下来，正是落在这个位置，所以称之为足临泣。足，自然指脚；泣，古语说与“涩”相通，也就是凝滞不通的意思。因此，这个穴位最大的作用就是疏通气血，防止淤滞。

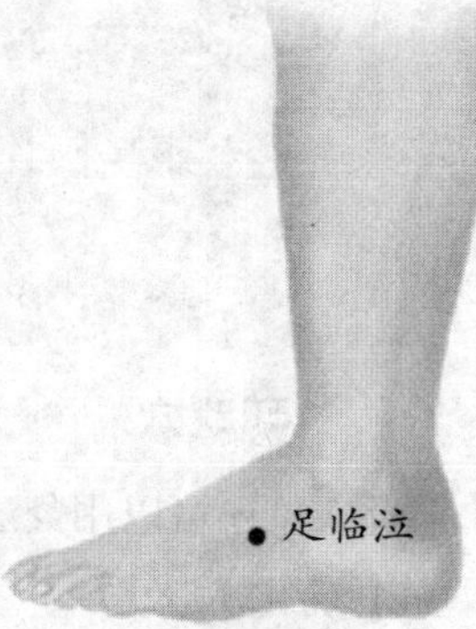

足临泣穴

足临泣穴最好的作用，就是回乳。很多新妈妈，在哺乳期时，会有乳汁不通的现象。而且乳房胀痛，这个时候我们就可以按摩足临泣穴。用大拇指的指腹按揉穴位，有酸、胀、痛的感觉。先左后右，两侧穴位每次按揉 1 ～ 3 分钟。

这个穴位还可以用灸法：艾炷灸或温针灸 3 ～ 5 壮，艾条灸 5 ～ 10 分钟。

【确定穴位】

足临泣穴在足背外侧，足 4 趾本节（第 4 跖趾结节）的后方，小趾伸肌腱的外侧凹陷处。取法：正坐垂足或仰卧位，在第四、五跖骨结合部的前方凹陷中取穴，在小趾伸肌腱的外侧。

【保健功效】

（1）神经系统疾病：头痛，眩晕。

（2）月经不调，胎位不正，乳腺炎，退乳。

（3）其他：中风瘫痪，足跟痛，间歇热，呼吸困难。

【穴位禁忌】

（1）对本穴施以点按法时要注意节奏快慢和谐，用力大小适度。

（2）本穴的每次施治时间一般为 3 ～ 5 分钟，每天 2 ～ 3 次即可。

环跳穴：祛风化湿，强健腰膝

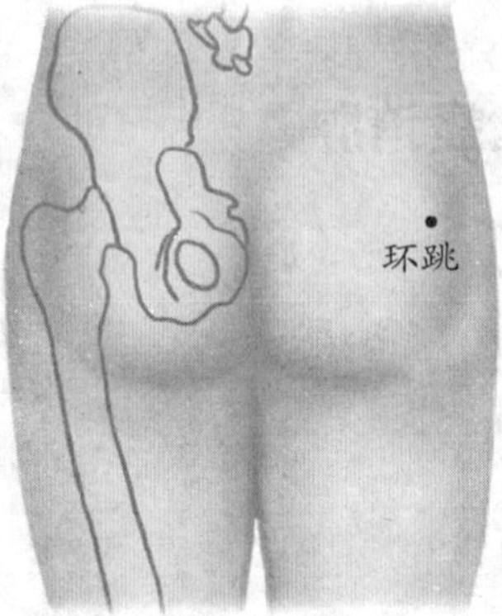

环跳穴

环，指穴内物质为天部肺经特性的凉湿之气；跳，跳动的意思。“环跳”的意思是指胆经水湿在这里大量气化为天部阳气。环跳配合秩边穴是治疗坐骨神经痛的绝佳穴位。环跳是我们运动时经常牵扯到的一个穴位，平时最好能多走走，减少坐着的时间，这样就刺激了环跳穴，可以缓解疼痛，防止疾病发作。按揉环跳穴的时候用大拇指的指腹稍用力按摩穴位，有酸痛感，用力按压时下肢还有酸麻感，每次按揉 3 ～ 5 分钟。

此穴位还可以用灸法：艾炷灸或温针灸 5 ～ 7 壮，艾条灸 10 ～ 20 分钟。

【确定穴位】

环跳穴在股外侧部，侧卧屈股，在股骨大转子最凸点与骶骨裂孔的连线上，外 1/3 与中 1/3 交点处。侧卧屈股位，在股骨大转子最高点与骶骨裂孔的连线上，外 1/3 与中 1/3 的交点处取穴。

【保健功效】

（1）运动系统疾病：坐骨神经痛，下肢麻痹，脑血管病后遗症，腰腿痛，髋关节及周围软组织疾病，脚气。

（2）其他：感冒，神经衰弱，风疹，湿疹。

【穴位禁忌】

（1）对本穴按摩时可以适当加力，以便使力道渗透，起到好的治疗效果。

（2）对本穴的施治时间为 3 ～ 5 分钟，每天 2 ～ 3 次即可。

第十二章

足厥阴肝经：调养情志的修身大脉

章门穴：疏肝健脾，理气散结

章，通“障”，门是守护、出入的地方，刺激章门穴，就好像打开四围的屏障，所以称为章门。章门穴是肝经上的大穴，对治疗肝脏疾病有着特殊的功效。它最大的作用就是祛除黄疸，强化肝脏功能。黄疸病是一种常见的疾病，表现为目黄、脸黄、尿黄、身黄等现象。如果出现此种病症我们可以按揉章门穴来缓解病情。平时空闲的时候可以多刺激章门穴，不只是为了治疗疾病，还可以起到保护肝脏的作用。

此穴位还可以用灸法：艾炷灸 5 ～ 9 壮，艾条灸 10 ～ 20 分钟。

【确定穴位】

章门穴在侧腹部，在十一肋游离端的下方处。取法：仰卧位或侧卧位，在腋中线上，合腋屈肘时，肘尖止处是该穴。

【保健功效】

（1）消化系统疾病：消化不良，腹痛腹胀，肠炎泄泻，肝炎黄疸，肝脾肿大，小儿疳积。

（2）其他疾病：高血压，胸胁痛，腹膜炎，烦热气短，胸闷肢倦，腰脊酸痛。

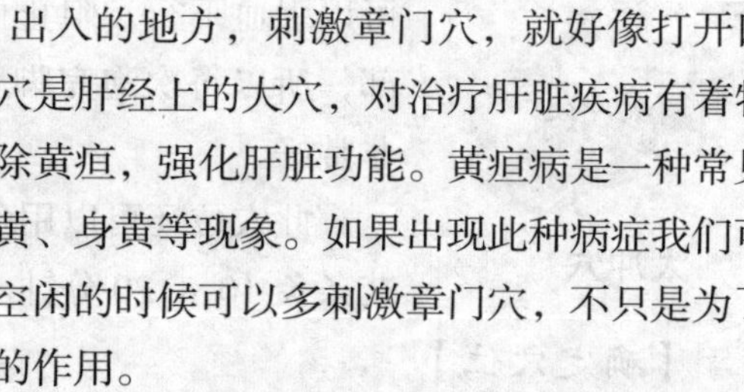

章门穴

【穴位禁忌】

（1）手法宜轻柔，千万不可过度用力，对儿童尤应注意。

（2）每次施治的时间 3 ~ 5 分钟，每日 2 ~ 3 次。

太冲穴：平肝泄热，疏肝养血

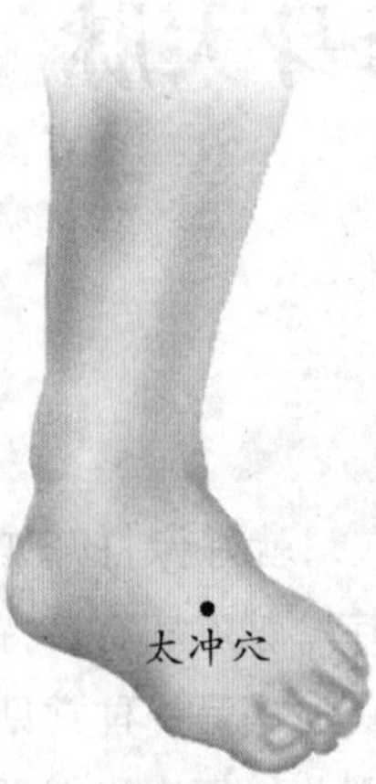

太冲穴

太冲是肝经上用得最多的一个穴位，可以说是个明星穴位。太，大的意思；冲，冲射之状。“太冲”的意思是指肝经的水湿风气在此穴位向上冲行。太冲有很多的作用，可以调节情绪，降低血压。高血压症，已成为现在人们最头疼的问题，高血压是肝的问题，由于肝阳上亢而导致血压增高。而太冲配合大敦穴就可以引血下行，阻止血压升高。太冲穴位于我们的脚部，所以每次泡完脚后，顺势掐揉 3 ~ 5 分钟，效果非常好。

此穴位还可以用灸法：艾炷灸或温针灸 3 ~ 5 壮，艾条灸 10 ~ 20 分钟。

【确定穴位】

太冲穴在足背侧，在第一跖骨间隙的后方凹陷处。取法：正坐垂足或仰卧位，于足背第一、二跖骨之间，跖骨底结合部前方凹陷处，在拇长伸肌腱外缘处取穴。

【保健功效】

（1）神经系统疾病：高血压，头痛头晕，失眠多梦。

（2）泌尿生殖系统疾病：月经不调，功能性子宫出血，子宫收缩不全，遗尿，癃闭，淋病，阴缩，泌尿系感染。

（3）消化系统疾病：腹痛腹胀，咳逆纳差，大便困难或溏泻。

（4）五官科疾病：目赤肿痛，咽痛喉痹。

（5）心血管系统疾病：心绞痛，胸肋胀痛。

（6）外科疾病：疝气，乳痈，肠炎，颈淋巴结核。

（7）其他疾病：肝炎，血小板减少症，四肢关节疼痛，肋间神经痛，下肢痉挛及各种昏迷。

【穴位禁忌】

（1）按揉时力道要沉稳，用力适度。

（2）每日 2 ~ 3 次，每次施治时间 5 分钟左右即可。

大敦穴：回阳救逆，调经通淋

大敦穴，是肝经上的第一个穴位。大敦穴，性情敦厚，担负着调和周围穴位的重担。它也是肝经上的井穴，就是经气汇聚的地方。

当我们闷气，心情不畅的时候用大拇指指腹揉按穴位，有酸、胀、痛的感觉。每次左右脚各揉按 3 ~ 5 分钟，先左后右。

此穴位还可以用灸法：艾炷灸 3 ~ 5 壮，艾条灸 5 ~ 10 分钟。

【确定穴位】

大敦穴在足大趾末节外侧，距趾甲角 0.3 厘米。取法：正坐伸足或仰卧位，从拇趾爪甲外侧缘与基底部各作一线，于交点处取穴。

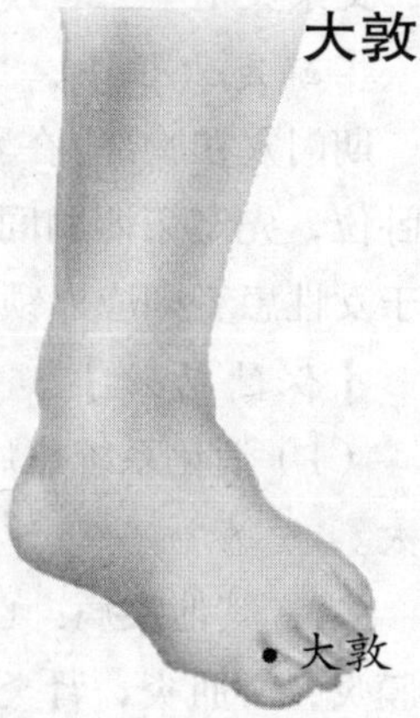

【保健功效】

（1）生殖系统疾病：疝气，少腹痛，睾丸炎，阴茎痛，精索神经痛，功能性子宫出血，月经不调，子宫脱垂。

（2）神经系统疾病：脑血后遗症，癫痫嗜睡。

（3）消化系统疾病：胃脘痛，便秘。

（4）心血管疾病：心绞痛，冠心病。

（5）其他疾病：糖尿病。

【穴位禁忌】

（1）按摩时用力要适中，节奏要和谐。

（2）每日 2 ~ 3 次，每次施治时间 3 ~ 5 分钟即可。

期门穴：健脾疏肝，理气活血

期，同时也有周期的意思；门，是出入的门户。中医讲，气血运行是有周期的，它从肺经的云门穴出来，历经肺经、大肠经……肝经，到期门

期门穴

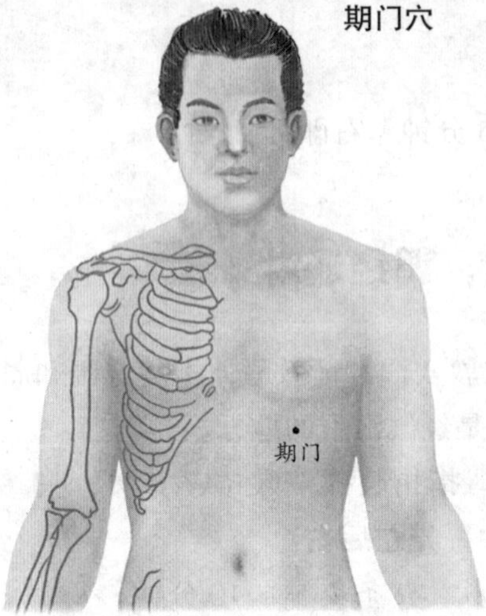

穴为一个周期。

期门穴的最大作用就是消除疼痛。日常生活中，尤其是女性，心思细密，火气大，总是爱生闷气。这一类人可以每天按摩肝经在胸腹部这一块的经络，将手放在腋窝下面，然后从腋窝一直往下推，每次推 30 ~ 50 次，对于缓解两胁疼痛有很好的效果。而且对于肝气的淤滞导致的其他病症也有很好的疗效。爱生气的人士，可以经常按揉，对修身养性有很好的帮助。

此穴还可以用灸法：艾炷灸 5 ~ 9 壮，艾条灸 10 ~ 20 分钟。

【确定穴位】

期门穴在胸部，在乳头直下，第六肋间隙，前正中线旁开13厘米。取法：仰卧位，先定第四肋间隙的乳中穴，并于其下二肋（第六肋间）处取穴。对于女性患者则应以锁骨中线的第六肋间隙处定取。

【保健功效】

（1）消化系统疾病：胃肠神经官能症，肠炎，胃炎，胆囊炎，肝炎，肝大。

（2）其他疾病：心绞痛，胸胁胀满，癃闭遗尿，肋间神经痛，腹膜炎，胸膜炎，心肌炎，肾炎，高血压。

【穴位禁忌】

（1）每日 2 ~ 3 次，每天施治时间 3 ~ 5 分钟即可。

（2）手法宜轻柔，千万不可过度用力，对儿童尤应注意。

第十三章

督脉：监督健康的升阳大脉

长强穴：解痉止痛，调畅通淋

长，是长大，旺盛的意思；强，就是强壮、充实。所以，长强穴的意思就是气血很强盛。长强穴对中气下陷证有很好的治疗效果。如脱肛、痔疮、便秘等。如果有此类病症发作，我们可以俯卧在床上，晚上睡前将双手搓热，然后趁热顺着腰椎尾往下搓，搓 100 下，搓全长强穴发热为好。我们经常刺激长强穴，就相当于将手上的力量都加诸在长强穴上，助长强一臂之力。

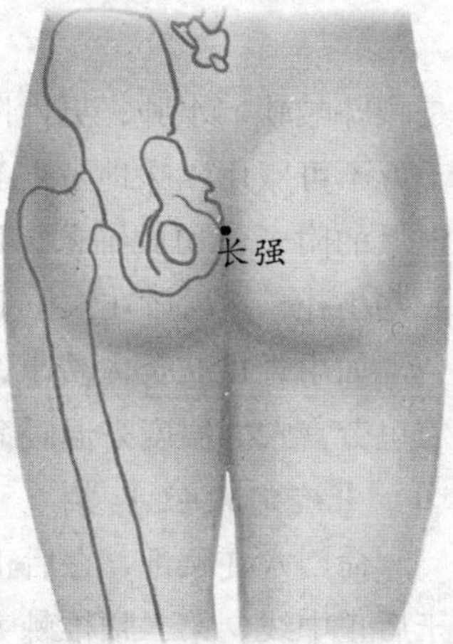

长强穴

【确定穴位】

长强穴在尾骨端下，当尾骨端与肛门连线的中点处。取法：跪伏或胸膝位，于尾骨尖与肛门连线之中点取穴。

【保健功效】

痔疾，便血，泄泻，大小便难，阴部湿痒，尾骶骨疼痛，癫痫，癔症，腰神经痛。

【穴位禁忌】

（1）按揉时力度要轻柔缓和，以免伤到肾脏器官。

（2）此穴不能使用灸法。

（3）每日 2 ~ 3 次，每天施治时间 3 ~ 5 分钟即可。

命门穴：补肾壮阳，提升阳气

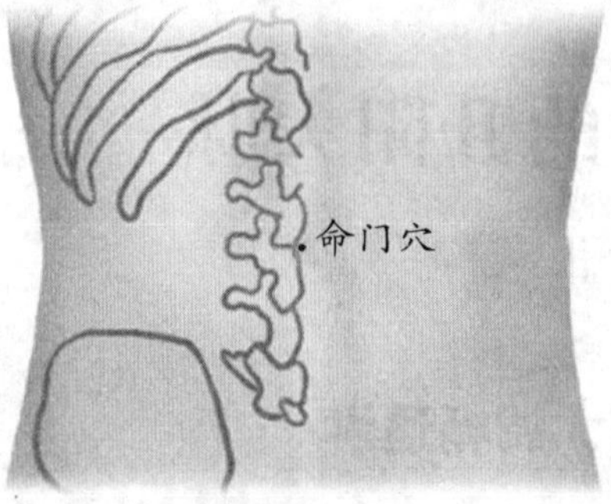

命门穴

位于两肾之间的命门穴可称得上是我们生命出入的地方。命，指人的根本；门，出入的枢纽。“命门”指人体脊骨中的高温高压阴性水液由此穴外输督脉。

命门穴有一个很好的作用就是治疗肾阳虚。肾虚分为阳虚和阴虚，肾阴虚的男性会出现遗精，女性会出现月经量骤减或闭经现象，吃六味地黄丸就可以滋阴养肾。肾阳虚表现出来的症状就是腰膝酸软、水肿，男性阳痿，女性宫寒不孕，就需要养阳气。肾阳虚者千万不可服用六味地黄丸类的补药。这个时候我们可以艾灸命门穴。取一定量的附子，切成细末，用黄酒调成大概 0.4 厘米厚的饼，中间用针刺出一些小孔，然后放在穴位上，用艾柱灸 3 ~ 5 分钟，每个月就一次就够了。

如果觉得艾灸太费事，可以将双手搓热，用掌心去按摩命门穴，用手掌里劳宫穴的温度来温暖命门穴，可添加命门之火，加大火力。

【确定穴位】

命门穴在腰部，在后正中线上，第二腰椎棘突下凹陷中。取法：俯卧，于后正中线，第二腰椎棘突下凹陷中取穴。

【保健功效】

虚损腰痛，遗尿，泄泻，遗精，阳痿，早泄，赤白带下，月经不调，胎屡坠，汗不出，寒热疟，小儿发痫，胃下垂，前列腺炎，肾功能低下。

【穴位禁忌】

（1）按揉时力度要轻柔缓和，以免伤到肾脏器官。

（2）每日 2 ~ 3 次，每天施治时间 3 ~ 5 分钟即可。

大椎穴：清热解表，截虐止痢

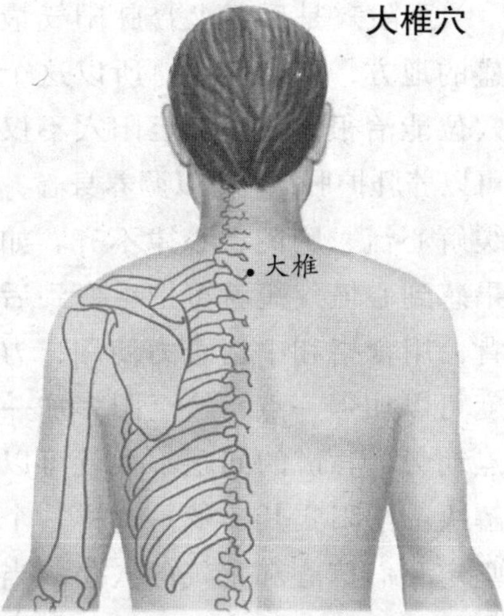

大椎穴，是人体的“诸阳之会”，是个非常重要的穴位。这个穴位在背部的最高点，背部就是阳面的，所以大椎是阳中之王。因为这个地方阳气很足，所以对提高人体的免疫力、刺激抗体的产生，包括抑制肿瘤的生长、改善肺呼吸功能等都有很好的作用。

大椎穴最显著的治疗作用就是泻热、发烧、高热，或者内热引起的痤疮都可以通过大椎穴来调理，用放血的方法。给大椎放血，就是用食指和拇指将大椎穴处的皮肤提起，然后用碘酒或者火将针消毒，之后迅速地提起皮肤针刺几针，同时用手挤出四五滴血，这个方法对泻热有很好的疗效。

如果是怕冷的人，那是身体的阳气不足，那么我们就要加“火”，就是用灸法。取艾灸柱 3 状，灸 10 分钟左右。刺激大椎穴还有一个简易的方法，就是找个背部健身器材，用后背正中线挨着左右移动，这样会刺激到督脉上的很多穴位，是提升阳气的好方法。

【确定穴位】

大椎穴在第七颈椎棘突下凹陷中。取法：俯伏或正坐低头，于第七颈椎棘突下凹陷处取穴。

【保健功效】

（1）颈项强直，角弓反张，肩颈疼痛，肺胀胁满，咳嗽喘急。

（2）疟疾，风疹，癫狂，小儿惊风，黄疸。

（3）颈肩部肌肉痉挛，落枕，感冒，疟疾，小儿麻痹后遗症，小儿舞蹈病。

【穴位禁忌】

（1）按揉力度要适中，速度放慢、均匀。

（2）每日 2 ~ 3 次，每天施治时间 3 ~ 5 分钟即可。

至阳穴：利胆退黄、宽胸利膈

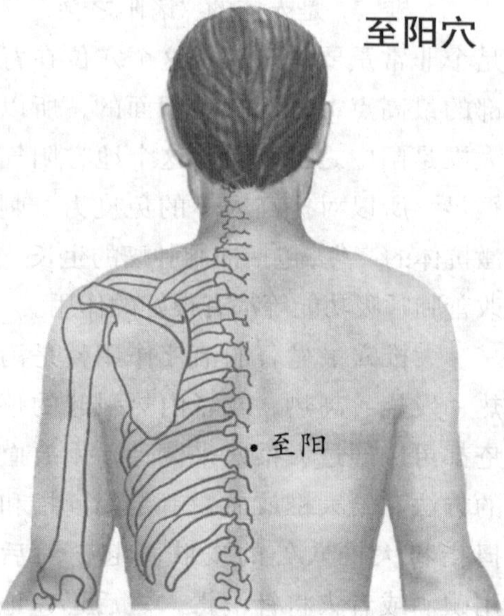

至阳穴是后背上督脉阳气最盛的地方，阳光普照，所以这个穴位能治很多疾病。至阳穴不仅可以养肝护肝，还可以调养身心，缓解心慌、胸闷、心律不齐。如果感到心慌气短就可把手弯到后背，用食指和中指合力使用，力度可以加强一点，给至阳多加一点动力，心慌的问题不久就可以解决。至阳穴其实就是这样一个坚定我们信心和正气的穴位，当我们六神无主的时候不妨坐下来按揉一下至阳穴。

【确定穴位】

至阳穴在背部，当后正中线上，第七胸椎棘突下凹陷中。取法：俯伏或俯卧，于后正中线，第七胸椎棘突下凹陷处取穴。约与肩胛骨下角相平。

【保健功效】

胸胁胀痛，脊强，腰背疼痛，黄疸，胆囊炎，胆道蛔虫症，胃肠炎，肋间神经痛。

【穴位禁忌】

（1）按揉力度要适中，速度放慢、均匀。

（2）每日 2 ~ 3 次，每天施治时间 3 ~ 5 分钟即可。

灵台穴：清热化湿、止咳定喘

灵台穴位于背部，紧靠着心腧和神道。灵，指心灵也就是心；台，指台基、高台、号令之处；灵台顾名思义就是君主宣德布政的地方。灵台穴最大的作用就是修身养性，专治神志病。当我们忧郁、经常想哭，或者脾气很大、总想发火时；没什么事情，却莫名其妙睡不着觉的时候都不妨按摩灵台穴。

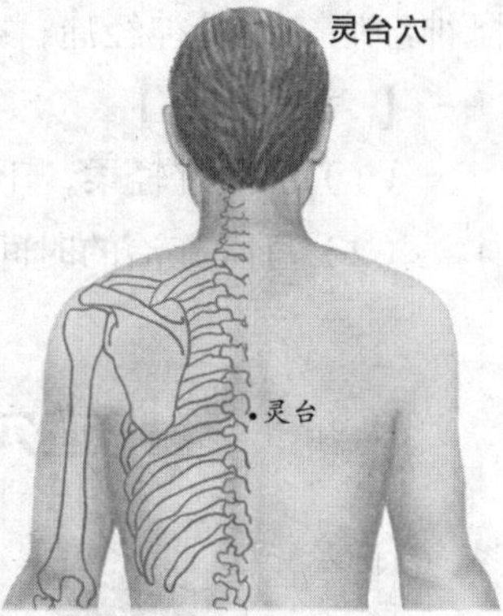

灵台穴

方法很简单，用按摩锤，没事儿的时候在督脉的灵台穴上轻轻地敲打。只要坚持下去，心理和身体的“小尘埃”都会被我们敲走的。

【确定穴位】

灵台穴在背部，在后正中线上，第六胸椎棘突下凹陷中。取法：俯伏或俯卧，于后正中线，第六胸椎棘突下凹陷处取穴。

【保健功效】

气喘，咳嗽，背痛，项强，疔疮，肺炎，支气管炎，蜂窝组织炎，疟疾。

【穴位禁忌】

（1）按揉力度要适中，速度放慢、均匀。

（2）每日 2 ~ 3 次，每天施治时间 3 ~ 5 分钟即可。

腰阳关穴：祛寒除湿，舒筋活络

“劝君更近一杯酒，西出阳关无故人。”阳关是河西走廊的咽喉要道。腰阳关就是阳气通行的关隘，位于腰部，背后正中线，是专门治疗腰部疾病的穴位，尤其对坐骨神经痛有非常好的效果。如果出现腰部疼痛的时候，可以躺下来，趴着，用热毛巾或者热水袋在腰阳关的位置热敷，保持这部位的热度，每次热敷 20 分钟到半小时。除此，也可以采用按摩的方式刺激腰阳关穴，每次按揉 100 次左右，就可以很好地改善疼痛的症状。

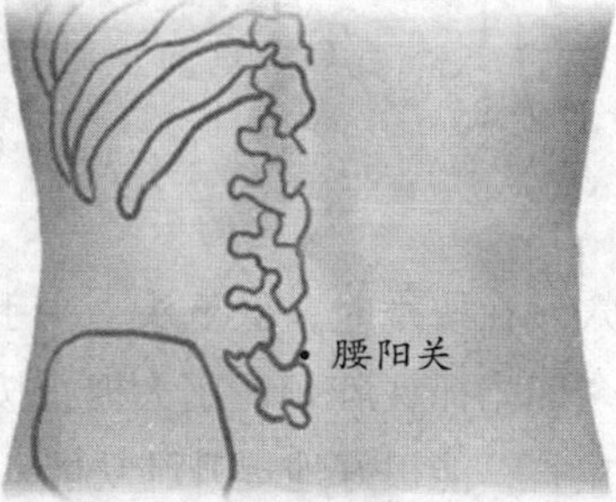

腰阳关穴

【确定穴位】

腰阳关穴在腰部，当后正中线上，第四腰椎棘突下凹陷中。取法：俯卧，于后正中线，第四腰椎棘突下凹陷中取穴，约与髂嵴相平。

【保健功效】

腰骶疼痛，下肢萎痹，月经不调，赤白带下，遗精，阳痿，便血，腰骶神经痛，坐骨神经痛，类风湿病，小儿麻痹，盆腔炎。

【穴位禁忌】

（1）手法宜轻柔，千万不可过度用力，对儿童尤应注意。

（2）每次施治的时间 3 ~ 5 分钟，每日 2 ~ 3 次。

陶道穴：解表清热，截虐宁神

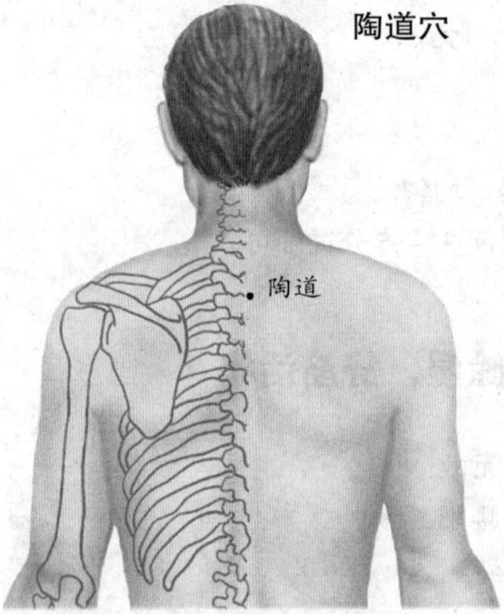

古人认为，大到天道循环，小到人体气血循环，周而复始，万事万物就在这不停地循环过程中被创造出来。气血也只有这样不停地循环运转，才能使阴阳协调，不偏不倚。陶，是指陶冶；道，就是道路。陶道有个很好的作用就是可以调节人体整个大气循行，调节人体的气血运行。陶道穴除了调节气血循行外，还有一个特别的功效，就是可以治疗慢性支气管炎。所有患有慢性支气管炎，经常咳嗽，自觉肺功能不好的人可以经常刺激按摩陶道穴。在按摩时，低下头，一手将头按住，另一只手的大拇指顶住穴位，其余四指抓住脖颈，用大拇指按揉。按摩的时候多用点劲，每次按摩 100 次左右，能很好地提升肺功能。

【确定穴位】

陶道穴在背部，在后正中线上，第一胸椎棘突下凹陷中。取法：俯伏或俯卧，于后正中线，第一胸椎棘突下凹陷处取穴。

【保健功效】

脊项强急，头痛，热病，颈肩部肌肉痉挛，疟疾，感冒，癔症，颈椎病。

【穴位禁忌】

（1）每日 2 ~ 3 次，每天施治时间 3 ~ 5 分钟即可。

（2）手法宜轻柔，千万不可过度用力，对儿童尤应注意。

百会穴：息风醒脑，升阳固脱

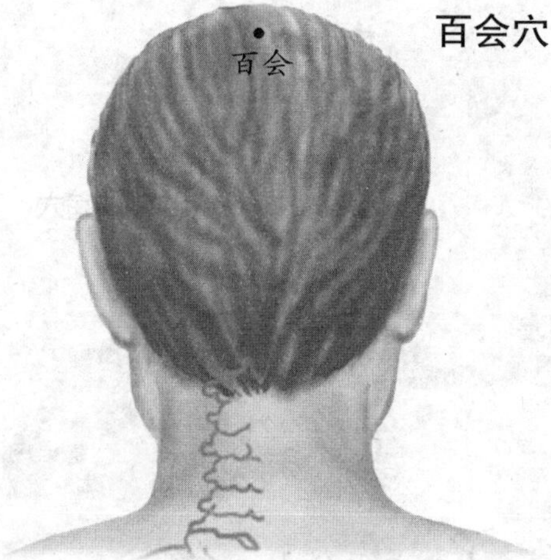

百会穴

百会穴位于我们的头顶，高高在上，是人体的手足三阳经合督脉以及肝经在这里会合。会是集会，百是一百，形容之多就是很多穴位聚集在这里。百会可以调理脑部疾病，还可以调理气血循环。

百会穴还有一个很特别的作用就是可以治疗胃下垂。判断胃下垂有一个很有趣的小办法，就是看看自己的肚脐，如果是圆圆的，说明没有问题，如果肚脐眼像嘴角一样耷拉着，就很有可能是胃下垂的情况。这样的人很瘦弱，吃一点就肚子发胀，只是因为气血不能提起胃，导致胃往下垂。

如果出现了胃下垂的情况，我们不要忘了头顶的百会穴，每天用手指在百会穴上旋转按摩 30 ~ 50 下，就可以很好地提升胃气。在按摩的时候可以微微闭上眼睛，慢慢感觉，随着按摩的时间加长，会感到头顶处微微发胀。按摩结束之后，睁开眼睛，会感到眼睛很明亮舒适。

【确定穴位】

百会穴在头部，当前发际正中直上 16 厘米，或两耳尖连线的中点处。取法：正坐或俯伏，在后发际中点上 23 厘米；或与两耳尖连线的交点处取穴。

【保健功效】

（1）眩晕，健忘，头痛，头胀，脱肛，角弓反张，泄泻，阴挺，喘息。

（2）虚损，癫狂，痫症，癔症。

（3）高血压，神经性头痛，美尼尔综合征，老年性痴呆，内脏下垂，精神分裂症，脑供血不足，休克，中风后偏瘫、不语。

【穴位禁忌】

（1）对本穴按揉时可以适度用力，柔中带刚、沉稳深透。

（2）对本穴的按揉时间为 2 ~ 3 分钟，每天 3 ~ 5 次。

神庭穴：宁神醒脑，降逆平喘

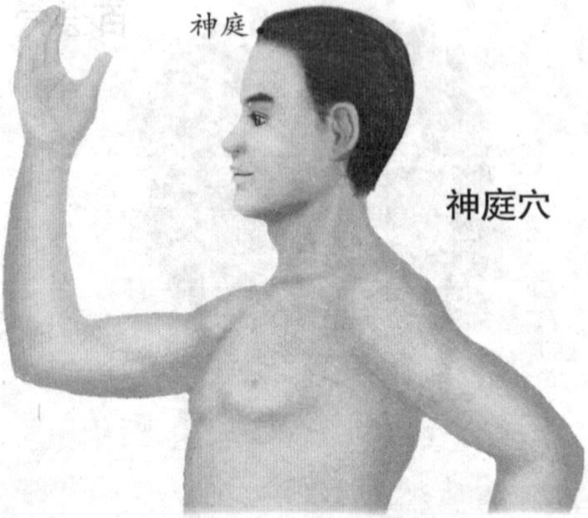

神庭穴位于发际正中，对调理神智方面的疾病有很好的疗效。按揉神庭穴，可以降低痛风患者肢体疼痛。如果家人在神智和情绪上不稳定，可以经常按摩他的神庭穴来调理。如果感觉自己头脑不清醒的时候，也可以每天按摩此穴 50 ~ 100 下。这个穴位挨近上星穴，上星穴也是调理情志的要穴，可以二穴配合来按揉，能达到更好的疗效。

【确定穴位】

神庭穴在头部，在前发际正中直上 1.6 厘米。取法：正坐或仰靠，在头部中线入前发际 1.6 厘米处取穴。

【保健功效】

头晕目眩，鼻渊，鼻鼽，流泪，目赤肿痛，目翳，雀目，吐舌，角弓反张，癫狂，痫症，惊悸，失眠，泪囊炎，结膜炎，鼻炎，神经官能症，记忆力减退，精神分裂症。

【穴位禁忌】

（1）对本穴按揉时可以适度用力，柔中带刚、沉稳深透。

（2）对本穴的按揉时间为 2 ~ 3 分钟，每天 3 ~ 5 次。

第十四章

任脉：掌管生殖的妊养大脉

曲骨穴：通利小便，调经止痛

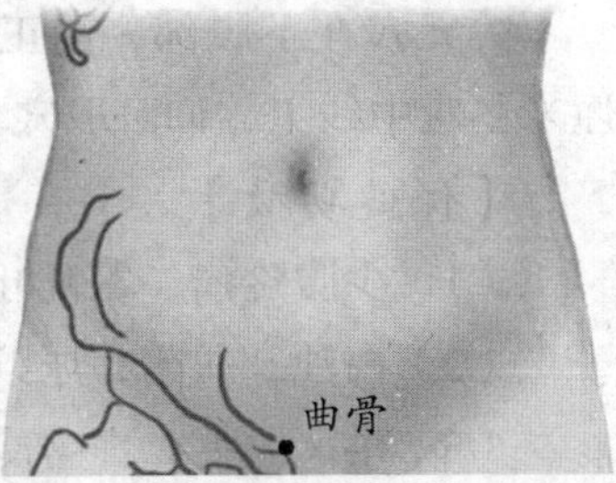

曲骨穴

曲骨就是横骨，也就是现在的耻骨，曲是弯曲，是形容这块骨头如一轮弯月，曲骨穴就是在月中央，也就是耻骨联合上缘的中点处。曲骨穴和膀胱泌尿系统的关联最大，但凡与之相关的疾病，如小便不通、月经不调、前列腺疾病都可以找曲骨穴。有的人晚上经常起夜，总是睡眠不好，这个时候可以按揉曲骨穴，按揉 50 ~ 100 次，每天坚持对缓解前列腺疾病有很好的效果。

【确定穴位】

曲骨穴在前正中线上，耻骨联合上缘的中点处。取法：仰卧，于腹部中线，耻骨联合上缘凹陷处取穴。

【保健功效】

赤白带下，小便淋沥，遗尿，遗精，阳痿，阴囊湿疹，五脏虚弱，虚乏冷极，膀胱炎，产后子宫收缩不全，子宫内膜炎。

【穴位禁忌】

（1）按揉时要注意力度适中，施以点穴时要有节奏。

（2）本穴每天按摩 2 ~ 3 次，每次 3 分钟左右。

（3）可灸，孕妇禁针。

关元穴：培补元气，导赤通淋

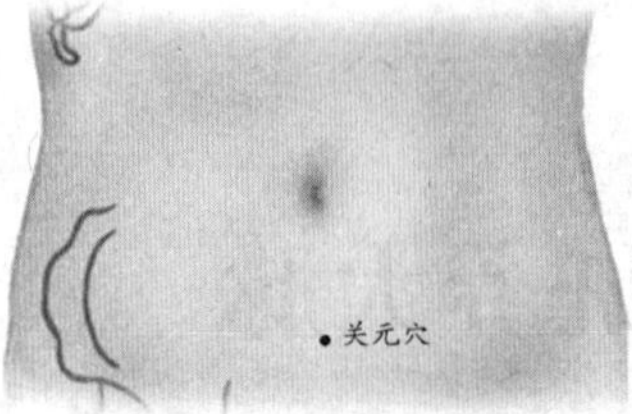

关元穴

关元穴也就是我们所说的丹田，是人体真气、元气生发的地方。关元穴可以提升肾气，助长人体内的阳气。对关元穴最好的刺激方法就是艾灸，如果艾灸不方便还可以用按摩手法。在按摩的时候，前提是一定要让手指温热了，不要用冰冷的手去刺激腹部的皮肤。尤其是女性，一定要注意腹部的保暖。但是，由于关元和子宫等靠得很近，所以未婚未育的女性不能乱灸关元穴，以防造成不孕症。

【确定穴位】

关元穴在下腹部，前正中线上，当脐下 10 厘米处。取法：在脐下 10 厘米，腹中线上，仰卧取穴。

【保健功效】

（1）少腹疼痛，霍乱吐泻，疝气，遗精，阳痿，早泄。

（2）白浊，尿闭，尿频，黄白带下，痛经。

（3）中风脱症，虚痨冷惫，羸瘦无力，眩晕，下消。

（4）尿道炎，盆腔炎，肠炎，肠粘连，神经衰弱，小儿单纯性消化不良。

【穴位禁忌】

（1）按摩时力度要适中，不要太用力以免伤到子宫。

（2）本穴每天按摩 2 ～ 3 次，每次 3 分钟左右。

巨阙穴：安神宁心，宽胸止痛

巨阙穴位于胸骨上，外形像一柄宝剑。巨阙穴的作用也是深不可测，它在心的外围，就好比仗剑立于君主旁边的卫士，清除君主身旁的危险。巨阙穴有个很大的作用就是治疗口腔溃疡。口腔溃疡大多都是由于心火旺盛造成的。中医说舌为心之苗，当心火旺盛时，当然会在口腔和舌头上有反映。这时候按揉巨阙穴是最好的选择，每天在巨阙上按摩 3 ～ 5 分钟，坚持两三天就可以将这股邪火驱逐出体外。

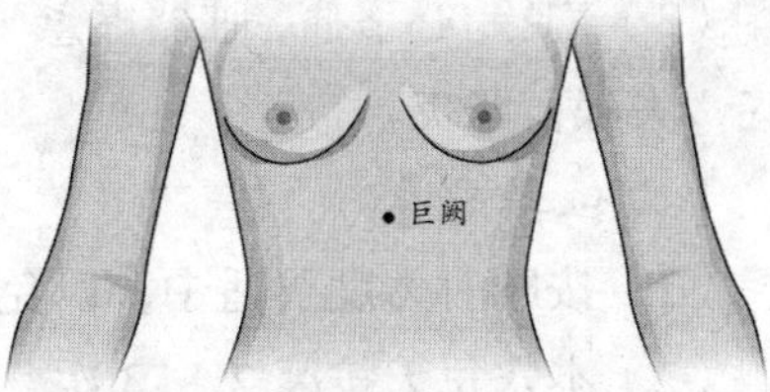

巨阙穴

【确定穴位】

巨阙穴在上腹部，前正中线上，脐中上 20 厘米处。取法：在脐上 20 厘米，腹中线上，仰卧取穴。

【保健功效】

（1）胃痛，反胃，胸痛，吐逆不食，腹胀，惊悸，咳嗽，黄疸，蛔虫痛，尸厥。

（2）健忘，胃痉挛，膈肌痉挛，心绞痛，支气管炎，癔症，胸膜炎，癫痫。

【穴位禁忌】

（1）按揉时力度要轻柔缓和，以免伤到肾脏器官。

（2）每日 2 ~ 3 次，每天施治时间 3 ~ 5 分钟即可。

气海穴：益气助阳、调经固经

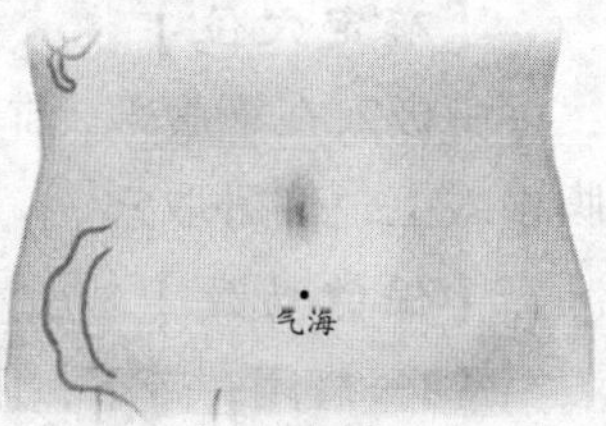

气海穴

气，就是人体呼吸出入的气息；海，就是海洋。气海穴与两肾相连，肾属水，水在身为阴，“孤阴不长，独阳不生”，必须阴阳相济才能保证身体的健康。气海穴，位于两肾之间，此穴保证肾有足够的动力与水相制衡，所以艾灸气海穴是一个很好的保健方法。气海穴所在的下腹部是女性的子宫，男性的精囊藏身之处，都是极其重要的部位。中医认为“气海一穴全身暖”，就是强调这个穴的保健养生作用。刺激气海穴的时候，要求我们要配合呼吸，排空二便，换上宽松的衣服。然后抵住气海，徐徐用力下压，同时深吸一口气，缓缓吐出，六秒钟后，再恢复自然呼吸。

【确定穴位】

气海穴在下腹部，前正中线上，脐中下 5 厘米处。取法：在脐下 5 厘米，腹中线上，仰卧取穴。

【保健功效】

（1）下腹疼痛，大便不通，泻痢不止，癃淋。

（2）遗尿，阳痿，遗精，滑精，闭经，崩漏，带下，阴挺，中风脱症，脘腹胀满。

（3）气喘，心下痛，脏器虚惫，真气不足，肌体羸瘦，四肢力弱，奔豚，疝气，失眠，肠炎。

【穴位禁忌】

（1）按摩时力度要适中，以免伤到子宫或者其他内脏器官。

（2）本穴每天按摩 2 ~ 3 次，每次 3 分钟左右。

中极穴：益肾兴阳，通经止带

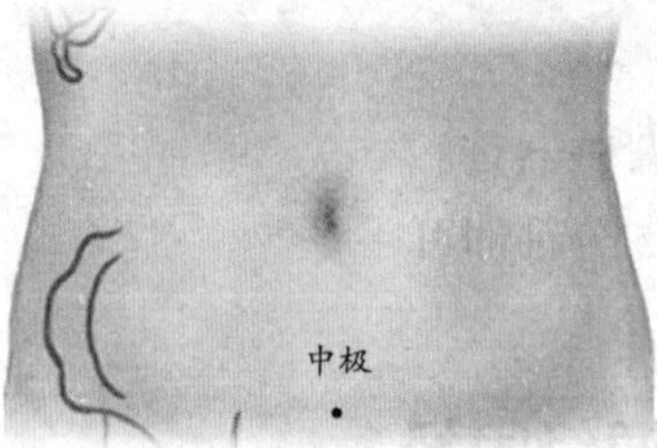

中极穴

中极穴是人体上下左右的中心，轻易动不得。中极穴对于调理内在不通的疾病效果非常好，如女性月经不畅、痛经等。按摩的时候，用拇指顶在中极穴处，顺时针、逆时针各按摩 50 次。体寒的女性朋友，也可以将掌心搓热，用掌心上的劳宫穴来按揉温暖中极。

【确定穴位】

中极穴在下腹部，前正中线上，当脐下 13 厘米。取法：在脐下 13 厘米，腹中线上，仰卧取穴。

【保健功效】

（1）癃闭，带下，阳痿，痛经，产后恶露不下，阴挺，疝气偏坠。

（2）积聚疼痛，冷气时上冲心；水肿，尸厥恍惚。

（3）肾炎，膀胱炎，产后子宫神经痛。

【穴位禁忌】

（1）按揉时力度要轻柔缓和，以免伤到肾脏器官。

（2）一日 2 ~ 3 次，每天施治时间 3 ~ 5 分钟即可。

（3）禁针；可灸。

神阙穴：温阳救逆，利水固脱

神阙穴位于我们的肚脐眼部位，神，指元神；阙，指宫阙。神阙就是指元神出入和居住的地方，神阙穴是心肾交通的门户，可起到调和阴阳的作用。

神阙穴

神阙穴对治疗腹部疾病有很好的疗效，如腹泻、五更泻等均有疗效。我们知道在任脉上的穴位艾灸最好，尤其是神阙穴。这里给大家推荐一个好的方法，就是隔盐灸，就是将一小把粗盐填在肚脐眼上，上面放上切成薄片的姜片，然后用艾柱灸，直到肚脐上填满黄黄的盐姜水，对身体有很好的保健效果。

【确定穴位】

神阙穴在腹中部，脐中央。取法：仰卧，于脐窝中点取穴。

【保健功效】

泻痢，绕脐腹痛，脱肛，五淋，妇人血冷不受胎，中风脱证，尸厥，角弓反张，风痫，水肿鼓胀，肠炎，痢疾，产后尿潴留。

【穴位禁忌】

（1）按揉时力度要轻柔缓和，以免伤到肾脏器官。

（2）一日 2 ~ 3 次，每天施治时间 3 ~ 5 分钟即可。

（3）禁刺；宜灸。

膻中穴：理气止痛、生津增液

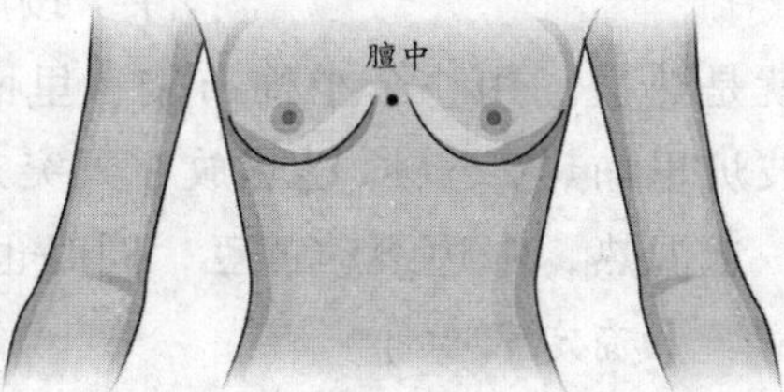

膻中穴

膻，指胸部，中，中央。膻中穴位于两个乳头的连线的中点。膻中穴能为人体提供最重要的物质就是气。所以，但凡与气有关的疾病，如气机淤滞，气虚等病症都可以找膻中穴来医治。

有的人因为遇到不顺心的事儿，就会气得捶胸顿足，雷霆大发，尤其是那些心脏有问题的人肯定是难受至极，此时，我们就可以通过按揉膻中穴来缓解心情，提高心肌供血。

年老的人，血管都会有些堵塞，很难像年轻的时候那么顺畅。所以，作为一种保健措施，可以经常按摩膻中穴来保健身体。

【确定穴位】

膻中穴在胸部，前正中线上，平第四肋间，两乳头连线的中点。取法：在两乳头之间，胸骨中线上，平第四肋间隙，仰卧取穴。

【保健功效】

胸闷塞，气短，咳喘，心胸痛，心悸，噎嗝，咳唾脓血，产妇乳少，支气管哮喘，支气管炎，食管狭窄，肋间神经痛，心绞痛，乳腺炎。

【穴位禁忌】

（1）按揉时力度要轻柔缓和，尤其是老年人，力度一定要缓和，以患者能接受为宜。

（2）每次按揉2 ~ 3次，每天施治时间3 ~ 5分钟即可。

天突穴：宣通肺气、消痰止咳

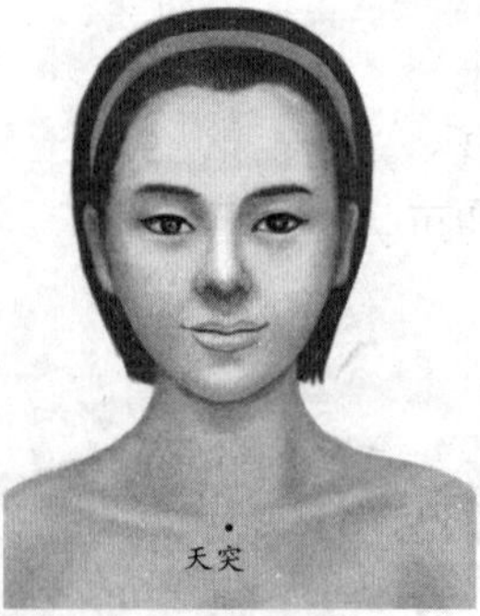

天突穴

天突穴，位于胸腔最上面的喉头上，相当于肺与大气相通的通道。天突和呼吸密切相关，治疗肺部疾病当然离不开它。

天突穴有一个最大的作用就是治疗哮喘。哮喘其实和肾也有一些关联，所以我们在按摩这个穴的时候，可以一边按摩，一边做吞咽的动作。津液可以补充人体的元气，我们一边吞咽一边按摩，既可以补肾又消除了按摩天突时所带来的不适。

除了按摩之外，刺激天突穴还有一个方法，就是热敷。用一个小棉布袋，里面装满黄豆，然后将布袋缝紧，在微波炉里加热2分钟，趁热放在天突穴上，是一种很简单的民间温灸方法。一边温热，一边滚动黄豆，同时也起到了按摩的作用。

【确定穴位】

天突穴在颈部，前正中线上，胸骨上窝中央。取法：在璇玑穴上3厘米，胸骨上窝正中，正坐仰头取穴。

【保健功效】

哮喘，咳嗽，暴喑，咽喉肿痛，瘿气，梅核气，咳唾脓血，心与背相控而痛，支气管哮喘，支气管炎，喉炎，扁桃体炎。

【穴位禁忌】

（1）按揉时力度要缓和，适中。

（2）每天施治时间 3 ~ 5 分钟即可，每日 2 ~ 3 次即可。

会阴穴：人体任脉上的要穴

会阴穴是人体任脉上的要穴。它位于人体肛门和生殖器的中间凹陷处。

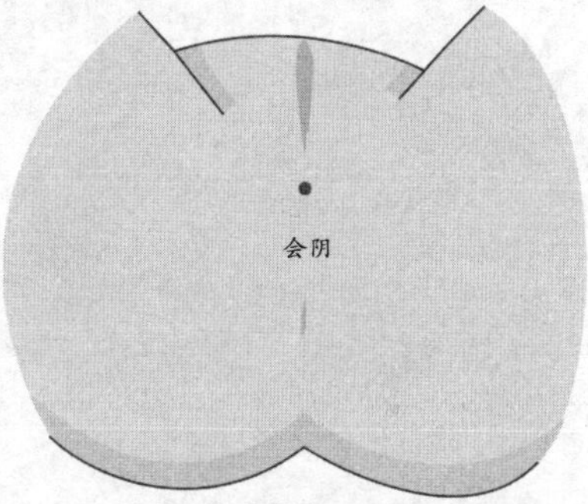

会阴穴

会阴，顾名思义就是阴经脉气交会之所。此穴与人体头顶的百会穴为一直线，是人体精气神的通道。百会为阳接天气，会阴为阴收地气，二者互相依存，相对相应，统摄着真气在任督二脉上的正常运行，维持体内阴阳气血的平衡。它是人体生命活动的要害部位，也是人体长寿的要穴。

经常按摩会阴穴，能疏通体内脉结，促进阴阳气的交接与循环，对调节生理和生殖功能有独特的作用。同时还可治疗痔疮、便血、便秘、妇科病、尿频等症。

会阴穴的保健方法主要有三种：

（1）点穴法：睡前半卧半坐，食指搭于中指背上，用中指指端点按会阴 108 下，以感觉酸痛为度。

（2）意守法：姿势不限，全身放松，将意念集中于会阴穴，守住会阴约 15 分钟，久之，会阴处即有真气冲动之感，并感觉身体轻飘飘的，舒适无比。

（3）提肾缩穴法：取站式，全身放松，吸气时小腹内收，肛门上提（如忍大便状），会阴随之上提内吸，呼气时腹部隆起，将会阴肛门放松，一呼一吸共做 36 次。

【确定穴位】

取法：截石位，于肛门与阴囊根部（女性为大阴唇后联合）连线的中点取穴。

【保健功效】

阴痒，阴痛，阴部汗湿，阴门肿痛，小便难，大便秘结，闭经，溺水窒息，产后昏迷不醒，癫狂，阴道炎，睾丸炎，阴囊炎，疝气。

【穴位禁忌】

（1）按揉时力度要缓和，适中。

（2）每天施治时间 3 ~ 5 分钟，每日 2 ~ 3 次即可。

第三篇

经外奇穴，
游离于主流之外的人体大药

第一章

头部经外奇穴

当阳穴：疏风通络，清头明目

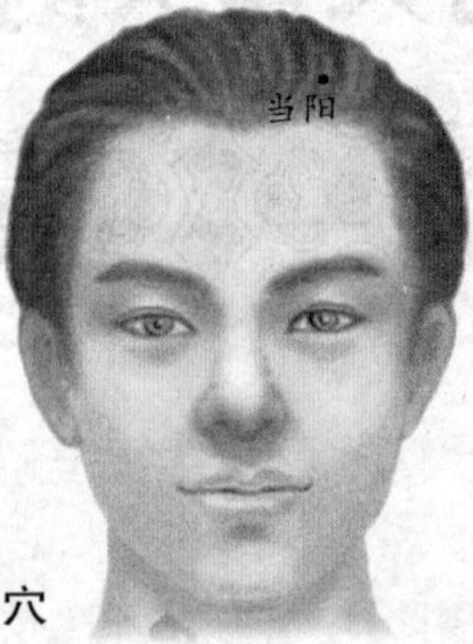

当阳穴

当阳穴在头部，属经外奇穴，下面介绍一下当阳穴的功用。

人的头面部的穴位比较丰富，但是都与头部大脑的功能相关，也就是说大脑是人体最重要的一个部分，如果没有让头脑有足够的休息，长时间地劳累过度，例如频繁的夜生活，过度的兴奋，持续的精神亢奋，都会产生对大脑的损伤，逐步出现头晕头疼、失眠健忘，甚至会出现癫痫等更加严重的疾病。其实当大脑出现过度疲劳而产生相应的不适，从中医的角度会认为人体的阳气发生了混乱，全身的气机都失去了平衡，通过头部的穴位来调整紊乱的气机，就是最直接有效的方法。

当阳穴是头部一个很有用的奇穴，只要头脑出现不清醒的状况，按揉当阳穴都有很好的效果，它就在双鬓的前方，很多人在不自主的时候都会按压这个穴位。所以说当阳穴虽然陌生，但是却是一个每个人都用过的穴位，就像太阳穴一样。

【确定穴位】

当阳穴位于头部，两侧瞳孔直上的位置，前发际上 3 厘米。取法：取穴时患者下坐位或仰卧位，目视前方，头保持正中，在发际边缘取穴。

【保健功效】

此穴可以疏风通络，清头明目，主治例如失眠、健忘、癫痫、眩晕等。对于偏、正头痛以及神经性头痛，目赤肿痛，鼻炎也有不错的效果。即使没有出现这些症状，按压当阳穴也会有提神醒脑的作用。

【穴位禁忌】

（1）按揉时力度要缓和，适中。

（2）每天施治时间 3 ~ 5 分钟，每日 2 ~ 3 次即可。

伴星穴：提神醒脑，清头明目

伴星穴也是经外奇穴，和当阳穴的位置很近，它们两个就好像是天上的月亮和太阳，各自有着自己的功用。它们虽然都能清头明目，但是各有侧重。

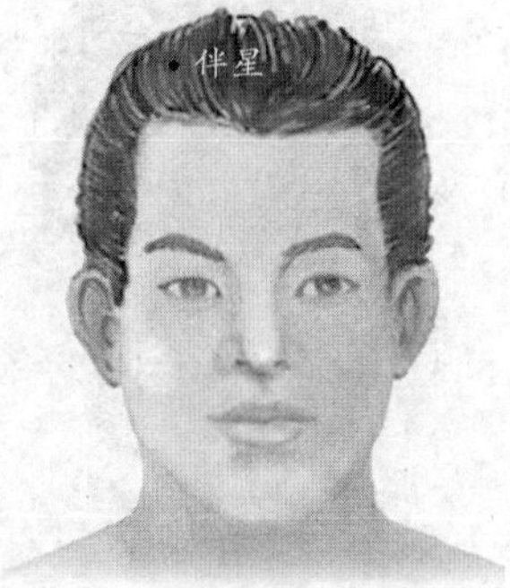

伴星穴

有很多疾病都会被认为与遗传有关，例如癫痫，这类疾病都很难被治愈。还有一些疾病与大脑的功能密切相关，例如顽固的偏头痛，就被认为是大脑神经系统出现的问题。这些都是困扰很多人的顽疾，其实无论是与遗传有关，还是神经性的问题，都可以借助头部的穴位进行有效的调节。因为通过中医的辨证，这些都是由于身体的气血阴阳不平衡而导致的，经络和穴位就是解决这些问题的最佳选择。伴星穴就可以通过对气血阴阳的调整，而改善癫痫、偏头痛的症状。

在头部的伴星穴就在当阳穴的旁边，作用与当阳穴类似，但是由于伴星穴更接近大脑内侧，所以一些神经性的顽症都可以选用伴星穴进行治疗，只需要简单的按压推揉，就能起到药物也无法达到的效果，伴星穴还可以治疗跟鼻子相关的一些疾病，例如顽固的鼻炎、鼻息肉，常规的做法可能会选择手术的方式来解决这些问题，但往往无法获得非常满意的疗效。通过穴位的方式，不会产生任何的痛苦，却也能够治疗这些疾病。

【确定穴位】

伴星穴在头部，入前发际 3 厘米，正中线旁开 10 厘米处。取法：取穴时下坐位或仰卧位，目视前方，头保持正中，在发际边缘取穴。

【保健功效】

提神醒脑，清头明目，主治：偏头痛、癫痫、眩晕、鼻中息肉。对于神经性头痛，鼻炎也有不错的效果。

【穴位禁忌】

（1）按揉时力度要缓和，适中。

（2）每天施治时间 3 ~ 5 分钟，每日 2 ~ 3 次即可。

目明穴：护目保健，调节眼球

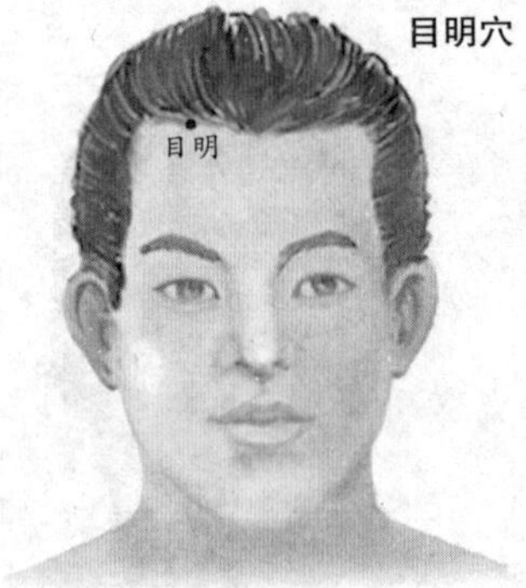

现代人普遍的用眼过度，先不说近视等现象的高发和年轻化，就是日常长时间面对电视以及电脑，也造成了视力的下降，眼睛的劳损。尽管人们都比较注意保护自己的视力，尤其是经常用眼过度的办公室一族，但是除了常规的眼保健操，却又不知道有哪些保护视力的好方法。

目明穴是头部的一个穴位，能够对双眼起到很好的保护作用。其实有很多在眼周的穴位都是人们所熟知的，大家都一致认为这些是预防和治疗眼睛的重要穴位。殊不知在发际边缘的目明穴也是一个极其重要的穴位，所以古人在发现这个穴位的时候就给它起了一个非常恰当的名字，它可以深层次地调节眼部的疲劳。预防孩子的过早近视就可以选择目明穴，并且既出现眼花又出现头晕健忘等症状，也可以选择目明穴，它能很好地调节视神经，防止因衰老等情况出现的视力下降。

那么，平时应该怎么按摩目明穴呢？

具体方法：端坐于椅子上，两脚分开与肩同宽，大腿与小腿呈 90 度角，躯干伸直，全身放松，下颌向内微收。全身放松，用两手中指按点目明穴 108 次，每天早晚各点按 1 次。按摩的时候不要用力太大，也不能用力太小，关键是要有渗透力，让这个力量能对穴位产生刺激就可以了。

【确定穴位】

目明穴在头面部，瞳孔直上，前发际边缘处。取法：取穴时下坐位或仰卧位，目视前方，在发际边缘取穴。

【保健功效】

（1）眼球充血、视力减退，泪腺炎等眼部疾病。

（2）头痛，眩晕，失眠，健忘，癫痫，精神病，脑血管病后遗症，大脑发育不全等。

【穴位禁忌】

（1）按揉时力度要缓和，适中。

（2）每天施治时间 3 ~ 5 分钟即可，每日 2 ~ 3 次即可。

目飞穴：提神醒脑，清头明目

目飞穴

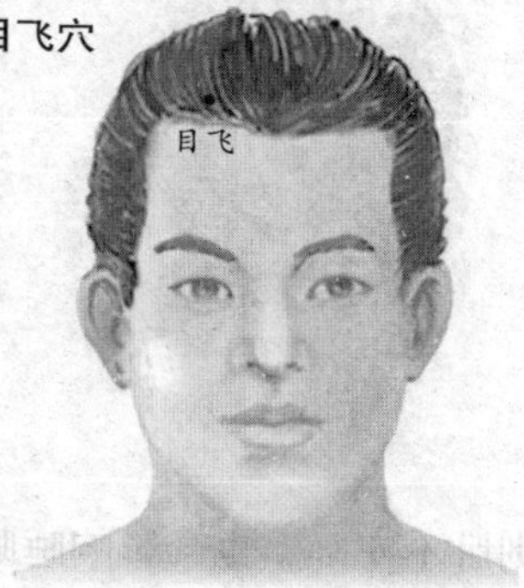

目飞穴是经外奇穴，单从名字上看，似乎是治疗眼睛疾病的一个穴位，其实它不仅能治疗眼病，更重要的是它能帮助人们缓解鼻子的各种不适。

鼻子不舒服相信大家都经历过，这让很多人都感到十分痛苦，这并不仅仅是伤风感冒的鼻塞，而是反复的鼻炎，严重的时候还能引起恼人的头疼。所以鼻子也是应该时刻注意的地方，尤其对于那些患有鼻部疾病的人，更应该在日常生活中就进行调养。但是鼻炎等疾病确是一个非常难治的顽症，还有一些人反复地流鼻血，即使没有伤到鼻子，也会莫名其妙地出血，这时就可以要选用目飞穴。

在瞳孔直上的目飞穴是治疗鼻部疾病最重要的一个奇穴，经常按摩目飞穴可以有效地纠正鼻子的不适症状，改善呼吸的通畅程度，从而缓解鼻炎的痛苦，当然对于头疼尤其是前额疼的症状也可以很好地减轻，这个穴位是治疗鼻部疾病的必选穴位，所以找到目飞穴，用手轻轻地按压穴位处，就能感到呼吸顺畅，头清目明。

【确定穴位】

目飞穴在头部，瞳孔直上入前发际 0.6 厘米。取法：取穴时下坐位或仰卧位，目视前方，头保持正中，在发际边缘取穴。

【保健功效】

提神醒脑，清头明目，主治：鼻出血、额神经痛、心悸、急性鼻炎、泪腺炎。对于神经性头痛也有不错的效果。

【穴位禁忌】

（1）按揉时力度要缓和，适中。

（2）每天施治时间 3 ~ 5 分钟，每日 2 ~ 3 次即可。

四神聪穴：镇静安神，醒脑开窍

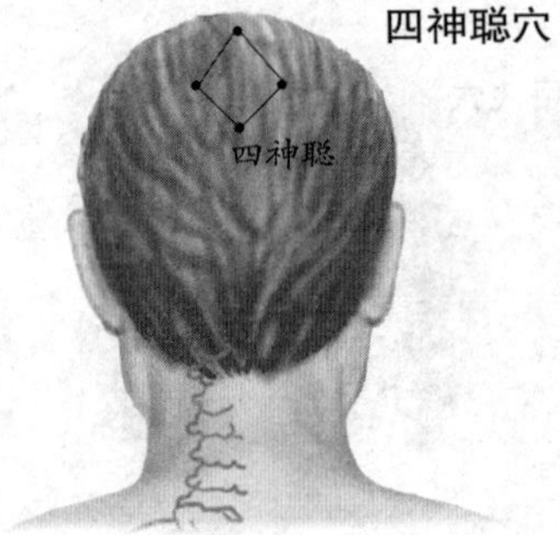

四神聪是一组穴位，共有四个，我们首先找到头顶的百会穴，百会在头顶正中线与两耳尖连线的交叉处，然后前、后、左、右各旁开 3 厘米，那就是四神聪了。这个穴位对于治疗失眠有着很好的作用。

现代人饮食多肥甘厚味，而且应酬较多，往往刚结束在饭桌上的推杯换盏，回家就倒头大睡。长此以往脾胃功能受损，“胃不和则卧不安”，也会影响睡眠质量。

性格内向的人容易失眠。这类人往往心有郁结之气，一旦受到刺激，就会肝气上升影响心神，“神不守舍”，自然无法安眠。

此外，在中医理论中，内伤心脾、心肾不交、阴虚火旺、心气虚等因素，均可影响心神而引起失眠。中医讲究阴阳平衡，如果身体各系统有失平和，都可能引起失眠不寐。中医推拿则可以用独特的手法，对各种原因引起的“不寐”进行调节和改善。

睡眠不好时试试自我推拿，取四神聪穴，按先上下、后左右的顺序，以双手中指同时按摩，各 100 次，能逐渐改善睡眠。中医讲究阴阳平衡，如果身体各系统有失平和，都可能引起失眠不寐，而中医推拿对各种原因引起的“不寐”进行调节改善，能达到治疗失眠的目的。

【确定穴位】

四神聪穴在头顶部，当百会前后左右各 3 厘米处，共 4 个穴位。取法：取穴时患者取坐位或仰卧位，先取头部前后正中线与耳尖连线的中点（百会穴），在其前后左右各 3 厘米处取穴。

【保健功效】

此穴主治头痛，眩晕，失眠，健忘，癫痫，精神病，脑血管病后遗症，大脑发育不全等。

【穴位禁忌】

（1）按揉时力度要缓和，适中。

（2）每天施治时间3～5分钟，每日2～3次即可。

安眠穴：镇静安神，平肝潜阳

安眠穴是经外奇穴，从字面上看，大家很容易就知道了它的功用和主治，这个穴位有安神的作用，可以治疗失眠，也正是因此，它才得此名。

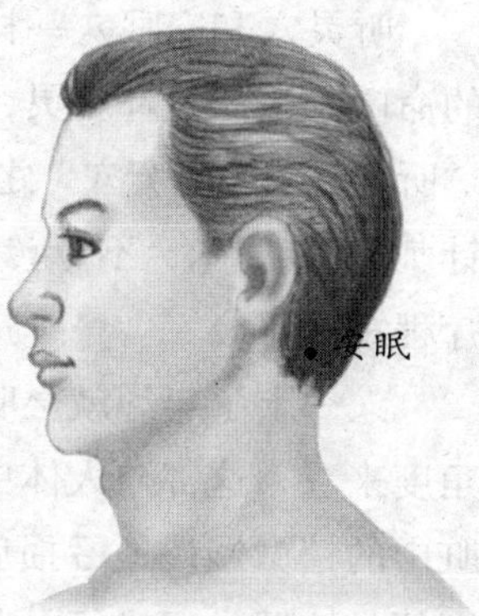

安眠穴

失眠是现代很多人的困扰，由于工作和生活压力大，很多人精神紧张，导致失眠。也有的人是因为平时喜欢吃肥甘厚味，暴饮暴食，结果晚上睡不着觉。还有的人是因为过度减肥节食，结果夜间饥肠辘辘，辗转反侧，难以入睡。不管是因为吃得太多，还是吃得太少，都会导致睡眠受到影响，这就是中医所讲的“胃不和则卧不安”。但是安眠穴治疗的失眠，主要是以精神压力导致的失眠为主，对于由于饮食引起的失眠，则应当以阳明经穴位为主，安眠穴仅作为配穴。

现代人在古人利用安眠穴治疗失眠的基础上，根据其作用，对其主治范围进行了扩展，现在常用于治疗神经衰弱、癔症、精神病等。另外，也有人以此穴治疗高血压、头痛、头晕、心悸、耳鸣、耳聋等相关疾病。

在利用安眠穴治疗疾病的时候，可以根据不同的疾病，不同的病因，配合不同的穴位，以增强疗效。比如说，配神门、三阴交主治失眠；配四神聪、风池、太阳主治头痛、眩晕等。

【确定穴位】

此穴在颈部后方，翳风穴和风池穴连线的中点。取法：患者侧卧位或坐位，翳风穴和风池穴连线的中点取穴。

【保健功效】

此穴对治疗头痛，眩晕，失眠，癔症，心悸、高血压，耳聋，耳鸣等。

【穴位禁忌】

（1）按揉时力度要缓和，适中。

（2）每天施治时间 3 ~ 5 分钟，每日 2 ~ 3 次即可。

听灵穴：滋养肾阴，聪耳明目

听灵穴和安眠穴一样，一看到名字，就知道了它的功用主治。听灵穴的命门，是因扎针就灵，故命名为“听灵穴”。“听灵穴”位于耳部，在“听穴”与“听会穴”之间靠后 0.2 厘米处，侧伏坐取穴，张口垂直进针，针刺 5¯10 厘米，不捻转，不留针，不配穴，专门治疗耳聋，而且见效快，疗程短。

人一上了年纪就会听力下降，还会出现耳鸣等烦人的现象。从中医的角度来看，这都与人体中的肾脏有密切的关系，“肾为先天之本”，但肾脏中的精微慢慢地亏损后，就会引起耳鸣、听力下降等现象。有人发现，即便是按照常规进行补肾益精，也没有感觉到听力慢慢地恢复，耳鸣还是依旧。在这个时候选择一些耳周的穴位或者是特效的穴位进行按摩刺激，就会收到非常明显的效果。

听灵穴是治疗耳鸣、耳聋的一个特效穴，无论是什么原因引起的耳鸣和耳聋，一个效果都非常不错，所以它也就成了治疗听力减退最重要的一个穴位。它也是一个比较新的穴位，直到近些年才被人们所重视。有些耳聋患者，通过对听灵穴的刺激取得了立竿见影的效果。

【确定穴位】

听灵穴在耳部，“听穴”与“听会穴”之间靠后 0.2 厘米处。取穴：患者侧卧位或坐位，在“听穴”与“听会穴”之间取穴。

【保健功效】

此穴可治疗头痛，耳鸣、眩晕，失眠，听力下降等。

【穴位禁忌】

（1）按揉时力度要缓和，适中。

（2）每天施治时间 3 ～ 5 分钟，每日 2 ～ 3 次即可。

（3）在针刺的时候，张口垂直进针，针刺 5~10 厘米，不捻转，不留针，不配穴。

第二章

面部经外奇穴

首面穴：疏风通络，清头明目

首面穴是经外奇穴，之所以得名，是因为此穴正好在额部的正中。这个穴位主要治疗头面五官的一些疾病。

有一些人头痛时会感到前额无比疼痛，而其他的地方很少疼痛，其实头痛是每个人都会有的情况，不同的人头痛的部位和症状都是不一样的，当前额头痛的时候让人感到难以忍受，有用头撞击硬物的冲动。这是因为前额是人体的阳气比较旺盛的地方，如果出现头痛就说明头部的阳气出现了逆乱，也会感觉到浑身燥热等症状。这时候选择前额正中的穴位——首面穴，就会让这种难忍的感觉减缓一些，同时配合头面部的其他穴位，就能有效缓解头疼。

首面是头面部的一个奇穴，之所以奇是因为这个位置没有很丰富的肌肉和神经，前额下面就是颅骨，但是这个穴位确实是纠正前额疼痛非常有效的穴位。经过长时间的临床检验，反复出现顽固性头疼的人不妨找到这个穴位试一试。刺首面穴，手持毫针，缓慢由额正中处向眉心透针。

【确定穴位】

首面穴位于额部正中点，当眉至前发际正中连线上、中 1/3 交界处。取穴：患者取坐位或仰卧位，在额部正中取穴。

【保健功效】

首面穴主要治疗头面五官疾病，如头痛、眩晕、失眠、眼病、牙痛等。对于一些顽固性头痛有明显效果。

【穴位禁忌】

（1）按揉时力度要缓和，适中。

（2）每天施治时间 3 ~ 5 分钟，每日 2 ~ 3 次即可。

额中穴：清头明目，镇静安神

在首面穴位的下方就是额中穴，这个穴位位于前正中线上，虽然与首面非常近，但是治疗的方向却有很大的区别。首面穴是治疗头疼的一个重要穴位，额中穴的功能却更加广泛，不仅可以治疗头面部的疼痛，还可以治疗眩晕、呕吐，甚至还能治疗咽炎。

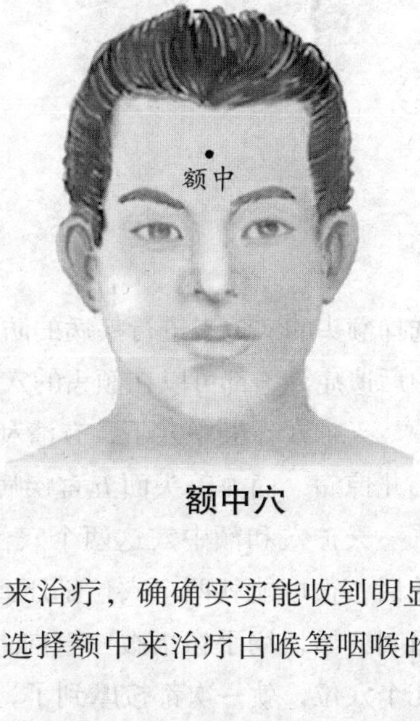

额中穴

现代生活的快节奏高速度，使大多数人都会经常感到咽喉痒痛，慢慢地就出现了咽炎。但是，无论是急性咽炎还是慢性咽炎都很难被彻底根除。尤其是慢性咽炎，反反复复发作，让人十分痛苦，找遍各种方法也难以得到满意的效果。这时就有很多人选择通过针灸的方法来进行治疗，因为在哮喘等呼吸系统方面，中医和针灸的特色确实是其他任何治疗方式都无法超越的，在治疗咽炎方面额中就是一个非常重要的穴位。一般来说选择额中穴来治疗，确确实实能收到明显的效果，从这个角度出发，临床上还有人选择额中来治疗白喉等咽喉的疾病，也可收到不错的效果。

在用针刺治疗的时候，采用 5 厘米，刺向印堂。进针 3/4 时，提插 20 秒钟，一般平卧留针 30 分钟。

【确定穴位】

额中穴，在面部前正中线上，眉间直上 3 厘米处，在印堂和神庭的中点。取穴：患者取坐位或仰卧位，在额中部眉间直上 1.6 厘米处取穴。

【保健功效】

额中穴主治：面额痛，烂眼弦，眩晕，呕吐等。

【穴位禁忌】

（1）按揉时力度要缓和，适中。

（2）每天施治时间 3 ~ 5 分钟，每日 2 ~ 3 次即可。

天护穴：清利头目，醒神开窍

天护穴

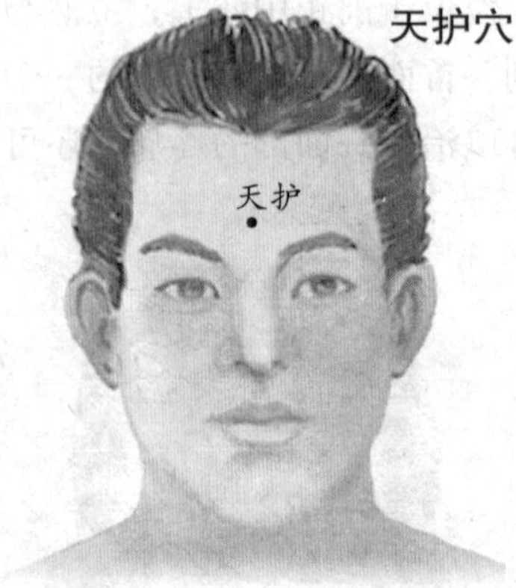

很多人都知道头部有很多穴位和经络，但是又无法掌握这些穴位的用法，不是找不到穴位，就是不敢进行治疗。一般来讲头部的穴位虽然非常丰富，并且作用广泛，应用却很少，即便是很多专业的人也不是经常选用头部的穴位进行治疗。造成这种情况的原因就是由于头面部的神经血管太过丰富，以至于禁忌很多。而在头额的部位，却是很少有禁忌证的，所以对于普通人来讲也可以选择额头的穴位来进行疾病的防治，尤其是一些严重的疾病，例如面瘫、卒中后遗症等，都可以在额头的穴位进行保健按摩。

天护穴在额中穴下，有清利头目，醒神开窍的作用，可以治疗前头痛，小儿惊痫，面瘫等头面五官疾病。

天护穴和额中穴这两个穴位之间仅有 1.6 厘米的距离，如果用手按摩的话，很可能就两个穴位都压到了，这样也没关系。按摩的时候，可以从眉间开始，用手指指腹一直向上推，推到发际处，这样额部前正中线上的几个穴位，就一次都按摩到了，这样效果更好。

【确定穴位】

在面部，额部前正中线，眉间直上 1.6 厘米。取穴：患者取坐位或仰卧位，在额中部眉间直上 1.6 厘米处取穴。

【保健功效】

天护穴主治：前头痛，小儿惊痫，面瘫等。

【穴位禁忌】

（1）按揉时力度要缓和，适中。

（2）每天施治时间 3 ~ 5 分钟，每日 2 ~ 3 次即可。

鱼腰穴：镇惊安神，疏风通络

眼周的穴位有很多都为大家所熟知，比如眼保健操中提到的眼周的睛明、四白等穴位。在眼保健操中有一个动作是轮刮眼眶，在这个动作中就按摩到了一个非常重要的穴位——鱼腰穴。

因为眼睛周围的神经和血管特别丰富，任何一个穴位都有着很多的作用和功能，鱼腰穴就位于眼睛的正上方，因为古人形象地把眼睛比喻成鱼，那在中央的位置自然就是鱼腰穴了。这个名字既形象又贴切地描述了鱼腰穴。对于眼睛视物的功能，作用最强的就包括鱼腰穴。这也就是为什么做眼保健操要按摩到鱼腰穴位的原因。也就是说，所有跟眼睛有关系的疾病和不适，都可以去按摩一下鱼腰穴，比如目赤肿痛、眼睑下垂、近视、急性结膜炎等，都是鱼腰的主治疾病。

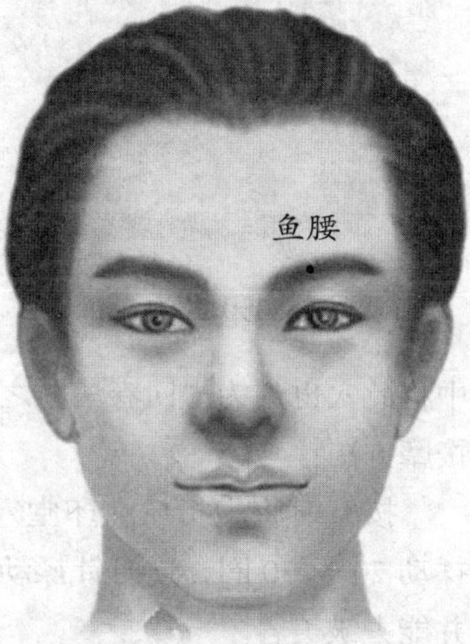

鱼腰穴

同时在中医的理论当中鱼腰穴还有一些其他的功能，例如风热感冒中的头痛，双目的眉棱骨疼，都可以通过鱼腰穴来治疗。

【确定穴位】

鱼腰穴在额部，瞳孔直上，眉毛中。取穴：患者取坐位或仰卧位，在瞳孔直上，眉毛中取穴。

【保健功效】

鱼腰穴有镇惊安神，疏风通络的作用，主要治疗目赤肿痛，眼睑下垂，近视，急性结膜炎等。还包括面神经麻痹、三叉神经痛等疾病。

【穴位禁忌】

（1）按揉时力度要缓和，适中。

（2）每天施治时间 3 ~ 5 分钟，每日 2 ~ 3 次即可。

印堂穴：清头明目，通鼻开窍

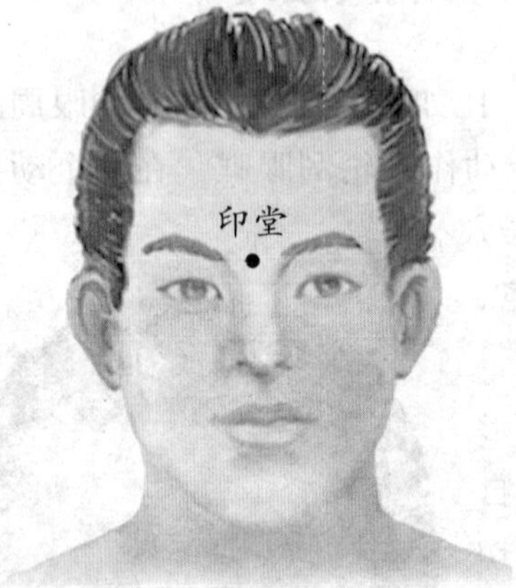

印堂穴

印堂穴在我国医籍中早有记载。在《素问·刺疟》中就有“刺疟者……先头痛及重者，先刺头上及两额、两眉间出血”的记载。这里提及的“两眉间出血”实际就是今天所说的印堂穴。在金元时期名医王国瑞在《玉龙经》中正式提出了印堂穴的穴名及其所在位置，印堂穴在“两眉宛宛间”。

印堂穴是人体经外奇穴，本穴有安神定惊、醒脑开窍、宁心益智、疏风止痛、通经活络之功。《达摩秘功》中将此穴也列为“回春法”之一，可见其重要地位。下面介绍几种简单的按摩方法：

按摩时将中指放在印堂穴上，用较强的力点按 10 次。然后再顺时针揉动 20 ~ 30 圈，逆时针揉动 20 ~ 30 圈即可。此法有调节神经的作用，并能去皱美容。

用拇指和食指、中指的指腹点按印堂穴（在两眉中间）12 次，也可用两手中指，一左一右交替按摩印堂穴。通过按摩可增强鼻黏膜上皮细胞的增生能力，并能刺激嗅觉细胞，使嗅觉灵敏。还能预防感冒和呼吸道疾病。

有鼻炎的患者还可以试试下面这个方法：

（1）用双食指的外侧来回地搓鼻梁两侧的上下，共搓 200 下，搓揉到鼻梁有发热的感觉。

（2）用双食指尖揉动鼻孔两侧的“迎香”穴位，共揉动 200 下。“迎香”穴位于鼻翼根部正侧方的小凹陷处。

（3）用左手的大拇指和食指上下揉动右手的“合谷”穴位 200 下，再用右手的大拇指和食指上下揉动左手的“合谷”穴位 200 下。“合谷”穴位于拇指与食指分叉的凹陷处。

需要特别提醒的是，一定要坚持不懈地长期做，直到鼻炎被治愈，还要坚持做下去。这样不仅可防止鼻炎的复发，而且还可以预防伤风感冒。

【确定穴位】

印堂穴在前额部，当两眉头间连线与前正中线之交点处。取法：仰靠或仰卧位取穴。

【保健功效】

印堂穴主治头痛，头晕、鼻炎，目赤肿痛，三叉神经痛。

【穴位禁忌】

（1）力度要和缓、适中，不要深力度按压。

（2）每天施治时间 3 ～ 5 分钟，每日 2 ～ 3 次即可。

上明穴：清肝泻火，明目醒神

上明穴就在鱼腰穴的下方，也就是眉弓的中点，两个穴位距离非常近，有些人就会认为两个穴位的功能也非常相近。其实这两个穴位还是有所区别的，鱼腰穴主要调节一些面部的神经，而上明穴是作用于眼睛的一个穴位，专门治疗跟眼睛相关的疾病，对于头面部的疾病并没有太多的作用。其实很简单，从名字上就可以区分开来，鱼腰穴是形象地根据穴位所处位置的特征而命名的，但是上明穴则直接说出穴位最重要的作用，那就是保持双目清晰有神。

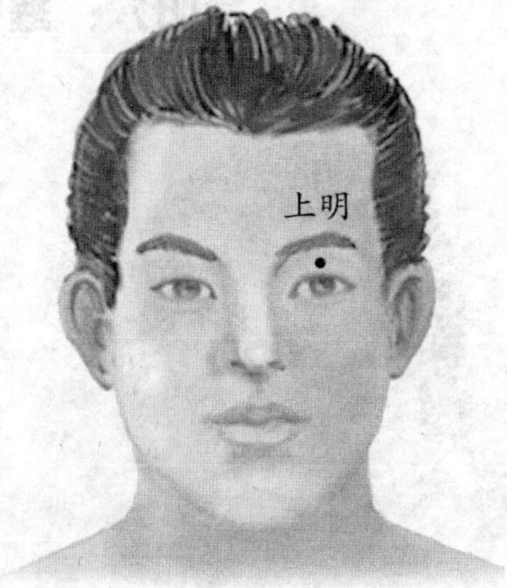

上明穴

在平时的生活中，用眼过度的时候，在眼周进行一下按压，是很好的保护视力、缓解疲劳的方法。做这种保健按摩的时候可以先从上明穴开始，这样就能先轻轻按压一下眼球，使疲劳的视神经调动起来，再进行按摩和刺激效果就会更好。由于上明穴对于眼睛的作用明显，在出现其他眼疾的时候，都可以增加对上明穴的按摩刺激，辅助眼睛的恢复。

虽然在眼周的穴位比较丰富，作用也比较广泛，但是像上明穴这种专治眼睛疾病的穴位并不多，所以如果记不清楚眼睛的穴位，那就只要记住上明穴就可以了，这样无论什么疾病都选择上明穴，然后沿着眼周进行整个眼部的按摩放松，就做到了一个很有效的按摩手段。

【确定穴位】

在额部，眉弓的中点，眼眶上缘下边。取穴时端坐，双目平视前方，瞳孔上方即可。

【保健功效】

上明穴对所有的眼睛疾病都可以治疗，对于用眼过度和视觉疲劳都可以明显缓解。

【穴位禁忌】

（1）选择针刺的时候要轻压眼球，缓慢直刺，不能提插。

（2）按摩要力度适中，不要用力过度。

太阳穴：醒神明目，行气通络

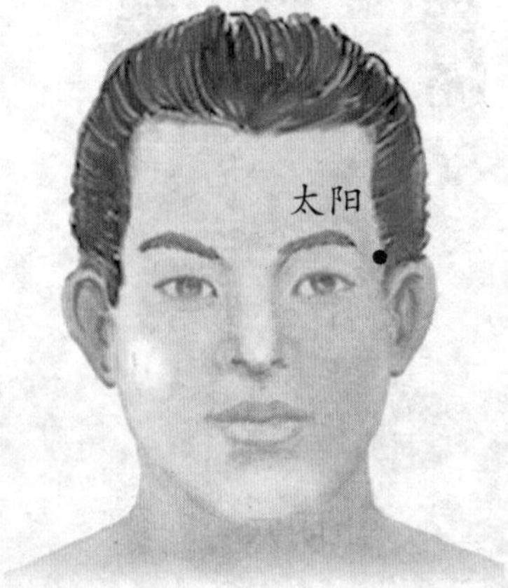

太阳穴

太阳穴是人体阳气最旺盛的地方，也是人们最熟悉的一个经外奇穴。这个穴位经常会出现在文学作品或者影视作品中，被认为是人体很重要的一个穴位，如果身体好太阳穴这个位置就会有所表现。其实这样的描述也并不是没有道理的，因为太阳穴的位置特殊，分布着深浅多个层次的神经，对于面部疾病的调节作用也是比较突出的。

对于反复出现偏头痛的人可能都会出现太阳穴位置的疼痛，所以直接刺激太阳穴，就会减轻这个部位的疼痛，没有更加直接的方式了。而其他部位的头痛，太阳穴也可以直接治疗，这是因为经过太阳穴的神经和血管比头部其他位置的都要丰富，对于表层的疼痛当然也是太阳穴的作用最明显。

当大脑出现过度疲劳的时候，用手指按压太阳穴，持续几分钟就会感到十分轻松；当感冒出现头痛头晕的时候，用手轻轻地揉揉太阳穴，这种不适的情况也会减轻。这样的例子对于太阳穴来讲举不胜举，实际上太阳穴可以说是调节头部神经的开关，所以经常按摩按压太阳穴，能保持头脑的清醒，同时也能对一些疾病起到预防的作用。

【确定穴位】

在颞部，眉梢和外眼角之间，向后方大约一横指的凹陷中。大约在眉梢后3.3厘米的位置。取穴：患者取坐位或仰卧位，在眉梢后3.3厘米处取穴。

【保健功效】

太阳穴对所有的头痛和眼睛疾病都有很好的治疗效果。

【穴位禁忌】

（1）禁止用火灸的方法。

（2）按摩要力度适中，不要用力过度。

健明穴：疏风清热，明目亮睛

健明穴的位置很好找，就在眼睛的内眼角，先找到睛明穴，然后在睛明穴下方1.3厘米的地方，就是健明穴的所在。从名字也能知道健明穴跟睛明穴有很大的关系。这两个穴位从位置上就离得非常近，如果在平时进行按摩保健的时候，完全可以将范围扩大，将眼周的穴位都按摩到，包括睛明和健明。健明穴是对视力非常有好处的一个穴位，无论是在闲暇时还是在忙碌的空隙，都可以用手指按摩一下健明穴，对治疗近视有很好的帮助。

在现代社会，近视眼的发病率越来越高，很多孩子早早就带上了眼镜，这对孩子将来的发展是有一定影响的，而且在生活中会有许多不便。大家都知道，近视就是看不清远处的物体，而能看清近处的目标。造成这种结果的主要原因是眼球的前后轴过长，使得物体在视网膜之前成像，而没有落在视网膜上。

近视大多发生在青少年身上，这是因为近视眼的发生和发展与近距离用眼的关系非常密切。青少年正处于生长发育的时候，眼球同样也处在生长发育阶段。这时调节能力很强，眼球壁的伸展性也比较大，阅读、书写等近距离工作时，不仅需要眼的调节作用的发挥，眼球还要内聚，这样眼外肌对眼球施加一定的压力，久而久之，眼球的前后轴就可能变长，形成真性近视。

其实，很多小孩子在刚开始的时候，只是假性近视，这时如果能加以注意，并采取一定的措施，是可以使视力得以恢复的。除了平时常说的注意事项以外，还可以按摩眼睛周围的这些穴位，比如说健明穴、睛明穴、四白穴、攒竹穴等，坚持每天按摩，对纠正假性近视是很有好处的。

对于其他眼部疾病，如夜盲症、白内障等，健明穴也有一定的治疗作用。在按摩时，也可配合其他相关穴位，一起治疗。

【确定穴位】

健明穴位于面部，在目内眦角睛明穴下 1.3 厘米处。取穴：患者取坐位或仰卧位，在睛明穴下 1.3 厘米处取穴。

【保健功效】

健明穴有早期轻度白内障、视神经萎缩、视网膜炎、色素变性、夜盲症、泪囊炎、斜视等多种眼病。

【穴位禁忌】

（1）按揉时力度要缓和，适中。

（2）每天施治时间 3 ~ 5 分钟，每日 2 ~ 3 次即可。

山根穴：开窍醒神，明目通窍

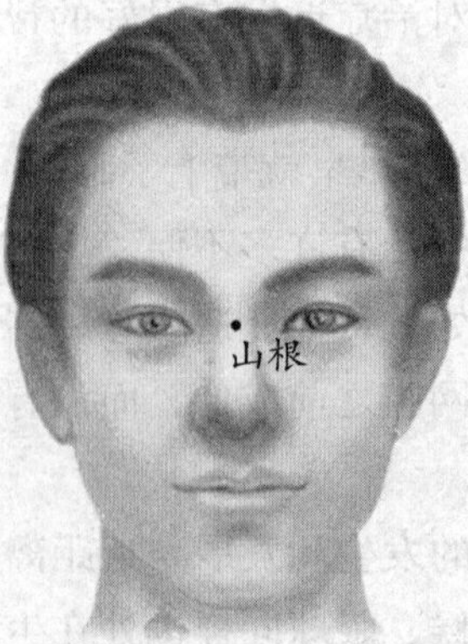

山根穴

在古代经常把鼻子比做面部的一座山。这座山是否挺拔就关系到人一生的命运，当然这里包括了封建迷信的内容。但是在经络和穴位上也继承了这种说法。直到今天，因为鼻子几乎是位于人的整个面部最中央的位置，所以也可以算是面部比较重要的一个器官，在鼻子的根部就是一个重要的穴位，名字也非常形象地叫作山根。

大多数人在眼睛疲劳的时候都会下意识地闭上双眼，用手挤按鼻子平行眼睛的位置，其实这个地方就是山根穴。山根穴就在鼻子和眼睛平行的位置上，且有很多的功效，例如缓解头脑长时间的疲劳，消除因为感冒、鼻炎等原因产生的头痛，这些都可以通过按摩山根穴来调节，也正是因为下意识的这个动作，无形中就按压到了这个穴位，其实在平时生活中任何时间都可以对山根穴进行一下按压，既不浪费时间，也会让头脑变得清醒，而对一些鼻部和眼部的疾病也有很好的帮助。如果想效果更加明显一些，就需要找准位置，向下按压，保持一定的力度，从解剖的位置看，山根穴的下方是鼻软骨，所以对于鼻炎等顽固的鼻部疾病有不错的效果。

【确定穴位】

山根穴在面部，双眼内眦连线的中点，也就是平行于眼睛的水平线与鼻子的交点。

【保健功效】

山根穴主治：小儿惊痫、感冒、头痛、鼻炎、结膜炎。位于两目内眦中间，按摩此穴 3 ~ 5 次，掐山根穴有开关窍、醒目定神的作用。

【穴位禁忌】

（1）按揉时力度要缓和，适中。

（2）每天施治时间 3 ~ 5 分钟，每日 2 ~ 3 次即可。

鼻交穴：醒神开窍，通调经络

早在唐代的《千金翼方》里就记载了鼻交穴，可以说作为一个奇穴，很早就被认识到其广泛的作用。之所以说鼻交穴的作用广泛，是因为头面部的疾病都可以通过鼻交穴来治疗，而且对于一些神经性的问题，按摩鼻交穴也有很不错的效果。而且鼻交穴有一个很方便的好处，自我就可以达到穴位刺激的效果，收到治疗疾病的效果。这也跟它的位置有很大的关系，每个人都可以准确找到鼻交穴，也可以很轻松地刺激这个穴位，所以说每天按摩鼻交穴，疾病自然就会远离。

对于一些患有中风、偏瘫或者癫痫等疾病的患者，家人就可以选取头面部的穴位进行组合治疗。无论是哪种情况，都可以加上鼻交穴，鼻交穴的作用基本涵盖着所有的神经性疾病，很多中老年的常见疾病都可以选取鼻交等穴位进行防治，所以说鼻交穴是一个简单易用的奇穴。

【确定穴位】

鼻交穴在面部，鼻背部正中线，当鼻骨基底之上方鼻骨间缝中。取穴时采取正坐，在鼻部，找到鼻骨最高处，微上凹陷中取穴。

【保健功效】

此穴主治脑溢血，脑震荡，癫痫，角弓反张，口噤，卒倒，中风昏睡，不省人事，昏厥，嗜睡，健忘，精神性疾病等。

【穴位禁忌】

（1）按揉时力度要缓和，适中。

（2）每天施治时间 3 ~ 5 分钟，每日 2 ~ 3 次即可。

鼻穿穴：疏风清热，宣通肺窍

说起养生，基本上所有人都会关注一些比较多见的疾病，而且还会与重要的脏器有关。而一些五官科的小毛病经常被忽略，像鼻炎、鼻窦炎、泪腺炎，这些疾病既很难引起大家的重视，又造成了每天的痛苦和难受，所以这些疾病经常与偏方妙法联系在一起，虽然大多数的偏方都存在着可信度的问题，但是有时候也会起一定的作用。在这些偏方中有一些比较好的方法，可以多多使用。

在四白穴的旁边，有一个跟鼻子关系密切的穴位，叫作鼻穿穴。就仿佛在两侧连接横穿过鼻子，所以形象地比喻成鼻穿。这个穴位有非常多的作用，许多的偏方都将鼻穿穴加了进去，采取各种各样的方式进行刺激，或者结合药物的贴敷。这也就说明鼻穿穴的作用非常好，对于常见的五官疾病都有不错的疗效，尤其是鼻部的疾病，如反复发作的鼻炎、鼻窦炎等。

鼻穿穴虽然主要是治疗鼻子方面的疾病，但是也可以治疗泪腺炎。泪腺炎分为急性和慢性两种。急性泪腺炎较少见，一般是由于细菌、病毒等感染所致。如果治疗不当或不及时，往往会转变为亚急性或慢性。慢性泪腺炎较急性泪腺炎常见，常与全身感染有关。中医则认为是由于风热蕴结所致。鼻穿穴可以疏风清热，通过按摩此穴，对泪腺炎的症状有一定的缓解作用。

【确定穴位】

鼻穿穴在面部，四白穴外上方，四白穴位于眼眶下缘正中。取穴时采取正坐，先选取四白穴，根据四白穴再定位鼻穿穴。

【保健功效】

（1）鼻炎、鼻窦炎等与鼻子相关的疾病。

（2）急慢性泪腺炎。

【穴位禁忌】

（1）按揉时力度要缓和，适中。

（2）每天施治时间 3 ~ 5 分钟，每日 2 ~ 3 次即可。

通气穴：理气活血，通络止痛

关于通气穴的位置，有两种不同的说法。一种认为是在扁桃体穴下前 3 分处，也就是说，在下颌角直下 5 分的颈部先找到扁桃体穴，然后再以此为依据找到通气穴。还有一种说法则认为此穴在前臂外面尺侧，肘尖下 10 厘米，约在手太阳小肠经的小海、支正二穴的连线上。

通气穴其实不是一个自古就有的穴位，而是现代人发现的经验穴，主要用来治疗胸胁疼痛，以及恢复错位的椎体。用通气穴治疗这两种疾病时，都需要特殊的方法，在这里简单给大家介绍一下椎体错位的治疗。

首先要确定错位的椎体，然后自上而下放松患部肌肉 1 ~ 3 分钟，找出压痛点，用指压 2 ~ 3 分钟，再按通气穴 2 ~ 3 分钟。根据错位的椎体不同而加按不同的穴位。按压完了，再让患者起身活动颈椎、胸椎或腰骶部即可。如是急性损伤错位患者，即刻感到活动轻松，疼痛减轻或消失。临床中棘突偏歪方向多和腿臂疼痛方向一致，但有部分患者恰好相反，表现为同侧方向疼痛，这大多为压迫神经根所致。方向相反者，大多为牵拉神经根所致。

【确定穴位】

第一种：在面部扁桃体穴（下颌角直下 5 分）下前 3 分处。取穴：患者正坐，在下颌角前下方取穴。

第二种：在前臂外面尺侧，肘尖下 10 厘米，约在手太阳小肠经的小海、支正二穴的连线上。取穴：患者屈肘，在前臂外面尺侧，肘尖下 10 厘米处取穴。

【保健功效】

通气穴对胸胁疼痛、椎体错位有很好的治疗作用。

【穴位禁忌】

（1）按揉时力度要缓和，适中。

（2）每天施治时间 3 ~ 5 分钟，每日 2 ~ 3 次即可。

鼻准穴：升阳救逆，开窍泻热

在传统医学的治疗疾病方法中，有一个广泛流传在民间的方法，那就是放血疗法。实际上放血疗法的来源就是传统医学的刺血疗法，所谓刺血就是选择一定的穴位，进行小范围的出血，以治疗疾病。主要是当人体的火热邪毒聚积的时候，会表现出一系列的症状。例如眼睛红肿，疼痛怕光，或者是心烦易怒，口舌生疮。治疗这类火热症状的时候，采取刺血疗法效果立竿见影。而在民间由于不能掌握具体的方法，可能会直接采取放血的方法。实际这种刺血的方法是十分可取，及时有效的，能够迅速地降低体内淤积的火毒。

在人面部的鼻子下，分开两个鼻孔的位置叫作鼻中隔，就像一个隔断一样分开两侧的鼻孔，在鼻中隔的下端是鼻柱穴，而在鼻柱穴的上方，也就是接近鼻头的位置，就是鼻准穴。鼻准穴是一个刺血放血的最佳穴位，直接用专门的三棱针等器具，刺破鼻准穴的皮肤，稍稍地挤放出少量的血液，就可以消除目赤肿痛等症状。这样也就免去了去医院就诊的麻烦。

还有一些人有酒糟鼻的情况，适当地限制饮酒，在鼻准穴处做适当的刺血疗法，能够慢慢减少酒糟鼻的情况。

【确定穴位】

在面部，当鼻尖的正中央。取穴：患者正坐或仰卧，于鼻尖处取穴。

【保健功效】

鼻准穴对鼻窦炎、鼻炎、鼻出血、喘息、昏迷、惊厥、新生儿窒息有很好的治疗作用。

【穴位禁忌】

（1）按揉时力度要缓和，适中。

（2）每天施治时间 3 ~ 5 分钟，每日 2 ~ 3 次即可。

（3）在进行刺血疗法时，一定要严格消毒。

（4）对于有出血倾向或血液病患者禁用刺血疗法。

立命穴：醒神开窍，健脑安神

当出现一些昏迷情况的时候，一般人们都会选择人中穴进行急救，这已经成为一个常识。在出现中风等疾病的时候也会选择人中穴。但是经过研究，在人中穴的附近才有真正的急救昏迷的要穴，在进行急救的时候，人中穴仅仅是配合的用穴。也就是说人中旁边实际上存在着一个穴位，这就是立命穴。立命穴只距离人中穴 3 厘米的位置，左右两侧各有一个穴位，如果出现昏迷的情况，直接对立命穴进行刺激，要比人中穴的效果更好。

现代医学也对人的鼻唇之间进行了研究，认为这个地方是非常敏感的区域，出现一些改变的时候不应当随意地刺激，当然对于昏迷等情况可以结合这个区域进行紧急的治疗。实际上在这个区域，最重要的就是立命穴，正是因为立命穴的强烈作用，才会使面部鼻唇之间成了一个敏感的地方。掌握立命穴的位置，每次可以双侧同时按压。

了解到立命穴之后就要注意穴位所在位置的感觉，因为这个区域相当的敏感，所以人体的一些反应都会在外界表现出来，立命穴所在的区域正是这样的一个地方。古人将安身立命的名字放在这个穴位，也正是因为立命穴所处的重要位置。在挽救一些危重病人出现紧急情况时，可同时刺激立命穴和人中穴。所以遇见突发的事情，一定要找到立命穴。同时在使用当中要注意与人中穴有所区别。可以采用左右各一针，用毫针从一侧立命穴进针，平刺通过人中穴，针尖由对侧立命穴透出皮肤，用强捻转手法。

【确定穴位】

立命穴就在人中穴旁开 3 厘米的地方取穴。取穴时采取仰卧位，找到人中后就可以定位立命穴。

【保健功效】

立命穴对脑溢血，脑震荡，癫痫，角弓反张，口噤，卒倒，中风昏睡，不省人事，昏厥，嗜睡，精神亢奋，健忘有很好的治疗作用。

【穴位禁忌】

（1）按揉时力度要缓和，适中。

（2）每天施治时间 3 ~ 5 分钟，每日 2 ~ 3 次即可。

牵正穴：祛风清热，通经活络

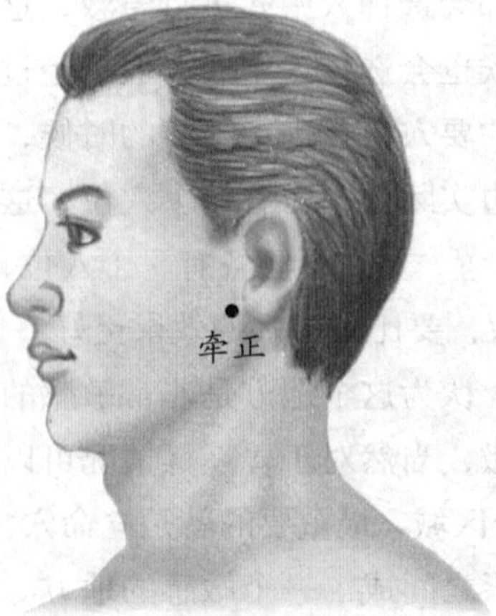

牵正穴

牵正，顾名思义，就是把歪的东西给牵正了。大家都能想到，得了面瘫的话，会出现口眼歪斜。

面瘫，在医学上称为面神经麻痹，也称面神经炎，俗称"歪嘴巴"、"歪歪嘴""歪嘴风"等，是以面部表情肌群运动功能障碍为主要特征的一种常见病，一般症状是口眼歪斜。它是一种常见病、多发病，不管男女老幼都有可能得这个病。

大多数面瘫病人是在清晨洗脸、漱口时突然发现一侧面颊动作不灵、嘴巴歪斜。病侧前额皱纹消失、眼裂扩大、鼻唇沟平坦、口角下垂，露齿时口角向健侧歪斜。病侧不能做皱额、蹙眉、闭目、鼓气和噘嘴等动作。

得了面瘫，患者会很着急，担心不能恢复，影响美观。其实这个病是完全可以治愈的，只要及时就诊，及时治疗，就完全可以恢复。针灸治疗可以选用合谷、太冲、牵正、颊车、地仓、风池、下关、迎香、承浆或夹承浆等穴位，不必每个穴位都选，选择几个就可以。按摩之前先把双手擦热，然后以热手搓面，促进面部血液循环，再做穴位按摩。

【确定穴位】

牵正穴在面颊部，耳垂前方 1.6 厘米，与耳中点相平处。

【保健功效】

牵正穴对面神经麻痹，口疮，下牙痛，腮腺炎有很好的治疗作用。

【穴位禁忌】

（1）按揉时力度要缓和，适中。

（2）每天施治时间 3 ~ 5 分钟，每日 2 ~ 3 次即可。

夹承浆穴：清热疏风，醒脑提神

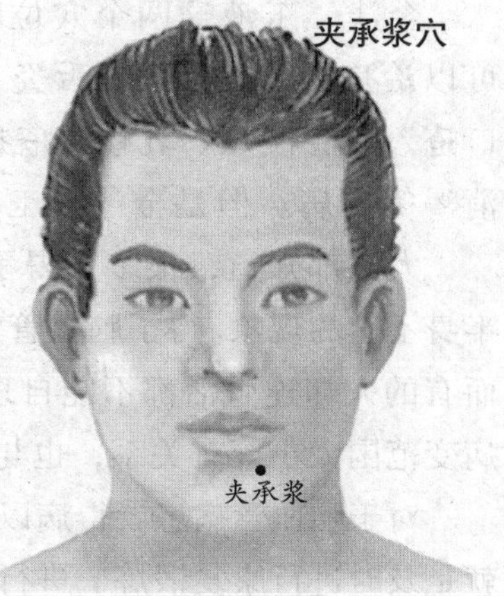

夹承浆穴，别名颏髎、下地仓、痛关，位于承浆穴旁开3.3厘米左右各一，属于经外奇穴。一般人们认为此穴有疏风清热的作用，可以治疗面神经麻痹，三叉神经痛，面肌痉挛，以及急性牙髓炎，牙龈炎，根尖周炎等口腔疾患。但是其主治作用远不止这些，这和它的特殊位置有很大的关系。

夹承浆虽为经外穴，但此穴的位置恰好在足阳明胃经及任脉之经脉线上。足阳明胃经循行于上齿龈，再回出环绕口唇；任脉起于小腹内，下出会阴部，向前上行于阴毛部，过关元，上行环绕口唇，与足阳明胃经交会于承浆穴。针刺时，取一侧夹承浆（过承浆）向另一侧横向透刺，可达到过二经透三穴之目的，治疗胃经所主之本腑病症，如消化不良、小儿流涎、急性胃痉挛、呃逆等，起到意想不到的治疗效果。夹承浆穴有解痉镇痛、降气止逆、健脾和胃的作用，对于胃溃疡、十二指肠溃疡、胆囊炎等也有明显止痛及治疗作用。

经脉所过，主治所及，过任脉横刺诸穴，可调整肾之开合功能及膀胱气化功能，故可治疗尿失禁症。

【确定穴位】

夹承浆穴在下颌部，在颏唇沟中点两旁开3.3厘米处。取穴：患者正坐仰靠或仰卧位，在下颌部颏唇沟两旁约3.3厘米凹陷处取穴。

【保健功效】

夹承浆穴对面神经麻痹，三叉神经痛，面肌痉挛，急性牙髓炎，牙龈炎，根尖周炎有很好的治疗效果。

【穴位禁忌】

（1）按揉时力度要缓和，适中。

（2）每天施治时间3～5分钟，每日2～3次即可。

金津穴、玉液穴：清泻热邪，生津止渴

金津、玉液这两个穴位利舌洪音，清泻热邪，生津止渴的作用，可以治疗舌肿、舌强、舌炎、失音、聋哑、喉炎、咽炎、热病、呕吐、口疮、口腔溃疡、乳蛾、疮疡、绞肠痧、腹泻、漏经、急性扁桃体炎、消渴等疾病。但是金津、玉液最重要的作用，还是治疗言语障碍。

大家都知道，很多人得了脑血栓、脑出血以后，会出现言语不清，半身不遂的现象。得了脑血管病以后，为什么有的人可以没有什么后遗症，而有的人却连生活都不能自理呢？这和发生脑梗死或者脑出血的位置、病变范围大小等有关系，也与治疗和康复开始的时间有关系。

对于脑血管病患者得病以后除了要规范治疗之外，还有很重要的一点就是及时进行康复锻炼。进行康复的时候，除了要靠患者本身的坚持锻炼以外，还可以辅助针灸治疗，以增强效果，加快恢复。对于有语言障碍的患者，就可以用金津、玉液这两个穴位点刺放血，来达到治疗的目的。

现代医学的糖尿病属于中医消渴病的范畴。消渴可以根据病变特点的不同分为上消、中消和下消。金津、玉液这两个穴位对于以口渴为主的上消的患者，疗效较好。现代研究还发现点刺金津玉液，治疗舌炎，口角炎，口腔炎，有消炎止痛的作用。

【确定穴位】

在口腔内，当舌下系带两侧的静脉上。其中左侧的叫作金津穴，右侧的叫作玉液穴。取穴时患者仰靠坐位，张口，舌尖向上反卷，上门齿夹住舌头，暴露舌下静脉，约在静脉中点处取穴。

【保健功效】

金津穴、玉液穴对急性扁桃体炎，口腔溃疡，舌炎，咽炎，语言障碍、呕吐、消渴有很好的治疗效果。

【穴位禁忌】

（1）本穴禁用火炙。

（2）每天施治时间 3 ~ 5 分钟，每日 2 ~ 3 次即可。

（3）点刺放血时，一定要严格消毒。

（4）对于有出血倾向或血液病患者禁用点刺放血。

海泉穴：清热解毒，通络开窍

有很多危重的疾病都会影响到人的语言功能，比如说脑出血、脑梗死、脑外伤等，都会出现言语不清，吐字模糊的情况。还有很多老年人上了年纪就会出现言语不利的情况，影响平时的交流。这些都是极度影响患者心理的原因，慢慢地老年人会变得越来越孤独，生活的质量也在不断地下降。

海泉穴可以帮助大家解决这个难题。海泉穴在舌下系带上，因为这个特殊的位置，所以按摩起来不太方便。有两个方法可以解决，一是借助筷子勺子等器具，用它们来对海泉穴按压，施加刺激。再者就是多多用力上卷舌头，这样会牵拉舌下系带，也会对海泉穴有一定刺激。

海泉穴不但可以治疗舌头疼痛、活动不灵活，还可以治疗嗓子疼痛，比如说咽炎、扁桃体炎、喉炎等，都可以用海泉穴治疗。此外，它还可以治疗消化道疾病，如恶心呕吐，呃逆，腹痛腹泻等。

【确定穴位】

海泉穴位于口腔内，当舌下系带中点处。取穴时患者正坐张口，舌转卷向后方，在舌面下方，舌系带中点处取穴。

【保健功效】

海泉穴对舌缓不收、重舌肿胀、喉痹、高热、单乳蛾、口舌生疮、呕吐、呃逆、腹泻、腹痛、糖尿病有很好的治疗作用。

【穴位禁忌】

（1）本穴禁用火灸。

（2）每天施治时间 3 ~ 5 分钟，每日 2 ~ 3 次即可。

颊里穴：清热解毒，祛风通络

口腔溃疡是一个非常常见的小毛病，每个人都患过口腔溃疡，感到疼痛难忍而且会影响到日常进食。但是即便是去医院也仅仅是吃一些药物，或者是补充一些维生素 C，因为大夫会告诉大家口腔溃疡会慢慢自愈的。这让每个人都感到十分烦恼，虽然溃疡会慢慢地消失，但是我们希望能使溃疡尽快地消退，不让这种随时随刻的疼痛影响到一天的好心情。

中药是一个不错的抑制口腔溃疡的好办法，但是在溃疡发作的时候效果也并不理想。当口腔溃疡发生的时候，可以选择口腔周围的穴位进行刺激，这样就能使溃疡得到迅速的抑制，疼痛也会有所减轻。颊里穴就在口腔的内侧，有很多人初发溃疡的时候实际上就是在颊里穴的位置，稍稍地施以针法，刺激穴位，可以有效地减轻溃疡发作时的痛苦。

【确定穴位】

颊里穴位于口腔内，颊黏膜上与口角平，距口角约 3.3 厘米处。针灸的时候斜刺，针尖入口腔黏膜由前向后进针 1‾1.6 厘米，或点刺出血。

【保健功效】

颊里穴可清热解毒，祛风通络。主治：口疳、齿龈溃疡、黄疸、口眼歪斜。

【穴位禁忌】

（1）本穴禁用火炙。

（2）每天施治时间 3 ~ 5 分钟，每日 2 ~ 3 次即可。

第三章

颈项部经外奇穴

止呕穴：理气通络，和胃止呕

恶心呕吐是比较常见的一个情况，也不能算是一种疾病，但也不能随随便便忽视。具体呕吐的原因非常多，想要把真正的原因找到，医生可能会对患者进行反复的检查。对于很多人来讲，呕吐往往是突然出现，但是可能也会停止。出现这样的情况就让人非常犹豫到底去不去医院进行诊治。呕吐很麻烦，但是又很难找出哪种药物非常迅速的起效，于是就会让人产生一种疑问，难道就没有一种行之有效的方式来减轻或者消除呕吐的症状吗？答案就在神奇的止呕穴。

其实在很早的时候人们就开始寻找能够专门治疗呕吐的穴位，由于呕吐的发生无论是哪种原因引起的，都不能绕开与胃的关系，在寻找穴位的时候也是根据这样的方向，经过反复的临床检验，最后在廉泉穴和天突穴之间确定了最有效的止呕穴位。无论是哪种原因引起的呕吐，不管是因为疾病还是正常妊娠反应，刺激止呕穴都能起到很好的效果。

对于一些癌症的患者，在接受放疗和化疗的时候，往往会引起恶心呕吐等副作用，对于这样的情况只能是痛苦的忍受。其实只要了解到止呕穴，不必担心是哪种原因产生的呕吐，每天进行一定的自我按摩，就能缓解痛苦难忍的恶心，对于这类药物或者其他原因产生的副作用，效果更加明显。

【确定穴位】

止呕穴位于廉泉穴和天突穴连线的中点位置。廉泉穴位于人体的颈部，在前正中线上，结喉上方，舌骨上缘凹陷处。天突穴位于颈部，在前正中线上，两锁骨中间，胸骨上窝中。取穴时嘱患者仰头，在颈部取穴。

【保健功效】

刺激止呕穴可治疗各种原因引起的呕吐。

【穴位禁忌】

（1）本穴禁用火炙。

（2）每天施治时间 3 ~ 5 分钟，每日 2 ~ 3 次即可。

落枕穴：柔筋缓急，舒筋活血

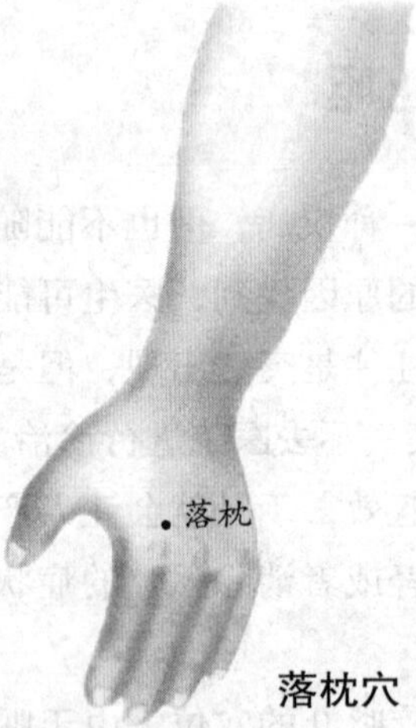

落枕穴

落枕，每个人都遇见过，有时自己都会感到莫名其妙，不知道为什么会出现落枕，落枕了又不知道如何解决，大多数的情况都是在忍耐，等待着落枕的疼痛自己消失。但是很多上了年纪的中老年人经常会发现，落枕的情况会持续很长的时间，没有一点缓解的迹象，甚至会持续到第二天。

专业的医师指出，出现落枕后不能过分地晃动脖子，也不要在没有专业指导的情况下做自我按摩。因为颈部有非常重要的神经和血管通过，在出现落枕的时候，自我的一些不正确的调整，往往会加重落枕的疼痛，甚至还会引起其他严重的疾病。所以说对于落枕，很多人会变得束手无策。那么这里了解到针对落枕穴位，因为穴位是在双手上，并没有什么使用禁忌，在出现落枕的时候按摩刺激落枕穴，就可摆脱落枕的大麻烦。

【确定穴位】

落枕穴在手背侧，当第二、第三掌骨之间，掌指关节后约 1.6 厘米处。先在手背上找到食指和中指的骨之间，用手指朝手腕方向触摸，从骨和骨变狭的手指尽头之处起，大约一指宽的距离上，压迫时有强烈压痛感，就是落枕穴。

【保健功效】

刺激此穴对落枕，手臂痛，胃痛有治疗效果。

【穴位禁忌】

（1）按揉时力度要缓和，适中。

（2）每天施治时间 3 ~ 5 分钟即可，每日 2 ~ 3 次即可。

颈中穴：滋阴潜阳，舒筋止痛

现在不管是因为工作原因还是其他原因，人们都会多多少少地患有颈椎的疾病。起初的时候可能会感到肩背酸痛，也就没有过于注意，但是这种不适的症状不会慢慢消失，反而会越来越明显，越来越难忍。这些都与颈部的过分劳累，长时间的血液不通有关系。注意平时的按摩保健，就会使血液运行通畅，局部的酸痛也会明显减轻。

颈背部的穴位是调节肩颈酸痛的最佳穴位，也是预防颈椎病、肩部疾病最有效的穴位。掌握这些穴位能够帮助减轻因为长时间劳累导致的各种肩背部不适，这也是现代办公室一族需要了解的，长时间、高强度地工作就会引起身体发生改变，最直接的就是颈椎以及肩背部的改变。基本上所有的白领都会抱怨自己的颈部和肩部经常难受，由于工作的原因只能自己忍受，慢慢地纵容疾病变重。实际上记住这些穴位，每天自己用手去按压刺激一些穴位，就会改善颈肩的气血运行，不会让颈椎病出现在自己的身上。

【确定穴位】

风池与翳明连线中点下6.6厘米，胸锁乳突肌后缘处。风池穴位于项部，在枕骨之下，与风府穴相平，胸锁乳突肌与斜方肌上端之间的凹陷处。而翳明穴在翳风穴后3.3厘米处，在翳风与风池连线的中点。取穴：患者正坐，在颈部取穴。

【保健功效】

颈中穴主治头痛，眩晕，目疾，耳鸣，失眠。跟颈椎相关的不适症状都可以选择颈中穴进行治疗。

【穴位禁忌】

（1）按揉时力度要缓和，适中。

（2）每天施治时间 3 ~ 5 分钟，每日 2 ~ 3 次即可。

副哑门：镇静止痫，开窍醒神

癫痫是一种非常复杂的疾病，通常情况下会认为跟遗传有关，而发病的情况与患者的神经系统紊乱密不可分，所以治疗癫痫传统的方法是通过电击的方式，对神经进行刺激。针灸也是一个主要的治疗癫痫的方法，经过传统的辩证，选取一些特定的穴位，成了治疗癫痫发作的有效手段。结合了现代的方法，就形成了穴位与电针相辅相成的最佳方式，而经过长时间的探索，在经络的奇穴当中找到了副哑门等奇穴，能比较有效地控制癫痫的发作。

一般治疗癫痫，多取风府和哑门两个穴位，认为这两个穴位针刺效果很显著。风府、哑门是督脉要穴。中医认为，惊风抽搐之类的疾病，都属于督脉失调、气血不通。治癫痫取风府、哑门二穴，就在于二穴的位置重要，刺一穴而触及旁经，能收到以一当十的效果，尤其可以对督脉形成良好的刺激，从而调和气血，平衡阴阳。但是，据前人经验和相关的资料，这两个穴位不宜深刺，深刺会给患者带来危险；同时，浅刺虽然安全系数大，但效果不理想。因而，医家只好视其为禁地，放弃了它们。

副哑门穴属经外奇穴，只比哑门穴远一个颈椎，深刺很容易对大脑皮层以及中枢神经形成有效刺激；同时由于避开了延脑，安全系数大，治疗效果仅次于针刺哑门穴。

副哑门的位置在人的后颈部正中的位置上，无论从中医的角度还是西医的角度，在这个位置都可以刺激到深层次的神经，也就是作用更加明显，效果持续的时间更久。所以选择副哑门这个穴位，可以说是治疗癫痫最佳的地方。

【确定穴位】

副哑门属经外奇穴，位于项部正中线，后发际中点直下 5 分处，第 2 ~ 3 颈椎棘突间，深刺入椎管内可至脊髓。取穴：患者正坐，在颈部第 2 ~ 3 颈椎棘突间取穴。

【保健功效】

副哑门可治疗癫痫。

【穴位禁忌】

（1）按揉时力度要缓和，适中。

（2）每天施治时间 3 ～ 5 分钟，每日 2 ～ 3 次即可。

（3）针刺时不可深刺，不可大幅捻转，以免伤到脊髓。

定喘穴：止咳平喘，通宣理肺

定喘穴属经外奇穴，1954 年于《北京中医》首次提到，主治哮喘，咳嗽。

哮喘是一个很缠人的顽症，而且反复发作会越来越重，发作的时候经常让人有种痛不欲生的感觉。虽然中医对于哮喘的治疗效果非常显著，但是也很难保证能够彻底根除哮喘。正是由于这些原因，哮喘成了自古的难症，很多医家都以攻克哮喘作为毕生的目标，但是直到今天也只能控制哮喘的发作，无法彻底地根除它。

很多哮喘的患者会随身携带着止喘的药物或者喷剂，虽然他们也清楚止喘药物中含有激素等物质，能够暂时止住发作的症状，从长远的角度来看并没有很好的作用，但是没有人能忍受哮喘发作那种无法呼吸的痛苦，所以服用这类临时的止喘药物真有点饮鸩止渴的效果。其实掌握定喘穴，在自我感觉哮喘即将发作的时候进行按摩刺激，同样可以抑制哮喘的发作，减轻症状，帮助呼吸恢复通畅。有人将定喘穴比喻成随身携带的哮喘特效药并没有夸大，但是定喘穴的穴位在背部，进行刺激时最好能有其他物品进行辅助，这样找准穴位，可以做到事半功倍。

【确定穴位】

定喘穴在背部，第七颈椎棘突下，旁开 1.6 厘米。取穴：患者俯卧位或正坐低头，穴位于后正中线上，第七颈椎棘突下定大椎穴，旁开 1.6 厘米处。

【保健功效】

定喘穴可治疗哮喘，支气管炎，支气管哮喘，百日咳，落枕，肩背痛。现在常用于治疗支气管以及支气管疾病、肺结核、百日咳、颈项部扭挫伤等。

【穴位禁忌】

（1）本穴禁用火炙。

（2）每天施治时间 3 ～ 5 分钟，每日 2 ～ 3 次即可。

百劳穴：滋补肺阴，舒筋活络

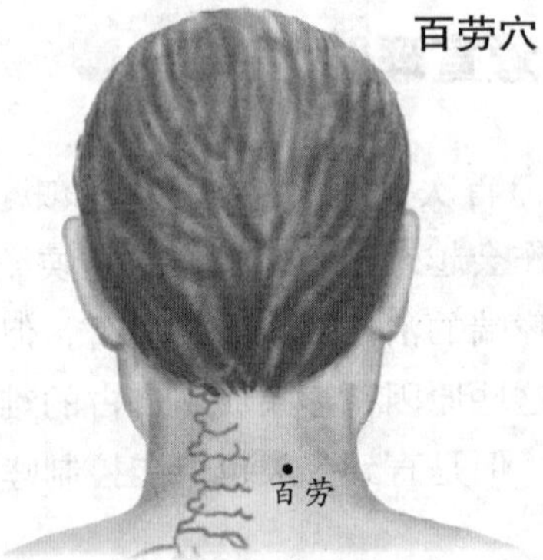

百劳穴，也叫作颈百劳。劳，在这里是劳伤、痨瘵之意。这个穴位能治疗痨瘵，也就是现在所说的肺结核，以及劳损、劳伤，因为穴位在颈部，故名颈百劳。百劳穴首见于宋《针灸资生经》，但无定位；明《针灸大全》云："即大椎穴"。近代将大椎旁3.3厘米也叫百劳，一名下百劳，与本穴合称为"百劳四穴"。

百劳穴在颈部，约当第5，第6颈椎水平，位于膀胱经与华佗夹脊之间。

百劳穴有滋补肺阴，舒筋通络、活血止痛。主治诸虚百损，颈项强痛，瘰疬，落枕，咳嗽，气喘，百日咳，项背风湿疼痛，骨蒸潮热，盗汗自汗，失眠，鼻衄，过敏性鼻炎等。在治疗时，根据不同的病症，可以配合不同的穴位，以增强疗效。如失眠的话，用百劳配神门、三阴交；鼻衄的患者，可以用百劳配孔最；要是有颈椎病、颈项强痛，可以用百劳配天柱、大杼、悬钟等；对于过敏性鼻炎者，则用百劳配肺腧、飞扬。

【确定穴位】

百劳穴在项部，在大椎穴直上6.6厘米，后正中线旁开3.3厘米。取穴：患者正坐位头稍前倾或俯卧位，大椎穴直上6.6厘米，旁开3.3厘米处取穴。

【保健功效】

百劳穴可治疗咳嗽，哮喘，肺结核，颈项强痛，角弓反张。

【穴位禁忌】

（1）按揉时力度要缓和，适中。

（2）每天施治时间3～5分钟即可，每日2～3次即可。

哑穴：清凉祛火，缓解疼痛

由于哑穴经常出现在武侠作品中，大侠一伸手，被点中哑穴的人就不

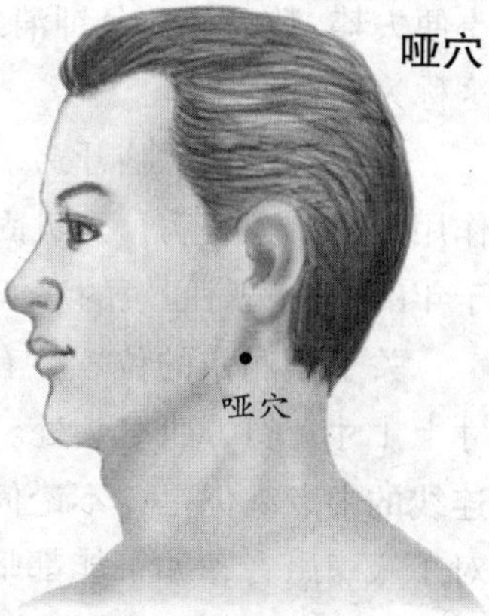

能说话了，因此，哑穴被很多人都误解成会导致人不能说话的穴位。其实从医学的角度看，哑穴非但不会致人变聋变哑，还能治疗聋哑的情况。

频繁的夜生活，过度兴奋的娱乐，这已经成为现代人习以为常的事情，但是这些往往会引起一个看似不相关的问题，咽炎、喉炎或者是扁桃体炎，从中医的角度来看，咽喉是人体的一个门户，外界有害的邪气会很容易从咽喉部侵犯，频繁的夜生活会引起人的抵抗力下降，当然会出现咽喉的红肿疼痛，声音嘶哑，严重的可能说不出话来。这时就可以用哑穴这个经外奇穴来治疗。

对于有慢性咽炎，或者平时爱上火总是嗓子疼的人，可以经常按摩哑穴。按摩的时候首先要找到胸锁乳突肌，这个肌肉是连接在胸锁关节和乳突之间的，当转头的时候，这个肌肉就会明显突出来，这样就很好找了。按摩的时候要用力和缓，速度也不要太快，而且很重要的一点是要坚持，尤其是慢性咽炎的患者，更要坚持每天早晚按摩。

【确定穴位】

哑穴在项外侧部，下颌角下方，胸锁乳突肌前缘的凹陷中。取穴：患者端坐，在胸锁乳突肌前缘的凹陷处取穴。

【保健功效】

哑穴可治疗聋哑、扁桃体炎，喉炎等咽喉部疾患。

【穴位禁忌】

（1）按揉时力度要缓和，适中。

（2）每天施治时间 3 ~ 5 分钟，每日 2 ~ 3 次即可。

癫痫穴：醒脑开窍，舒筋活血

癫痫病也就是人们平时说的“羊角风”，是一种突发性、短暂性大脑功能失调性疾病。发病率相对较高，可发生于任何年龄，青少年尤为多见。癫痫发作时，病人往往大叫一声，昏倒在地，两眼上视，口吐涎沫，四肢抽搐，小便失禁，数秒或几分钟消失。也有的病人出现短暂的意识障碍，但不倒地，这称为癫痫小发作。

癫痫穴具有醒脑开窍，调节神经与精神系统，舒筋活血，理气和中的作用。主治癫痫病，为巩固疗效，还需配合胸痛穴、醒脑穴一起治疗。对于年龄小发病时间短的病人效果较为理想。

关于癫痫穴的位置，有两种说法，一种认为是在颈项部，风池穴内1寸上1寸，斜方肌尽头处。还有一种认为是在小腿上，髌骨下沿至踝关节连线的中点。但是，不论何种说法，均认为癫痫穴具有治疗癫痫的作用。对于癫痫患者，如果能都坚持按摩，同时配合相应药物治疗，有控制癫痫发作频率及病情程度的作用。

癫痫穴不仅可以用来治疗癫痫，还可以治疗急性胃炎、胃溃疡、十二指肠溃疡等消化系统疾病。可以很好地改善胃疼、泛酸、胃灼热等症状。对于痛经、晕车者，平时也可以多按摩此穴，以达到预防的作用。

【确定穴位】

（1）位于颈项部，风池穴内3厘米上3厘米，斜方肌尽头处。取穴：患者取坐位，在颈项部斜方肌尽头处取穴。

（2）位于小腿，在胫骨与腓骨之间，即髌骨下沿至踝关节连线的中点。取穴：患者取坐位或卧位，在小腿上髌骨下沿至踝关节连线的中点取穴。

【保健功效】

（1）癫痫、癔症性昏厥、精神分裂症、神经衰弱等神经系统疾病。

（2）急性胃炎、消化道溃疡等消化道疾病。

（3）其他疾病，如痛经、肩周炎、晕车、晕船、晕机等。

【穴位禁忌】

（1）按揉时力度要缓和，适中。

（2）每天施治时间3～5分钟，每日2～3次即可。

第四章

胸胁腹部经外奇穴

直骨穴：降温去热，消炎止痛

小儿的疾病比较迅猛，因为小儿的身体还没有完全发育成熟，对疾病的抵抗能力不够。当出现一些发热、气喘、咳嗽等症状的时候，往往并没有什么征兆，加上年轻的父母经验不够丰富，发现孩子有不适的症状就会非常着急，这样就只能去医院就诊。其实遇见这种情况完全可以学习一些儿科的小方法，掌握一些在家中就能有效治病的手段。在孩子刚刚开始出现不适的时候就进行调理，这样就会使小儿的情况变得比较稳定。

一般来讲，小儿比较容易出现发热的症状，从医学的角度讲，也有小儿发热不必立即降温的说法。选取一些穴位，好像是在进行物理降温，但是却从小儿的五脏六腑着手调理，不会有治标不治本的毛病。选用直骨穴，不用针灸，只需要用艾灸的方法，简简单单就让孩子体内的火热慢慢减少，容易在肺部发作的疾病也就随之减少了。

除了小儿的疾病，实际上还有一些女性的乳腺疾病，也可以选用直骨穴来治疗，因为穴位的位置原因，所以对于女性的乳腺疾病效果也非常好。同样是不需要针灸，只要自己多进行一下按摩刺激，用艾灸的方法经常对穴位进行治疗，一些简单的炎症疼痛都会慢慢消失，而对一些比较严重的乳腺疾病也有辅助的效果。

【确定穴位】

直骨穴在乳头直下 3 厘米处。在乳下大约离一指的距离，看有低陷的地方或者与乳头直对不偏者就是穴位。女性可以按住乳头直向下，大约乳头所到之处就是穴位。

【保健功效】

直骨穴主治小儿温疟，咳嗽，气逆等。还可以用于治疗女性的乳腺疾病。

【穴位禁忌】

（1）本穴禁用针刺。

（2）每天施治时间 3 ~ 5 分钟即可，每日 2 ~ 3 次即可。

乳下穴：理气增乳，通络止痛

乳下穴是经外奇穴。梁代的葛洪在《肘后备急方》中记载："治卒吐逆方，灸乳下 3 厘米，七壮即愈。"后又在唐代《千金要方》中有："小儿癖，灸两乳下 3 厘米各三壮。"在《针灸集成》中将其列作经外奇穴，名乳下，在乳头直下一寸处。主治腹痛腹胀，胸胁疼痛，乳肿少乳，小儿癖疾，久嗽，反胃，干呕，吐逆，胃脘痛，闭经等。癖，就是肿块的意思。这里说的小儿癖疾意思就是说，在小孩子的体内有了肿块，对于小孩来说，肝肿大的可能性不大，一般都是指脾肿大。治疗的时候用艾炷灸 3 ~ 5 壮；或艾条灸 5 ~ 10 分钟。

乳下穴这个名字的得来，是和它的位置有关的，因为它正好在乳头下 3 厘米，所以被称作乳下。它所治疗的疾病，首先就是乳房的各种疾患，如乳痈、产后缺乳、乳腺增生、乳房胀痛等。前面已经提到，在用乳下穴治疗疾病的时候，可以用艾灸的方法，这点和乳中穴不同。乳中穴只做定位使用，不针也不灸。由于这两个穴位离得很近，所以在灸乳下穴时，要注意避免灸到乳中。

由于乳下穴离胸胁部及胃脘部很近，所以也可以用来治疗胁肋疼痛、咳嗽、胃疼、恶心、呕吐等相近部位的疾病。

在按摩的时候，可以用手指指腹按揉乳下穴，顺时针或逆时针方向都可以，速度不要太快，保持在每分钟 60 次左右即可。每次按摩 3 ~ 5 分钟。

【确定穴位】

乳下穴位于胸部，从左右乳头直下 3 厘米处，左右计两个穴。取穴：患者取仰卧位，在乳头直下 3 厘米处取穴。

【保健功效】

乳下穴可治疗乳肿、少乳、乳腺增生、胸胁疼痛，久嗽、腹痛腹胀，反胃，干呕，吐逆，胃脘痛，小儿癖疾、闭经。

【穴位禁忌】

（1）按揉时力度要缓和，适中。

（2）每天施治时间 3 ~ 5 分钟，每日 2 ~ 3 次即可。

截疟穴：截疟杀虫，理气止痛

截疟穴位于胸部，从左右乳直下13厘米处，左右计两个穴。唐代的《千金要方》：“一切疟无问远近，正仰卧，以线量两乳间，中屈，从乳向下，灸度头，随年壮。”在《经外奇穴治疗诀》一书中列作经外穴，名截疟，位于乳头直下 13 厘米处。

截疟其实是治疗疟疾的方法之一。在疟疾发作前的适当时间，使用内服药或针刺等方法，以制止疟疾的发作。

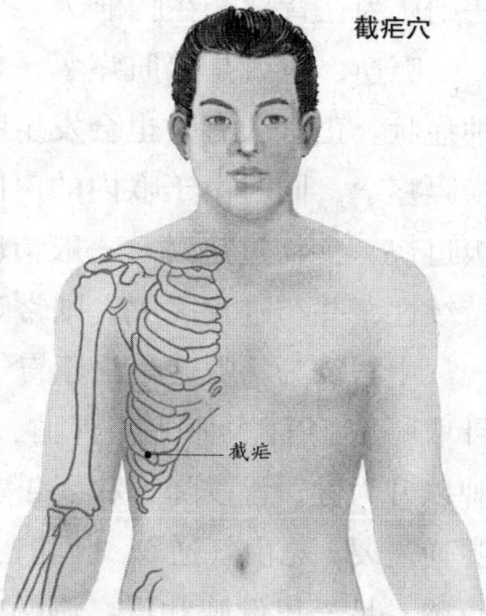

疟疾是一种传染病，由蚊虫传播，在古代是健康的一大杀手。典型的疟疾多呈周期性发作，表现为间歇性寒热发作。一般在发作时先有明显的寒战，全身发抖，面色苍白，口唇发绀，寒战持续约 10 分钟至 2 小时，接着体温迅速上升，常达 40℃或更高，面色潮红，皮肤干热，烦躁不安，高热持续约 2 ~ 6 小时后，全身大汗淋漓，大汗后体温降至正常或正常以下。经过一段间歇期后，再次重复上述间歇性定时寒战、高热发作。由于当时还没有认识到疟疾发生的原因，人们只能通过截疟的方法来制止疟疾的发作。

截疟穴还可以治疗胸胁疼痛，这是由它的位置所决定的。有的人平时爱生气，这样的人总会觉得两胁疼痛，检查也没有什么问题，这时就可以用截疟穴，同时配合一些有疏肝作用的穴位一起来治疗。比如说肝腧、期门等穴位都可以选择。

【确定穴位】

截疟穴位于胸部，从左右乳头直下 13 厘米处，左右计两个穴。取穴：患者取仰卧位，在乳头直下 13 厘米处取穴。

【保健功效】

截疟穴可治疗疟疾、胸胁疼痛等。

【穴位禁忌】

(1)按揉时力度要缓和，适中。

(2)每天施治时间3~5分钟，每日2~3次即可。

呃逆穴：降气和胃，利膈止呃

呃逆穴，属经外奇穴，有降气利膈止呃的作用。关于呃逆穴的位置有两种不同的说法，一种说法认为是在胸部，乳头直下第七肋间；另一种说法则认为在背部，在胸椎7~8棘突间旁开3厘米之压痛点。

呃逆，也就是膈肌痉挛，是膈肌不自主的间歇性收缩运动所出现的一种症状。正常人有时也会发生呃逆，属于生理性的，是由于某种原因引起横膈痉挛，同时由于喉内的声门没有充分打开而发生杂音，常常发生在吃饭过快、食物过热时。一般情况下，几分钟即可自行平息。但如果呃逆为持续性，并与进食无关，则常为病理性。

中医认为，呃逆是由于胃气上逆所引起的。治宜疏肝和胃，降逆止呃。针取膈腧、肝腧、脾腧、胃腧、足三里、太冲、呃逆穴。脾胃属土位居中焦，脾以升为健，胃以降为和，肝喜条达而恶抑郁。《景岳全书·呃逆》云“致呃逆之要，总由气逆”，肝腧、膈腧、呃逆穴靠近膈部，以调气利膈；脾腧、胃腧、足三里健脾和胃，调畅中焦；太冲疏肝胆经气，降逆解郁。

治疗呃逆，除了按压攒竹穴，还可按揉呃逆穴。呃逆穴的位置有胸部和背部两种不同说法，自行按摩的话，只能按揉到胸部乳头直下第七肋间的呃逆穴位置；如果有人帮忙的话，也可以前后都按摩。这两个穴位都和膈肌的位置相近，治疗起来都有作用。

【确定穴位】

(1)位于胸部，在乳头直下第七肋间。取穴：患者取仰卧位，于乳头直下第七肋间取穴。

(2)位于背部，在胸椎7~8棘突间旁开3厘米之压痛点。取穴：患者取俯卧位，在胸椎7~8棘突间旁开3厘米之压痛处取穴。

【保健功效】

呃逆穴可治疗膈肌痉挛。

【穴位禁忌】

（1）按揉时力度要缓和，适中。

（2）每天施治时间 3 ~ 5 分钟，每日 2 ~ 3 次即可。

肝神穴：疏肝解郁，利胆和胃

肝神穴并不是一个穴位，而是一组穴位。从剑突右侧紧靠肋缘下约 3 ~ 4 分取第 1 穴。每间隔 3 厘米，分别取第 2 穴，第 3 穴，顺序定名为“安神”“疏肝”“解郁”。从第 2 穴起往下稍向腹中线斜 5 厘米处（与前 3 穴连线成 45° ~ 60°，主要根据人体的胖瘦而定）定名为“胆降”穴，为第 4 穴，这四个穴总称为“肝神”穴。

肝神穴有疏肝解郁，条达气机，安神镇静，调理胃肠的作用。肝神穴主要适用于因肝失疏泄而引起的各种病症。由肝失疏泄引起的疾病有很多，包括胃疼、腹泻、胁痛、胸闷等等。这是由于肝的疏泄作用，对全身气机有着重要的调节作用。如果肝失疏泄，就会导致气机运行不畅，进一步又会引起血液的运行不畅。全身各处，不论是什么地方的气血不通畅了，都会出现相应部位的问题。因此，肝失疏泄会导致全身各个部分的疾病。

通过肝神穴可以治疗很多疾病，但是，不是说一按摩或者一扎针，很快就会好。因为这需要一定的时间来调节全身的气血。所以，在治疗的时候不可急于求成，而贵在坚持。

【确定穴位】

患者取仰卧位，于上腹部肋缘下取穴。从剑突右侧紧靠肋缘下约 3 ~ 4 分取第 1 穴。每间隔 3 厘米，分别取第 2 穴，第 3 穴，顺序定名为“安神”“疏肝”“解郁”。从第 2 穴起往下稍向腹中线斜 5 厘米处（与前 3 穴连线成 45° ~ 60° 角，主要根据人体的胖瘦而定）定名为“胆降”穴，为第 4 穴，这四个穴总称为“肝神”穴。

【保健功效】

（1）神经官能症，如神经衰弱、胃肠神经官能症、心脏神经官能症（心动过速）等。

（2）慢性肝炎（包括早期肝硬化），肝炎后综合征。

（3）高血压（原发性）、脑动脉硬化、冠心病等。

（4）慢性腹泻（神经性）。

（5）内分泌失调，如肥胖病、阿狄森氏病、月经不调等。

【穴位禁忌】

（1）按揉时力度要缓和，适中。

（2）每天施治时间 3 ~ 5 分钟，每日 2 ~ 3 次即可。

（3）如果用针刺肝神穴要在空腹时施针；针刺后 1 小时内禁止饮水和一切饮食，针刺完毕病人需休息 5 ~ 10 分钟方可走动，以免发生疼痛。

小儿龟胸穴：强筋壮骨，补益肝肾

小儿龟胸这个经外穴名源于《太平圣惠方》：“小儿龟胸……灸两乳前各 5 厘米上二行，三骨罅间六处，各三壮。”在近代的《腧穴学概论》中将其列为经外穴，名小儿龟胸。这个穴位在前胸第二、三、四肋间隙，距前正中线 8.3 厘米处，两侧共 6 穴。主治小儿鸡胸。

胸骨向前隆起称之为鸡胸。鸡胸是一种常见的胸廓畸形，一般认为与漏斗胸畸形一样与遗传有关，多数人认为是肋骨和肋软骨过度生长造成的，胸骨的畸形是继发于肋骨畸形的。若轻型的鸡胸患者，可无并发症或无临床症状，严重者可因变形的胸骨使胸廓改变，挤压心肺，使心肺功能受到严重影响，从而产生相应的临床症状，且多伴有并发症，在重症鸡胸患者中还常出现反复上呼吸道感染及支气管喘息等呼吸系统的并发症。更主要的是患者因畸形而在精神上有极大的负担。

对于鸡胸，现代医学一般主张手术治疗。相信很多人都不希望孩子小小的身体上留下手术疤痕。如果不想手术，这就要在平时注意补充钙剂和维生素 D，多晒太阳，均衡饮食。除了这些常规的方法以外，还可以辅助以穴位按摩。对于鸡胸患者，小儿龟胸穴是必选穴位。通过对小儿龟胸穴的按摩，可以起到强筋壮骨，改善胸廓畸形的作用。同时还可以配合足三里、肝腧、肾腧等穴位，这样可以增强疗效。

艾炷灸 3 壮。

【确定穴位】

小儿龟胸穴在前胸第二、三、四肋间隙，距前正中线 8.3 厘米处，两侧共 6 穴。取穴：仰卧位，于脐中旁开 8.3 厘米处取穴。

【保健功效】

小儿龟胸穴可治疗小儿鸡胸。

【穴位禁忌】

（1）按揉时力度要缓和，适中。

（2）每天施治时间 3 ~ 5 分钟，每日 2 ~ 3 次即可。

长谷穴：消食导滞，调理肠胃

长谷穴在腹部，和肚脐处于同一水平，属经外奇穴，它还有别名，如循际穴、长平穴、循元穴、循脊穴都是指这个穴位。

长谷穴的主要作用就是消食导滞，调理肠胃。也就是说，可以用来治疗多种肠胃疾病。比如说消化不良，胃疼、腹泻等，以及由此引起的消瘦、乏力、倦怠、水肿等一系列问题。

中医学告诉我们，人体的脾胃互为表里，为消化系统的主要脏器。中医一直很重视脾胃的作用，称其为“后天之本”。其生理功能之一是运化水谷，即消化食物并吸收所含的精华部分供身体利用。脾胃功能越健旺，水谷精微物质的吸收便越充分，人体的气血就越旺盛，身体也越健康；脾胃功能减退，吸收不充分，难免面黄肌瘦、体倦神委，食少多病。如果由于各种原因导致脾胃的功能变差了，其结果就是整个人的各方面的功能都受到影响。假如孩子脾胃失调，不但影响孩子现在的状况，而且很可能会对将来的生长发育造成影响。

推拿按摩适当的穴位，就会产生调理脾胃的效果。这里主要介绍以下几个穴位：一个是足三里，位于膝眼下 10 厘米的胫骨外大筋内，为全身性的强壮要穴。常按摩此穴，可使人体消化系统功能旺盛，消化吸收率增加，面黄肌瘦获得改善。另一个是中脘，位于脐上 13 厘米，属于任脉穴，常按摩能行气活血，清热导滞，健脾和胃，对于腹痛胀满、便秘泻泄及小儿食积疳积等有较好的作用。还有一个就是长谷穴，在脐旁 8.3 厘米，同样也具有消食导滞，调理肠胃的作用。这个穴位虽然没有前两个穴位那么出名，但是对于上述疾病，一样也有很重要的调节作用。

按摩可采用揉、推、摩、旋摩等手法，力度适中，每天早晚各一次。对宝宝来说，如果再配合捏脊法，效果会更好。

【确定穴位】

长谷穴位于腹部，脐中旁开8.3厘米处。取穴：仰卧位，于脐中旁开8.3厘米处取穴。

【保健功效】

长谷穴可治疗消化不良、食欲缺乏、下痢、泄泻、慢性肠胃病、小儿羸瘦食谷不化、四肢倦怠乏力、水肿。

【穴位禁忌】

（1）按揉时力度要缓和，适中。

（2）每天施治时间3～5分钟，每日2～3次即可。

乳泉穴：通乳增乳，调经养血

乳泉穴，意思是说乳汁如同泉水一样，大家很容易就能想到它的作用就是通乳。的确是这样，乳泉穴是经外奇穴之一，主要用来治疗产后乳汁不下，或者是乳汁量少等问题。

从医学角度来讲，产后乳汁少或完全无乳，称为产后缺乳。产后缺乳严重影响产妇及新生儿的身心健康，尤其对于新生儿来说，吃不到母乳对他的影响是很大的，所以产后缺乳应积极治疗，以确保宝宝能够吃到母亲的乳汁，更加茁壮地成长。

一般来说，乳汁的分泌受多方面的影响，比如说精神、情绪、营养状况等，都会对乳汁量的多少产生影响。任何精神上的刺激或较大的情绪波动都会减少乳汁分泌，如焦虑、惊恐、烦恼、悲伤等。此外，营养不良、休息不足、疲劳、劳累时乳汁的分泌也会减少。

哺乳妇女产前、产后都不要过多操劳，饮食要注意营养，不要吃刺激性太大的食物，比如说辣椒等。并且产后第一次哺乳的时间越早越好。正常足月出生的宝宝在产后8～12小时可开始喂奶，如果是早产儿可延迟至16～24小时，每次哺乳持续15～20分钟即可。如果第一次哺乳时间太晚，对于乳汁的分泌是不利的，这一点一定要注意。

除了这些应该注意的以外，还可以通过对穴位的按摩，来促使乳汁分泌，乳泉穴就是很好的选择。除了按摩乳泉穴以外，还可以配合其他有通乳作用的穴位，如乳根、膻中、少泽、足三里等，这样坚持每天按摩，乳汁一定会明显增多。

由于乳汁分泌受到多方面的影响，所以产妇一定要多加注意。同时也可以配合一些有通乳作用的食疗方，如大家都知道的猪蹄汤、鲫鱼汤等，都可以参考。

【确定穴位】

乳泉穴位于腋下，在极泉穴前 1.6 厘米。取穴：患者取坐位，在腋窝顶点的前方 1.6 厘米处取穴。

【保健功效】

乳泉穴可治疗产后乳汁不下，乳汁量少；乳腺增生、乳房胀痛、乳痈等各种乳房疾患。

【穴位禁忌】

（1）按揉时力度要缓和，适中。

（2）每天施治时间 3 ~ 5 分钟，每日 2 ~ 3 次即可。

玉门（玉门头）：调经理气，提高性欲

女性由于生理结构的不同，会有很多常见的妇科疾病，这些难言之隐让很多的女性朋友都非常苦恼，不愿意去医院就诊治疗，总觉得自己的隐私受到了侵犯，默默忍受着这些疾病的痛苦。其实对于这些难言之隐，大多数人都在寻找着解决办法。想要不让隐私曝光，又将疾病祛除，相信自我采取正规的刺激经络穴位法，一样可以将这些疾病治好。

女性的常见疾病，如果是外生殖器的疾病，都可以选择玉门头这个穴位，这个穴位自我定位简单，任何一个人都可以找到玉门头这个穴位，选用艾灸的方法，简单易行，没有任何伤害或者副作用，经过一段时间，就会对这类外生殖器的疾病有所效果。所以妇科疾病其实并不复杂，只是大多数情况下不为人所了解。

有些女性会有性欲低下的表现，相应的是身体内分泌系统出现了紊乱，也代表着一种疾病。而这类的女性一般不会对其他人所表述，这也与传统的东方思想有关系。但是如果长时间地性欲低下，会引起女性出现相关的一系列疾病，这些疾病往往会带来严重的后果。对于这样的情况，只有自己采取治疗的方法，才能够起到最佳的效果。玉门头穴就是纠正女性性欲

低下的最有效的穴位，也是因为这个穴位就出在女性的生殖器最敏感的位置，同样每天采取艾灸的方法，慢慢地情况就会发生转变，一切问题都在不知不觉中解决掉了。

【确定穴位】

女性外生殖器部，阴蒂头是穴。

【保健功效】

（1）主治妇人阴疮或者外阴疾病，以及癫狂等疾病。

（2）治疗各种性欲低下引起的疾病。

【穴位禁忌】

（1）没有专业的指导不要选用针灸的方法。

（2）每天施治时间 3 ~ 5 分钟，每日 2 ~ 3 次即可。

第五章

背腰部经外奇穴

巨阙腧穴：宁心安神定志，理气止咳平喘

巨阙腧穴

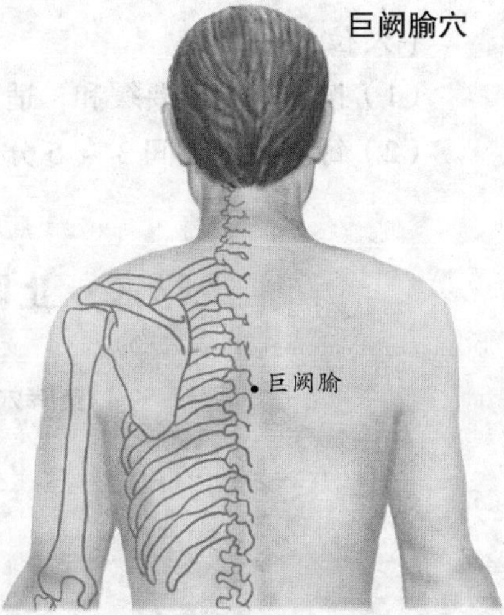

巨阙腧是经外奇穴之一，位于背部，第四胸椎棘突下。巨阙腧虽然处于后正中线上，属于督脉之上，但却不是督脉的穴位。另外，还有一个穴位叫巨阙，位于人体的前正中线上，是任脉的一个穴位，在上腹部。这两个穴位仅一字之差，但功用主治都不相同，因此，一定要加以注意，不要因为粗心大意而搞错了。

巨阙腧有宁心安神定志，理气止咳平喘的作用，它的主治疾病主要可以分为以下三类：呼吸系统疾病、心脏疾病、胁肋部疾病等。巨阙腧还有个别称，叫作“心舒穴”，这充分说明这个穴位在治疗心脏疾病方面的重要性。

心脏方面的疾病，不仅有冠心病、心律失常、心肌炎等，还包括有心肌供血不足、心脏神经官能症等。心脏病有的是可以检查出来的，但是有的却是现代仪器也无法捕捉到的。现代医学的一个很重要的特点就是要找到证据，然后再做治疗。如果检查都正常的话，往往医生就会无从下手，但是患者却觉得非常痛苦。这时就可以采用中医的方法来治疗，医生通过

望闻问切，四诊合参，对患者的病情做出合理的判断，这样就会有的放矢，使患者的不适感减少或者消失。用针灸治疗各种情况的心脏方面的疾患，除了平时所说的内关、神门等穴位，还可以选择巨阙腧穴。

巨阙腧的治疗作用还体现在呼吸系统疾病上。对于各种呼吸道疾病，它都能起到一定的治疗作用。更为神奇的是，如果你觉得在巨阙腧这个穴位位置上有寒气，或者其他不适的话，那就提示你可能要感冒了。这时如果及时采取措施，就可以截断疾病的传变，不至于引起更大的问题。

【确定穴位】

巨阙腧位于背上部，位于第 4、5 胸椎棘突之间凹陷中。取穴：患者低头或俯卧位，在背部正中线第 4、5 胸椎棘突间凹陷中取穴。

【保健功效】

巨阙腧可治疗支气管炎，支气管哮喘，肺炎；心脏疾患，如心悸、心绞痛；肋间神经痛，神经衰弱等。

【穴位禁忌】

（1）按揉时力度要缓和，适中。

（2）每天施治时间 3 ~ 5 分钟，每日 2 ~ 3 次即可。

灸哮穴：止咳平喘，化痰理气

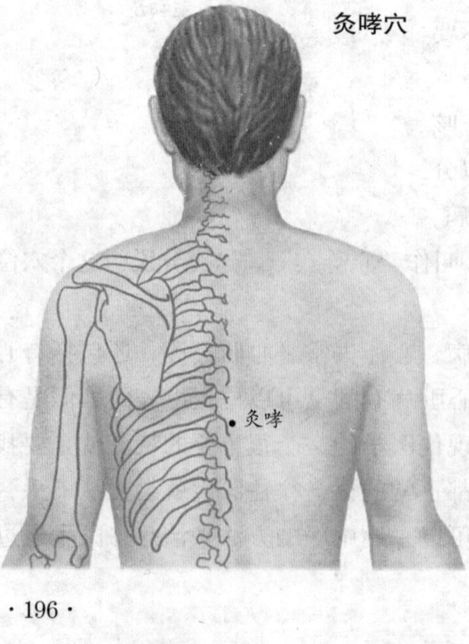

灸哮穴是经外奇穴，早在《针灸聚英·杂病歌》中就有关于此穴的记载：“哮……又法背上有一穴，量穴须用线一条。环颈垂下至鸠尾，尖上截断牵脊背，线头尽处是穴端，灸至七壮真为贵。”把上面那段话解释一下，找这个穴位的具体方法如下：以绳搭在患者颈项上，绳之两端向胸前下垂之鸠尾骨尖端，切断；然后将绳转向背后，绳之中央平喉结，绳之两端并置脊上，在绳的尽头，大约在第八胸椎棘突之高点处是灸哮穴。

灸哮穴主要用来治疗呼吸系统疾病，比如说气管炎、支气管炎、哮喘等，都可以用这个穴位来治疗。

气管发炎就叫气管炎，是中老年比较常见的问题。导致发病的主要原因有：吸烟、受凉、伤风、吸入粉尘、气候变化、大气污染等。气管炎的症状以咳嗽为主，开始为干咳以后痰逐渐多，轻者仅早晚有刺激性咳嗽，重者咳嗽吐痰明显，呼吸可带哮鸣声。如果炎症进一步发展，还可能会出现支气管炎、肺炎。如果反复发作，则可能形成慢性支气管炎，或者慢性喘息性支气管炎。由此可以看出，呼吸系统的疾病都是一环扣一环的，如果想要截断疾病的传变，就必须把疾病消灭于萌芽状态。

灸哮穴是治疗呼吸系统疾病的一个很重要的穴位，它不但能用于治疗，还能用于预防。采用灸此穴的方法，对于预防和治疗多种呼吸系统疾病，都有很重要的意义。如果患者已经形成了慢喘支，可以采用“冬病夏治”的方法，在夏天灸灸哮穴，可以增强体质，到冬天发生慢喘支的概率就会下降，起到了很好的预防作用。

【确定穴位】

灸哮穴位于背部，后正中线上，以绳环颈下垂至胸骨剑突尖，环转向背，绳之中点平喉结，绳端至背上之处（大约位于第8胸椎棘突之高点处）。取穴：患者取坐位或卧位，在第八胸椎棘突之高点处取穴。

【保健功效】

灸哮穴对咳嗽、支气管哮喘、支气管炎、肺炎有很好的治疗效果。

【穴位禁忌】

（1）按揉时力度要缓和，适中。

（2）每天施治时间3～5分钟，每日2～3次即可。

（3）这个穴位一般不采用针刺的方法。

督脊穴：醒神开窍，通调督脉

督脊穴，从字面上的意思来理解，就是说监督脊柱。的确是这样，督脊穴这个经外奇穴的功能和脊柱有着很大的关系。督脊穴可以用来治疗脊髓的疾患。

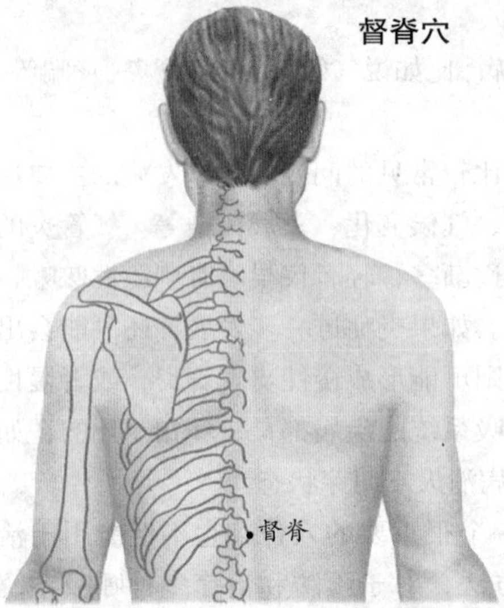

人体的中枢神经系统是人体神经系统的最主体部分，包括脑和脊髓，其主要功能是传递、储存和加工信息，产生各种心理活动，支配与控制人的全部行为。大家都知道中枢神经系统对于人的存在有着极其重要的意义，人的各项活动，都离不开中枢神经系统。

脊髓作为中枢神经系统的一部分，虽然不及大脑那么重要，但是也有着极其重要的功能。其功能主要体现于两个方面：一是传导功能，脊髓就好像是大脑和各器官之间的信息中转站，不论信息的传入还是传出，都要经过脊髓。二是反射功能，脊髓灰质中有许多低级的神经中枢，可完成某些基本的反射活动，如排便、排尿等内脏反射和膝跳反射、跖反射等躯体反射。正常情况下，脊髓的反射活动都是在高级中枢控制下进行的。当脊髓突然横断，与高级中枢失去联系后，会产生暂时性的脊休克。脊髓损伤可中断某一水平的生理功能。

神经系统是由神经元组成的，一般认为神经元的损伤是不可再生的。也就是说一旦神经受损，神经元死亡，那么就再也无法恢复了。一旦出现了脊髓疾患，为了避免发生神经元死亡的事情，就应当及时采取措施，按摩督脊穴就是其中之一。

督脊穴对癫痫也有辅助治疗的作用，可以配合癫痫穴一起按摩，以改善癫痫发作症状，减少发作次数。

【确定穴位】

督脊穴在背部，第 7 颈椎棘突与尾骨端连线的中点，相当于第 11 胸椎棘突下方凹陷处。取穴：患者取坐位或卧位，在背部第 11 胸椎棘突下取穴。

【保健功效】

督脊穴对癫痫、脊髓疾患有很好的治疗效果。

【穴位禁忌】

（1）按揉时力度要缓和，适中。

（2）每天施治时间 3 ~ 5 分钟，每日 2 ~ 3 次即可。

枢边穴：消炎利胆，和胃止呕

枢边穴是经外奇穴之一，位于背部正中线，于第 10 胸椎棘突下，左右旁开各 3 厘米，左右共计 2 穴。对经络熟悉的朋友会发现它的位置和足太阳膀胱经的胆腧位置很近，只有 1.6 厘米的距离。事实上，这两个穴位不但位置接近，功用也很接近，都可以治疗和胆囊相关的疾病，如胆囊炎、胆结石、黄疸等。

胆囊炎多数为慢性，急性胆囊炎多是慢性胆囊炎的急性发作。慢性胆囊炎的患者常表现为饭后感觉上腹闷胀或隐痛，与吃油腻和生冷食物有关，常有右肩胛下、右季肋或右腰等处隐痛，右上腹肋缘下轻度压痛，或压之有不适感。肝胆本身具有很强的自我清洗能力，能按照生理节律将每天的代谢废弃物排出体外。但是，由于环境污染、生活压力、生活方式不健康等因素，影响肝脏自我清洗的能力，现代社会 90% 以上成年人的肝胆内残留大量的代谢废弃物。胆囊炎患者由于胆囊收缩能力下降，就更加重了废弃物的残留。

胆囊炎发现伴有胆结石实属常见，往往被建议手术摘除胆囊，可手术却不是理想的治疗方案。因为胆囊并非像阑尾一样可有可无。胆囊摘除后，脂肪的消化能力受到很大影响，很多人由于腹泻等反应不敢吃生冷和有脂肪的食物，生活质量受到很大影响。

对于慢性胆囊炎，目前只能用消炎利胆药控制症状。但即使用这些药，症状改善也未必理想，急性发作也不可避免。中医认为，慢性胆囊炎多为肝胆郁热、疏泄失常所致。当以清利肝胆、疏肝行气、调理气机为治法。用枢边穴、胆囊穴、胆腧、阳陵泉等穴位一起治疗，对于控制胆囊炎、胆石症等疾病，很有帮助。

【确定穴位】

枢边穴位于背部正中线，于第 10 胸椎棘突下，左右旁开各 3 厘米，左右共计 2 穴。取穴：患者取坐位或侧卧位或俯卧位，在胆腧穴内 1.6 厘米处取穴。

【保健功效】

枢边穴对胆囊炎、胆石症等胆部疾患、黄疸、消化不良、恶心呕吐有很好的治疗效果。

【穴位禁忌】

（1）按揉时力度要缓和，适中。

（2）每天施治时间 3 ~ 5 分钟，每日 2 ~ 3 次即可。

十七椎穴：通络止痛，理气调经

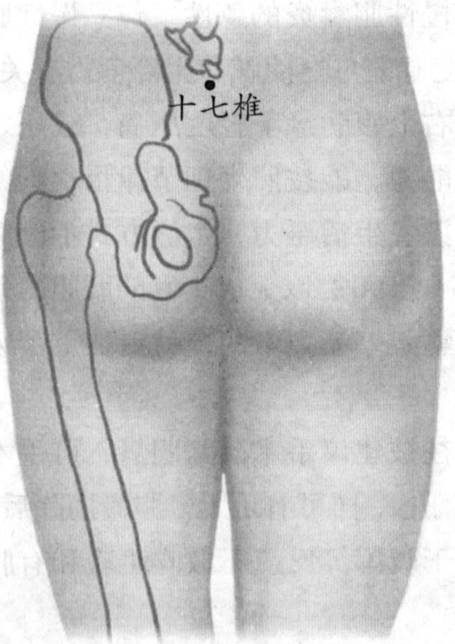

十七椎穴

人体的腰部对人来说有着很重要的作用，这里不但是上半身的重要支撑位置，而且对上半身的弯曲转侧等活动，起着重要的枢纽作用。如果腰部一旦出现问题，就会对人体的活动有很大影响。如果因为外伤等损伤脊髓，还会造成下半身的截瘫。由此可见，腰部对人来说非常重要，一定要给予很好的保护。

中医同样很看重腰部在人体中的作用。中医讲“腰为肾之府”，意思是说肾“居住”在腰部。肾为先天之本，人体的阴阳源于肾的阴阳，肾精是人体生长发育的重要源泉，由此可以看出，肾对于人身来说是多么重要了吧。如果肾脏变得虚损，那么腰也会跟着出问题，表现出来腰酸腿软，乏力等许多问题。当然，也不是所有的腰疼都是由肾虚引起的，寒邪、湿邪、瘀血等病邪同样可以引起腰疼。但是不论何种原因导致的腰疼，都可以用十七椎来治疗。

十七椎的另外一个重要作用就是治疗妇科疾病。比如月经失调、痛经、崩漏等，都是腰奇穴的主治疾病。这是因为十七椎这个穴位处于腰骶部，离盆腔中的子宫很近，所以可以治疗多种妇科疾病。

【确定穴位】

十七椎在腰部，当后正中线上，第 5 腰椎棘突下。取穴：患者取俯卧位，在第 5 腰椎棘突下取穴。

【保健功效】

（1）十七椎对各种原因引起的腰疼，如腰椎间盘突出、腰椎间盘膨出、腰肌劳损、腰扭伤下肢疼痛、活动不利有很好的治疗作用。

（2）还可以调理月经、痛经、崩漏等妇科疾病。

【穴位禁忌】

（1）按揉时力度要缓和，适中。

（2）每天施治时间 3 ~ 5 分钟，每日 2 ~ 3 次即可。

腰奇穴：通络止痛，强腰补肾

腰奇穴可以说是腰部非常特殊的一个穴位，它的位置有些偏离腰部，但是又能够很好地作用于腰部，治疗一些腰部的疾病，最奇特的是腰奇穴还能够纠正一些神经性的问题，例如顽固性的便秘、失眠等，这些顽症经常会到了任何药物也没有作用的地步，让患有这类疾病的人感到痛不欲生，不停地忍受着无法解决的痛苦。而去医院治疗，也会面临束手无策的情况。这个时候按摩腰奇穴却会起到意想不到的效果。

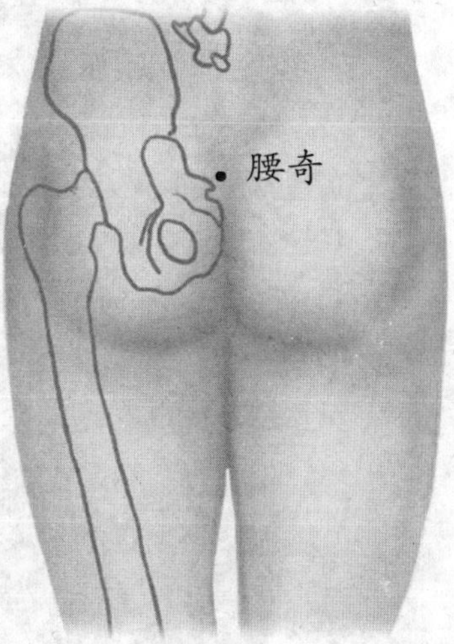

腰奇穴

经过研究腰奇穴的位置是属于人体尾骶神经的部位，虽然人的尾骨早已经退化，但是神经系统却没有丧失功能，不断地刺激还能起到深层次的调节作用，也就使一些顽固性的问题有所改善。虽然这种现象有时候缺乏一些理论的依据，这也是人们惊叹的腰奇穴的神奇作用，如果遇见了一些无法解决的问题，不妨选择腰奇穴来试一试。

【确定穴位】

腰奇穴在骶部，在尾骨端直上 6.5 厘米，骶角之间凹陷中。取穴：患者取俯卧位，在尾骨端直上 6.5 厘米处取穴。

【保健功效】

腰奇穴对腰部疾病、癫痫、头痛、失眠、便秘有很好的治疗效果。

【穴位禁忌】

（1）按揉时力度要缓和，适中。

（2）每天施治时间 3 ~ 5 分钟，每日 2 ~ 3 次即可。

腰眼穴：强腰健肾，增强活力

腰眼穴位于背部第三椎棘突左右各开 10 ~ 13 厘米的凹陷处。中医认为，腰眼穴居“带脉”（环绕腰部的经脉）之中，为肾脏所在部位。肾喜温恶寒，常按摩腰眼处，能温煦肾阳、畅达气血。

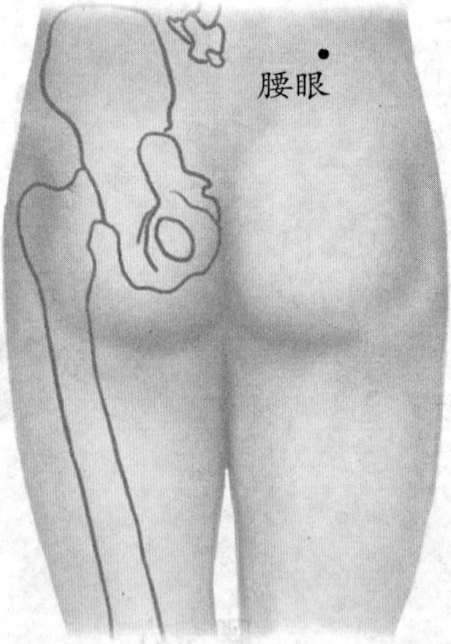

腰眼穴

介绍几种按摩腰眼的方法：

（1）两手对搓发热后，紧按腰眼处，稍停片刻，然后用力向下搓到尾闾部位（长强穴）。每次做 50 ~ 100 遍，每天早晚各做一次。

（2）两手轻握拳，用拳眼或拳背旋转按摩腰眼处，每次 5 分钟左右。

（3）两手握拳，轻叩腰眼处，或用手抓捏腰部，每次做 3 ~ 5 分钟。

中医认为，用掌搓腰眼和尾闾，不仅可疏通带脉和强壮腰脊，而且还能起到聪耳明目、固精益肾和延年益寿的作用。在年轻的时候经常搓腰眼，到了老年腰背可以更挺直，而且能防治风寒引起的腰痛症。现代医学研究证明，按摩腰部既可使局部皮肤里丰富的毛细血管网扩张，促进血液循环，加速代谢产物的排除，又可刺激神经末梢，对神经系统的温和刺激，有利于病损组织的修复，提高腰肌的耐受力。所以，按摩腰部对慢性腰肌劳损、急性腰扭伤可起到较好的防治作用，对于椎间盘突出症、坐骨神经痛等病也有一定疗效。

【确定穴位】

腰眼穴在腰部，位于第 4 腰椎棘突下，旁开约 11.6 厘米凹陷中。取穴：患者俯卧位，先取与髂嵴相平的腰阳关穴，在与腰阳关穴相平左右各旁开

11.6 厘米处取穴。

【保健功效】

腰眼穴对腰痛，腹痛，尿频，遗尿，消渴有很好的治疗作用。

【穴位禁忌】

（1）按揉时力度要缓和，适中。

（2）每天施治时间 3 ~ 5 分钟，每日 2 ~ 3 次即可。

大椎四花：补益虚损，滋阴除烦

这里所说的“大椎四花”，其实就是“四花穴”。寻找四花穴的方法，称为“崔氏取四花穴”。“四花”顾名思义，就是有四个穴。到底应该怎么取呢？

首先要跟大家先讲解剖的位置，膝盖后边的软肉称为“腘”，腘的中间有个穴叫“委中穴”。拿根绳子从脚的大趾经过脚底下，量到脚后跟，继续将这根绳子的另一头拉到腘，量到委中穴，就利用绳子的这个长度。拿着这个长绳子，取它的中间点，放在脖子上的天突穴位，然后把绳子往身体的后边垂放下去，吊在后头，两个点所交会的地方，用墨笔画个记号。另外再取病人的嘴长度，可以让病人把嘴闭起来，嘴不要用力，量嘴的左嘴角到右嘴角的长度，以这个长度剪成一个正方形的纸，从纸的中间穿个洞，洞就放置于刚才用墨点做的记号上，纸的四个角所碰触的位置即是四花穴。

四花穴

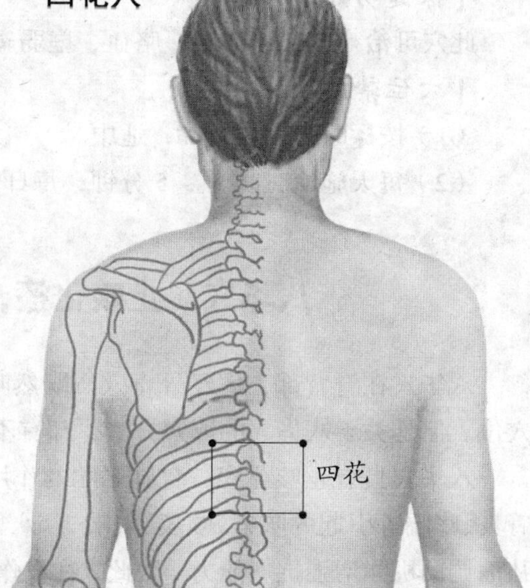

大家都知道，以前的中国女人有裹小脚的习俗，如果是裹小脚的，就不能用这个方式量长度了。针灸家还有另外的方法度量。从肩部

的“肩髃穴”，量到中指的尖端，用这个长度也可以。

上面的这些方法，找起来都比较麻烦。事实证明，这样找到的穴位，其实就是胆腧和膈腧。胆腧在第 10 胸椎棘突下两旁各 5 厘米，膈腧就在第七胸椎旁开 5 厘米，一共四个穴。

四花穴有什么作用呢？它可以治疗“五劳七伤、气虚血弱、骨蒸潮热、咳嗽痰喘、尪羸痼疾”。

五脏中的任何一脏生病，如果病拖久了，就会成为难治的慢性病，称为“劳”。五脏都可能得劳病，就是“五劳”。人的情绪也可以导致疾病，当情绪太过度时，就能致“虚损”；虚损会伤到“精、神、魂、魄、智、意、志”等，叫作“七伤”。四花穴就可以被用来治疗“五劳七伤”。

四花穴还可以治气虚血弱、骨蒸潮热、咳嗽痰喘。得了慢性的劳病，就会气虚。尤其是阴虚的病人，常会有下午发烧的现象，叫作“潮热”，用温度计量出来的温度并不很高，可病人自己却会觉得非常热，好像从骨头里散出来似的，所以叫“骨蒸”。四花穴也可以治“尪羸痼疾”，尪羸，就是人病了，很瘦、很弱，多半和慢性的、久而不愈的病有关。

【确定穴位】

此穴位于背部，在第 7、第 10 胸椎棘突下旁开 5 厘米。取穴：患者取坐位或侧卧位或俯卧位，在膈腧和胆腧穴处取穴。

【保健功效】

此穴可治疗咳嗽、哮喘、咯血、虚弱羸瘦，骨蒸潮热等。

【穴位禁忌】

（1）按揉时力度要缓和，适中。

（2）每天施治时间 3 ~ 5 分钟，每日 2 ~ 3 次即可。

八华穴：止咳化痰，宣肺平喘

八华穴在脊背部，属经外奇穴。既然叫八华穴，那就说明一共有八个穴位。但是关于八华穴的取穴方法，却有不同的方法。

八华穴具有止咳化痰，宣肺平喘的作用，可以用来治疗气管炎、支气管炎、哮喘等引起的咳嗽、咳痰、气喘等。八华穴可以使经气振奋，疏通经络，从而调动机体增强抗病能力。因此，在发作期采用本法可缓解支气管痉挛，促进止咳祛痰作用，降肺气以化痰平喘；缓解期用此法可调畅肺气，增强抗哮喘的功能，预防复发而达到治愈的目的。

一般来说，用于治疗哮喘等呼吸道疾病，可以用穴位注射的方法，但此法患者在家自己操作不方便，因此，可以选择艾灸八华穴的方法来治疗。

【确定穴位】

八华穴位于背部，用患者两乳头之间的长度的3/4为边长，在厚纸片上画一等边三角形，将此三角形剪下，以其中一角置大椎穴上，使通过这个顶点的三角形的高于脊柱正中线重合，其下面两角得两穴，再将此纸三角形之一角置于上两穴中点，其下面两角又得两穴，如法再量一次共成六穴，即六华穴。再量一次，共得八穴即八华穴。或者患者取坐位（背向术者）或俯卧位，以两个胸椎棘突之间的距离为高，从其两倍之距离为底长，用硬纸片作一等腰三角尺，将三角尺的顶角指大椎穴，顺脊柱长轴摆正，其左右锐角所指处即穴位1和2，将三角尺下移，使顶角指向底边中点，此时左右两锐角所指即穴位3和4，以此类推定出穴位5、6、7、8。此八穴即为八华穴。取穴：患者取坐位取穴。

【保健功效】

八华穴可治疗气管炎、支气管炎、哮喘等引起的咳嗽、咳痰、气喘、慢性疾病出现气短乏力，虚弱羸瘦等疾病。

【穴位禁忌】

（1）按揉时力度要缓和，适中。

（2）每天施治时间3～5分钟，每日2～3次即可。

脊背五穴：息风定痫，开窍醒神

脊背五穴，其实是属于组合穴，是由5个穴位组成的，顾名思义，是说在后背脊柱附近有五个穴位。脊背五穴配合起来主治癫疾、惊痫等病症。不论是癫证还是痫证，都是精神方面的疾病，在治疗起来都有一定的难度。可以用艾灸脊背五穴的方法，来作为治疗手段之一，治疗时以艾炷灸3～5壮。但是要注意因为患者可能无法配合，因此要特别注意安全，避免烫伤等意外的发生。

癫证都有哪些表现呢？患者可能沉默呆滞、精神抑郁、表情淡默，或喃喃自语、语无伦次；也可能时悲时喜、哭笑无常，胡思乱想，多疑易惊，不思饮食。多由思虑太过、情志抑郁，以致肝失条达，脾气不运，津液凝

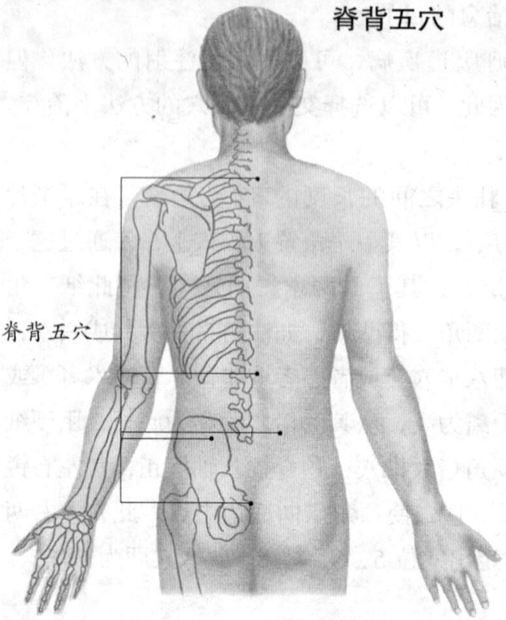

脊背五穴

滞为痰，痰浊上逆，神明失常，发为癫证。患有癫证的患者，一般比较安静，和狂证不同，狂证的患者一般精神躁狂，喧扰不宁，动而多怒、毁物打骂，从动静的角度可以区分癫证和狂证。

痫证，也就是人们平时说的羊痫风，以发作性神志恍惚，或突然昏仆、口吐涎沫、两目上视、四肢抽搐，或口中如有猪羊叫声等为临床特征的神志异常疾病。这个病一般是由于七情失调，大惊大恐，或饮食失调，六淫所伤等引起，还与先天因素关系较密切。病情有轻重不同，轻者发作持续时间短，发作间歇长，发作程度轻，仅见目直神呆，但无抽搐、昏仆等。重者发作持续时间长，间歇时间短，发作程度重，证见猝然昏仆，抽搐涎涌等。

不论是癫证还是痫证，治疗起来都有一定的难度，在应用脊背五穴治疗的时候，一定要有耐心，有信心，有恒心，这样可以增强疗效。

【确定穴位】

脊背五穴位于腰背部，即第二胸椎棘突高点一穴，骶骨尖端一穴，两穴连线中点处一穴，再以此穴为顶点，以前两穴连线的 1/6 为一边，作一等边三角形，底边呈水平，下两角顶点二穴，共 5 穴。取穴：患者取俯卧或侧卧位取穴。

【保健功效】

脊背五穴可治疗癫证、痫证。

【穴位禁忌】

（1）按揉时力度要缓和，适中。

（2）每天施治时间 3 ~ 5 分钟，每日 2 ~ 3 次即可。

痞根穴：健脾和胃，理气止痛

痞根穴出自《医学入门》这本书。痞，就是指痞块，也就是说腹内肿大的器官或者其他的异常包块，如肝大、脾肿大，泛称痞块。此穴有治疗肝脾等肿大的器官或组织的作用，有如截断痞块根部的作用，因此叫作痞根。

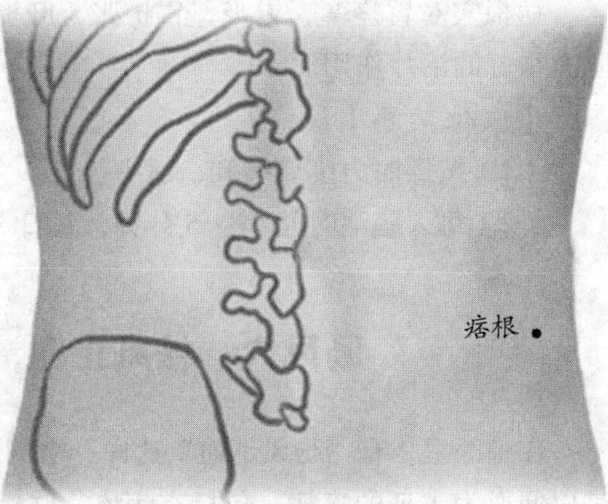

痞根穴

痞根穴在人体的腰部，在第一腰椎棘突下旁开 11.6 厘米处。大家都知道人体的脊柱有颈段、胸段、腰段和骶尾段组成，如何才能准确地找到第一腰椎呢？在这里教给大家两个方法：第一个是用腹部的肚脐，肚脐这条线水平过来，对应的是第三腰椎棘突下，再往上数一个，那就是第一腰椎棘突下了。还有一个方法就是要靠髂嵴最高点（就是骨盆两侧最上方的骨头），也就是人们平时系腰带的地方。一般人腰带的地方平对第四腰椎。以此点向上隔一个第三腰椎就是第二腰椎。

痞根穴的主治病症包括各种痞块，肝脾肿大，疝痛，腰痛，肠炎，咳逆等。在治疗痞块的时候，可以配合脾腧穴，血海穴一起使用，这样效果会更好。

有一部分女性患有子宫肌瘤，这就属于痞根穴的主治范围之内。中医认为本病多由情致失调，忧思过度引起肝脾不和，导致冲任功能紊乱，气滞血淤或痰湿凝滞郁久而成积。痞根穴善治痞块之症，可以温通气血，软坚散结，治疗于宫肌瘤时，可以取这个穴位来治疗，而且多用灸法。用传统的中医方法治疗子宫肌瘤，可以使一部分患者免于做手术，减少患者的痛苦，也能减轻经济负担。

因为这个穴位正好在背部，自己按摩有点困难，可以请家人帮忙。家里如果有艾条的话，也可以用灸法来治疗。有一种说法认为，如果痞块在身体左边，就应该灸右边的痞根穴；如果痞块在身体的右边，那么就应该灸左边的痞根穴。大家可以参考一下。

【确定穴位】

痞根穴位于腰部，第一腰椎棘突下，左右旁开 11.6 厘米处，左右各一，共有两穴。取穴：患者取俯卧或侧卧位，在第一腰椎棘突下旁开 11.6 厘米处取穴。

【保健功效】

痞根穴对胃痉挛，胃炎，胃扩张，肝炎，肝脾肿大，腰肌劳损，肾下垂有很好的治疗作用。

【穴位禁忌】

（1）按揉时力度要缓和，适中。

（2）每天施治时间 3 ~ 5 分钟，每日 2 ~ 3 次即可。

肠风穴：祛风止血，补益肾精

在中医里，有“肠风下血”这样一个词。其实肠风是中医的一个名词，是以便血为主证的疾病，包括有痔疮、肛瘘等多种原因引起的便血，其病因或因为风，或因为冷，或因为湿热。虽然病因不尽相同，但因为有着共同的表现，因此，它们都叫作肠风。

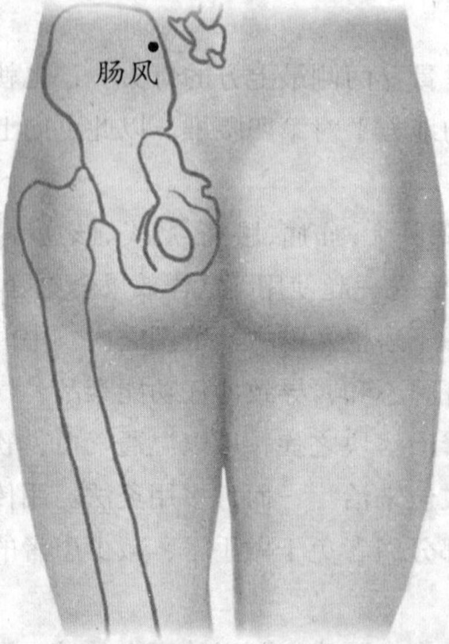

肠风穴

肠风这个穴位因为能治疗肠风下血，所以被称作肠风穴，同时它也叫作阳刚穴。阳刚穴出自《古今医统》，近代《中国针灸学》等书才把它名为肠风穴。

痔疮为临床常见病、多发病，多为局部气血不畅，血液回流受阻，邪热与瘀血互结，日久不断郁结而成。治疗痔疮的方法有很多，在这里介绍一种叫作“刺络拔罐”的方法：取督脉上的长强和脊中这两个穴位，用梅花针在这两个穴区叩击，直径约3厘米大小就可以了，再拔罐10分钟。再取经外奇穴肠风穴，艾条灸之，每次灸5壮。治疗时7天1次，3次为1疗程。

刺络拔罐是一种很常见的治疗方法，在治疗痔疮时，效果还不错。需要提醒大家注意的是，痔疮的发生不是一天两天的事，因此，治疗的时候，也不是一次两次就能治好的。在平时，痔疮的患者还要注意，不要吃辛辣刺激性的食物，多吃蔬菜水果，或是其他纤维素含量较高的食物，保持大便通畅。保持良好的饮食和排便习惯，对于痔疮的预防和治疗，都有着很重要的意义。

便血是肠风穴的主要治疗疾病之一，此外，肠风穴还可以治疗腰痛，以及遗尿、遗精等其他疾病。

【确定穴位】

肠风穴在腰部，当第二腰椎棘突下，后正中线旁开3.3厘米处。取穴：患者取俯卧或侧卧位，在第二腰椎棘突下旁开3.3厘米处取穴。

【保健功效】

肠风穴对小儿饮水不歇，黄疸，肠风下血，痔疮，腰痛，遗尿，遗精等有治疗效果。

【穴位禁忌】

（1）按揉时力度要缓和，适中。

（2）每天施治时间3～5分钟，每日2～3次即可。

第六章

上肢部经外奇穴

十宣穴：清热开窍，祛火散瘀

假如突然遇到有人晕倒，你该怎么办？也许你会说：这种可能性太小了，不太可能发生在我身边。但是，万一这种情况发生了，身边没有人伸出援助之手，一个生命就会随之而去。相信这是所有人都不想看到的。

你也许会说，遇到这种情况，应该打120。答案很对。但是，急救的医务人员肯定不会马上就赶到现场，也许就是这一点点时间，就会使一个生命失去活下来的机会。因此，对所有人来说，掌握一些急救的知识，还是非常必要的。在国外的许多国家，基本上人人都会做心肺复苏等急救。在我们国家，这方面的知识还不是非常普及，也不可能要求所有的中国人都必须掌握这些急救知识，以及正确的操作方法。下面介绍一种非常简便实用的急救方法，让你在关键时刻能够大显身手。

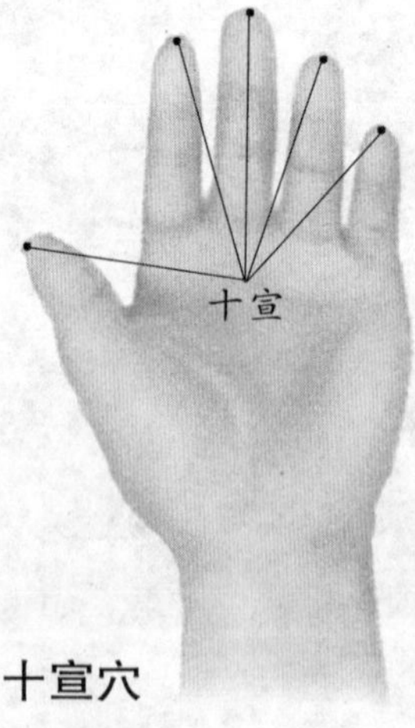

十宣穴

能够用来急救的穴位不止一个，比如说大家都知道的水沟穴，也就是人们常说的人中穴就是其中之一。此外，还有手脚末端的十二个井穴，也是急救的常用穴位。在这里要为大家介绍的十宣穴，也是在手的末端，但是在十个手指的尖端，左右两只手一共有10个穴位，因此称为“十宣穴”。

十宣穴可以清热开窍，用于急救，以及急性热病。所以大家一定要记好它们的位置，在十个手指的尖端，距离指甲游离缘 0.3 厘米的地方。如果碰到有人突然晕倒的话，可以先掐水沟穴（人中），然后掐十宣穴，如果有条件的话，也可以在十宣穴点刺放血。在掐这些穴位的同时，可以拨打 120 急救电话。相信你的这些做法，一定会帮助患者争取时间，延长生命，有的也可能通过这简单的方法，就能使患者苏醒过来。

【确定穴位】

十宣穴在手十指尖端，距指甲游离缘 0.3 厘米，左右两手共 10 个穴位。取穴：手心向上，十指微屈取穴。

【保健功效】

（1）十宣穴用于急救：如昏迷、休克、中暑、癔症、惊厥等。

（2）用于各种热证：如急性咽喉炎、急性胃肠炎、高血压、手指麻木等。

【穴位禁忌】

（1）按揉时力度要缓和，适中。

（2）每天施治时间 3 ~ 5 分钟，每日 2 ~ 3 次即可。

（3）针刺放血的时候，注意消毒，避免感染。

外劳宫穴：通经活络，祛风止痛

外劳宫穴是和平时常说的劳宫穴相对的，劳宫穴在手心，外劳宫穴在手背上。

平时常说的劳宫穴是手厥阴心包经上的穴位，在手掌中央，当第 2、3 掌骨之间偏于第 3 掌骨，握拳屈指时中指尖处。简便取穴的话，就是把手指弯曲，在中指指端所指的位置。不过也有一种说法，是说这个穴位是在无名指的指端所指的位置。劳宫穴有清热燥湿的功效，可以用来治疗热病以及和心经相关的一些疾病，如昏迷，晕厥，中暑，呕吐，心痛，癫狂，痫症，口舌生疮，口臭，鹅掌风等。

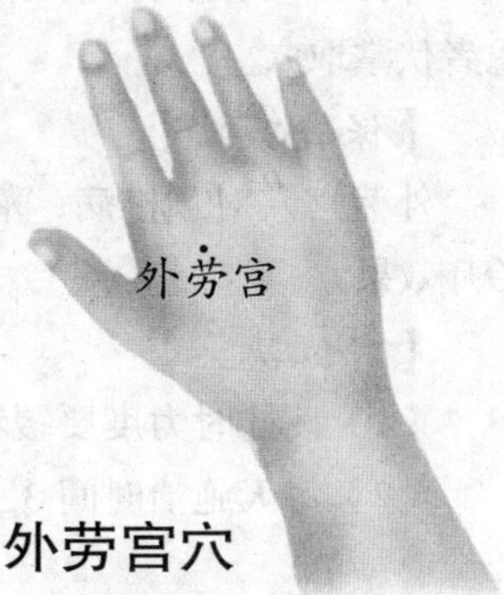

外劳宫穴

在这里应该介绍的是外劳宫，为什么会说这么多内劳宫呢？这是因为，它们在治疗上有共同点，都可以治疗头痛、腹痛、腹泻、潮热等疾病。在按摩的时候，可以两个穴位分别按摩，也可以用一手的食指和拇指同时按揉另一只手的外劳宫和内劳宫两个穴位。

外劳宫穴除了和内劳宫穴一起，治疗头痛、腹痛、腹泻、潮热等疾病，还可以治疗颈部的各种不适，比如说颈椎病、落枕等。说到颈椎病，一般人认为这是老年人才会得的病，其实不然。现在很多年轻白领也有这样的困扰。还有的年轻人整天对着电脑上网或者玩游戏，结果年纪轻轻，就得了颈椎病。如果出现颈肩部僵硬、酸痛，头晕、恶心，或者胳膊、手指发麻等症状，就要小心是不是颈椎病找上门来了。这时除了应该去医院明确诊断外，还应该自己多按摩按摩手上的外劳宫穴，帮助你减轻痛苦。

按摩的时候，注意用力要适当，不要太用力，尤其是对老年人。这是因为他们的疼痛感可能不那么明显，再加上由于钙质的不断流失，绝大多数老年人都有骨质疏松，如果用力过大的话，很可能出现骨折。因此，在按摩的时候，一定不要用力过大。另外，按摩的力度也不能过小，否则的话，不能对身体形成一定的刺激，按摩也就无法起到相应的作用。在按摩的时候，每个穴位的按摩时间不必过长，3 ~ 5 分钟就足够了。每天可根据自身情况，按摩 1 ~ 3 次均可。但没有必要一天到晚总是按摩穴位，这样会使身体产生适应性，这种持续的刺激就不能使身体内部产生相应的变化，也就失去了按摩的作用。

【确定穴位】

外劳宫穴在手背侧，第二、三掌骨之间，掌指关节后 1.6 厘米。取穴：患者伏掌取穴。

【保健功效】

外劳宫穴对颈椎病，落枕，偏头痛、腹痛，腹泻，消化不良有很好的治疗效果。

【穴位禁忌】

（1）按揉时力度要缓和，适中。

（2）每天施治时间 3 ~ 5 分钟，每日 2 ~ 3 次即可。

地神穴：醒神开窍，通经活络

地神穴是手上的一个经外奇穴，关于它的位置，有两种不同的说法：一种是说在手拇指与掌交界的横纹中点，而另一种说法则认为是在手腕掌侧的位置。但是，对文献进行研究发现，大部分人还是比较认可前者，认为地神穴是在手拇指与掌交界之横纹中点。

早在唐代的《备急千金要方》中就提到："自缢死，灸四肢大节陷大指本纹，名曰地神，各七壮"。这说明，地神穴对休克等病症，有一定的辅助治疗作用。

此外，有很多中老年人都有血压高的问题。医生一定会让有高血压病的患者吃降压药，控制饮食，还要多运动。相信很多人都无法坚持运动和严格控制饮食，吃药又会对身体有一定的影响。现在大家有了一个新的选择，可以按摩地神穴，来帮助降压。这种方法安全、简便、易于掌握、不受时间空间限制，值得向大家推广。

地神穴在手拇指的掌指关节上，因此，还可以用来治疗手部的一些疾患。比如说拇指的腱鞘炎，就可以用它来治疗。腱鞘炎多是由于手部受了寒冷，影响到气血运行，鞘管内滑液不足，手指经常屈伸，肌腱与纤维管反复摩擦增厚，或长期用力握持硬物，使纤维管受挤压而发生局部充血、水肿，继而发生纤维管变性，管腔狭窄而致病。本病多表现为关节处的疼痛，屈伸不利，并伴有弹响等。这时除了常规治疗之外，可以自己按摩地神穴来辅助治疗。也有人研究发现，通过对地神穴的封闭治疗，对拇指腱鞘炎有着良好的疗效。

地神穴还有一个很重要的作用，那就是治疗阳痿。对地神穴进行按压，可以帮助男性恢复自信，这是治疗阳痿非常重要的一点。中医认为，引起阳痿的一个很重要的原因就是"命门火衰"，因此，在治疗阳痿的时候，除了按摩地神穴以外，还要按摩命门、关元这些穴位，并结合敲肝经、肾经一起来治疗，这样效果更好。每天晚上睡觉前，以上每穴刺激 3 ~ 5 分钟，并敲肝、肾经 10 分钟。

【确定穴位】

地神穴在手掌侧，拇指掌指关节处横纹中点。左右手各 1 穴。取穴：患者手心向上，在手拇指与掌交界的横纹中点取穴。

【保健功效】

（1）地神穴可治休克、昏迷、高血压病等与心脑血管相关的疾病。

（2）手部疾患，如腱鞘炎等。

（3）阳痿。

【穴位禁忌】

（1）按揉时力度要缓和，适中。

（2）每天施治时间 3 ~ 5 分钟，每日 2 ~ 3 次即可。

肩前穴：舒筋通络，活血止痛

肩前穴

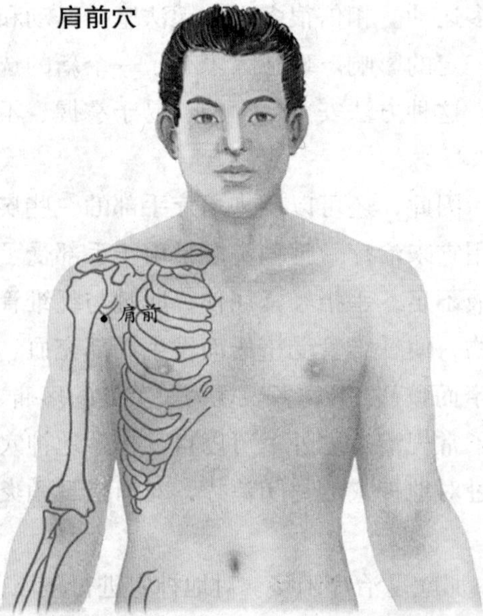

肩周炎是中老年人比较常见的一种疾病，多发于男性，而且肩周炎会使人活动受限，严重者双臂甚至无法举过头顶。对于肩周炎最好的方法莫过于针灸的方法，很多患者都是经过几次治疗后，就会让肩部的不适彻底改善。所以大多数人出现肩周炎等肩部疾病的时候，就会直接选择针灸的方法进行治疗。但是针灸的疗效也需要及时的巩固，如果能自我进行一些治疗，就会让肩周炎彻底地远离我们，让针灸的效果最大化，甚至一些轻微的小毛病，自己就可以解决。

肩部周围的穴位都是针对肩周炎的有效穴位，在这中间肩前穴是一个非常突出的穴位。肩前穴的位置往往就是肩周炎等肩部疾病容易疼痛的地方，刺激这个穴位可以最有效地缓解疼痛，而其他一些肩部的疼痛，肩前穴也可以起到很好的作用。曾经有人按照经络的阿是穴来定位肩前穴，但是发现这个穴位确实能对肩部的所有疼痛都起到作用，所以最终还是将肩前穴定义为经外的奇穴。

有一些老年人由于年纪比较大，全身的骨骼发生了一定的退化，导致手臂和双腿活动出现微微的障碍，在这种情况下，选择肩前穴也可以帮助恢复运动的功能。现代医学的研究发现，肩前穴的作用并不是仅仅局限在肩部，而是对四肢都有不错的辅助治疗作用。在生活当中，每天按压肩前穴，让穴位得到一定的刺激，这样就可以达到无病健身的效果。

【确定穴位】

肩前穴在肩部，在腋前的褶皱顶端，与肩髃穴连线的中点上就是肩前穴。取穴时采取正坐的姿势，自然下垂双臂，在腋前的褶皱顶端取穴。

【保健功效】

肩前穴可缓解肩臂疼痛、手臂不能上举的病症。

【穴位禁忌】

（1）按揉时力度要缓和，适中。

（2）每天施治时间 3 ～ 5 分钟，每日 2 ～ 3 次即可。

端正穴：镇静降逆，补气升阳

端正穴也是一个经外奇穴，在手背上，中指指甲根两侧。用专业的术语来描述，就是在中指背近第 2 指间关节两侧赤白肉际处。其中在桡侧的称左端止，又称外端正；在尺侧的称右端正，又称内端正。

端正穴的功用有很多，比如说可以镇静降逆，但也能提升阳气，可以说是攻补兼备。端正穴就好像是一员能文能武的大将，在医生的指挥下，能有效地发挥它的作用。

端正穴之所以会有这样的名字，和它的作用是分不开的。端正穴有一个很重要的作用，就是使五官恢复到原来的位置，也就是使五官端正，因此而得名。有的小孩子有斜视的毛病，这样不仅不美观，更为严重的是对身体健康具有一定的影响。目前对斜视没有什么很好的办法，但是大家可以试试用端正穴来治疗。另外，还有一种情况会引起口眼歪斜，那就是“周围性面神经麻痹”，也就是大家常说的“面瘫”。如果治疗不及时或者不恰当，就会留下后遗症，遗憾终生。现在，大家除了常规的治疗方法之外，又多了一个选择，那就是按摩端正穴。

对端正穴采用不同的按摩方法，所起到的治疗作用也是不同的。比如说，用拇指甲掐或用螺纹面揉掐 5 次，按揉 50 次，有镇惊作用；搓揉右端正穴能降逆止吐、止血；搓揉左端正穴能升提阳气，还可治水泻、痢疾。

操作时用拇、食指指甲分掐中指甲根两旁之端正穴，称为“掐端正”。掐端正可以用来治疗鼻出血。操作者的拇指甲，压住患者右端正穴位上，时间约 2 ~ 3 分钟。如果血不止可稍延长到 5 分钟左右。如左鼻孔出血，可指压右手穴位。如右鼻孔出血，可指压左手穴位。如果两鼻都出血，那么可以用两手全压在左右的穴位上。有人认为其治疗效果迅速，可能与降逆止血有关。这种方法不但简单，而且止血迅速，如果你再遇到鼻子出血的情况，可以试试掐端正的方法。需要提醒大家注意的是，千万不要把左右手搞反了。

端正穴，在很早以前就用来治疗小儿疳积，也就是我们现在所说的消化不良。除此以外，对恶心呕吐，腹痛腹泻也有一定的治疗作用。

【确定穴位】

端正穴位于手中指掌侧，第一、二节指骨横纹之中点。左右手各 1 穴。取穴：患者手背向上，在手中指指甲根两侧赤白肉际处取穴。

【保健功效】

端正穴可治疗目斜视、吐、泄泻、消化不良等消化系统疾病。

【穴位禁忌】

（1）按揉时力度要缓和，适中。

（2）每天施治时间 3 ~ 5 分钟，每日 2 ~ 3 次即可。

（3）在用指甲按压的时候，注意力度，对小孩不要用力过猛。

四缝穴：消食导滞，祛痰化积

四缝穴是经外奇穴，位于第 2 ~ 第 5 指掌面，第 1、2 节横纹的中央。因为每只手上有四个穴，而且正好是在横纹上，就好像是在缝隙上，因此，被称为四缝穴，不过也有人把它称作四横纹穴。过去，人们一般都用四缝穴来治疗小儿疳积、百日咳。如果小儿出现面黄肌瘦，精神倦怠，毛发焦枯，不思饮食，大便稀溏等症状，这说明孩子很可能得了疳积。得了疳积的孩子，不仅食欲减退，而且还会影响生长发育。这时，可用针点刺四缝穴，深度在 0.3 ~ 0.6 厘米即可，这时可以挤出少量黄白色透明样黏液或出血，就可以起到治疗的作用。

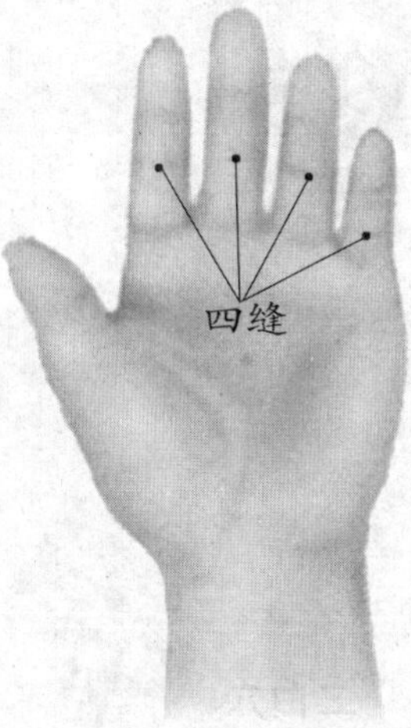

四缝穴

四缝穴的治疗范围十分广泛。如胃脘痛、腹痛、腹胀、咽痛、恶心呕吐，消化不良、呃逆、中暑、发热、感冒哮喘、小儿惊风等症均有奇效。还有人发现四缝穴还可治疗失眠、神经衰弱、痈疮疖肿、痛风、月经不调等疾病。

一般认为，四缝穴有健脾行气消食、活血消淤止痛、调节阴阳平衡、提高免疫力、促进生长发育等功效。值得注意的是：消毒一定要严密，如有出血倾向或血液病患者禁刺四缝穴。

用针点刺皮肤，会引起疼痛感，为缓解疼痛，在穴位上下用绳捆紧，用安尔碘消毒后，一手扶住手指，另一手快速点刺。点刺深浅根据年龄、体质决定，刺后用双手挤出少许血液或淋巴液即可。如遇高热者可多挤出些血液直至血液变红为止。一般 1 周 2 次，重者可每日 1 ~ 2 次。治疗 5 ~ 7 次为一疗程。

【确定穴位】

四缝穴在手第 2 ~ 5 指掌侧，近端指间关节的中央，一侧四穴，左右手共 8 穴。取穴：仰掌伸指，在手第 2 ~ 5 指近端指间关节处取穴。

【保健功效】

四缝穴对小儿疳积，腹泻，百日咳、气喘、咳嗽等呼吸系统疾病，蛔虫病有很好的治疗效果。

【穴位禁忌】

（1）按揉时力度要缓和，适中。

（2）每天施治时间 3 ~ 5 分钟，每日 2 ~ 3 次即可。

（3）点刺治疗疾病的时候，注意消毒，避免感染。

（4）如有出血倾向或血液病患者应禁刺。

二白穴：调和气血，提肛消痔

在《针灸大成》一书中的玉龙歌里有这样几句话：“痔漏之疾亦可憎，表里急重最难禁，或痛或痒或下血，二白穴在掌中寻。”这段话的意思是说，

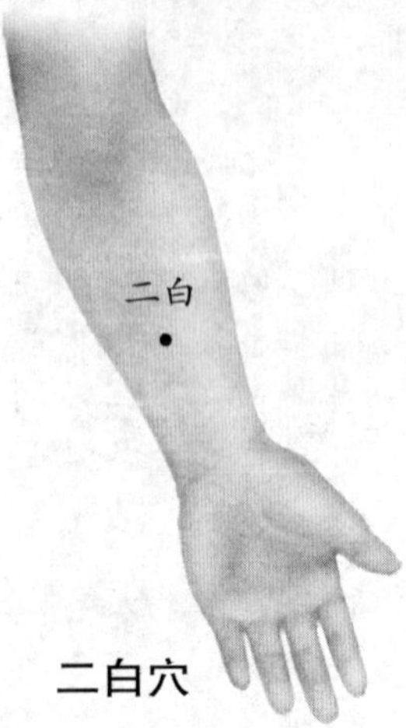

二白穴

对于痔疮这样的病，虽说不是什么大问题，但同样会让人很难受，如果有痔疮的话，可以用手上的二白穴来治疗。

中医学所说的痔疮和现代医学所说的痔疮基本相同。祖国医学通过长期的临床经验，将痔疮的病因归纳为以下几个方面:（1)饮食不节: 易生湿积热，湿热下注肛门，使肛门充血灼痛，引发痔疮。（2）劳累过度：久坐则血脉不行，久行则气血纵横。瘀血流注肛门而生痔疾。（3）便秘：久忍大便，大肠积热，是痔疮发病的一个重要原因。

得了痔疮，很多人认为“十人九痔，无颜去治”，其实这是不对的。痔疮以出血和便秘为主要症状，可能会引起贫血，诱发感染，较严重者会导致或诱发心脑血管疾病，尤其是老年性患者，如患痔疮产生心理压力，不敢上厕所，长此下去会加重便秘，当排便发生困难时，患者用力屏气，可使心跳加快造成脑血管破裂，引起脑出血或脑栓塞；如果出现内痔嵌顿，疼痛还可诱发心绞痛发作；如有血栓形成，可引发肺栓塞。因此，得了痔疮也应该采取相应的治疗措施。

以中医理论为基础，通过对穴位的自我按摩，就可以轻松自我治疗，解决难言之隐。按摩次髎、长强、会阳、承山、二白这几个穴位，能疏导经气而消淤滞，其中二白为治疗痔疮的一个很有效的穴位，在按摩时一定要重点按摩。

【确定穴位】

二白穴在前臂掌侧，腕横纹上 13.3 厘米，桡侧腕屈肌腱的两侧，一侧一穴，一臂二穴。取穴：患者伸臂仰掌，于曲泽与大陵穴连线中 1/3 与下 1/3 交界处，桡侧腕屈肌腱左右两侧各 1 穴。

【保健功效】

二白穴可治疗脱肛，痔疮的疾患。

【穴位禁忌】

（1）按揉时力度要缓和，适中。

（2）每天施治时间 3 ~ 5 分钟，每日 2 ~ 3 次即可。

八关穴：祛风通络，清热解毒

八关穴是手上的经外奇穴，这个名字也许有些人不是很熟悉，但是如果说它的别名八邪穴，相信很多人就会听说过了。

八关穴主要可以用来治疗手指、手关节肿胀、疼痛、麻木、屈伸不利等手部的疾患。比如说脑梗死或者脑出血，很容易出现偏瘫的现象。如果恢复不好的话，可能对日后的生活有很大影响，严重的甚至不能生活自理，对自己和家人来说，都带来了很多不便。八关穴，对中风后手足拘挛有特效。因此，得了脑血管病以后，一定要坚持按摩八关穴，或者配合针灸，促进康复。

不仅是脑梗死或者脑出血等脑血管病对手的功能有影响，其他有一些疾病，也会对手的功能有影响。比如说颈椎病就是其中之一。有一部分颈椎病的患者，就有手指麻木不适的感觉。既然是颈椎引起的问题，治疗的时候自然应当从颈椎入手，但也可以用八关穴来辅助治疗，以起到更好的作用。

【确定穴位】

八关穴位于手背，相邻两指之指蹼缘。左右手各4穴，双手共8穴。取穴：患者微握拳，在手指背侧，第1～5指间，指蹼缘后方赤白肉际处取穴。

【保健功效】

八关穴可治疗指关节疾病，手指麻木、头痛，咽痛，眼睛疼痛、疟疾、发热性疾病。

【穴位禁忌】

（1）按揉时力度要缓和，适中。

（2）每天施治时间3～5分钟，每日2～3次即可。

（3）点刺治疗疾病的时候，注意消毒，避免感染。

（4）如有出血倾向或血液病患者应禁刺。

板门穴：健脾和胃，消食化滞

板门穴是小儿推拿中常用的穴位。揉板门穴能健脾和胃、消食化滞、运达上下之气，常用于小儿出现乳食停滞、食欲不振、腹泻、呕吐等症，而且一般多与推脾经、运八卦等治疗手法相结合。有些医家认为此穴为脾胃之门，调理脾胃之门使脾胃纳运配合、升降相因、燥湿相济，使清阳得升，浊阴得降，所以按揉板门穴可以使恶心、呕吐、腹泻等症状得以改善或消失。

板门穴可以治疗恶心呕吐等症状，因此有人进行研究，发现板门穴还可以用来治疗晕动症。

晕动症是一种临床常见的在特殊情况下，如乘车、乘船、乘机时突然出现以眩晕、恶心、呕吐、四肢无力等为主要症状的综合征。很多人一旦乘车，必然晕车，而使用西药茶苯海明、甲氧氯普胺、东莨菪碱等，或用人们常说的内关、合谷等穴位掐揉，有的时候并不能取得很好的效果，这使得他们对于乘坐车船心怀恐惧。在这里向患有晕动症的朋友推荐按揉板门穴的方法。具体操作是，在乘坐车、船等交通工具前半小时按揉板门穴，或在乘坐之时用两手的拇指指腹，交替按揉板门穴半小时，揉三按一，揉按之处有酸胀感为度。运用此种方法，可帮助晕车之人减轻旅途的痛苦。

一般认为，按摩的时候，如果从横纹推向板门穴，其作用主要是可以健脾，用于止泻；如果从板门穴推向横纹，那么功效主要是止呕，这主要是通过和胃的作用来实现的。如《幼科推拿秘书》就提到："板门直推到横纹，止呕神效。横纹直推到板门，止泻神效。若吐泻并作，先推止呕一半，然后合推。板门推去重止呕。若横纹推转轻止泻。治气促气攻之症。"这个小小的细节，人们一般不会太注意，如果能够加以注意的话，可以取得更好的效果，而不至于事倍功半。

此外，板门穴对于扁桃体炎、咽炎、牙痛、气短等其他疾患，有一定的治疗作用。可结合相应穴位一并治疗，以取得更好的疗效。

【确定穴位】

板门穴位于手掌部，第一掌骨基底桡侧缘内3.3厘米处。左右手各1穴。取穴：在手掌侧大鱼际平面中央取穴。

【保健功效】

（1）乳食停积、食欲不振、腹泻、呕吐等。

（2）牙痛，咽痛，扁桃体炎等。

（3）气短、气促等。

【穴位禁忌】

（1）按揉时力度要缓和，适中。

（2）每天施治时间 3 ~ 5 分钟，每日 2 ~ 3 次即可。

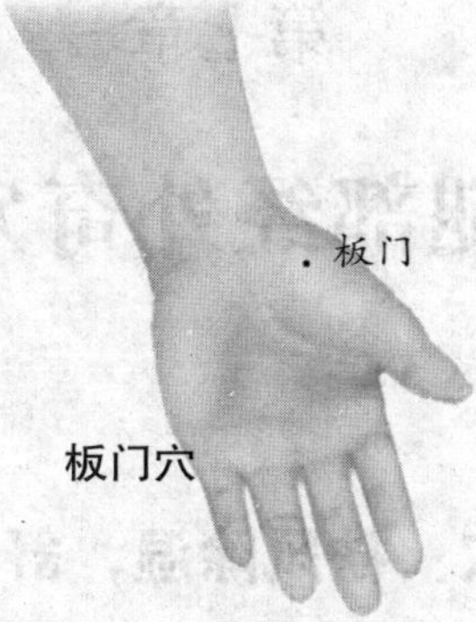

板门穴

第七章

腿部经外奇穴

髋骨穴：祛风除湿，舒筋活络

髋骨穴位于大腿前下部，髋骨中线上 10 厘米，股直肌外缘左右各旁开 5 厘米处，每侧两穴，共计 4 穴。

自古以来，髋骨穴主治的疾病，主要与膝关节或者下肢有关，比如说膝关节红肿疼痛、历节风痛、鹤膝风、下肢痿弱无力、瘫痪、脚气等下肢疾患，都可以用髋骨穴来治疗。

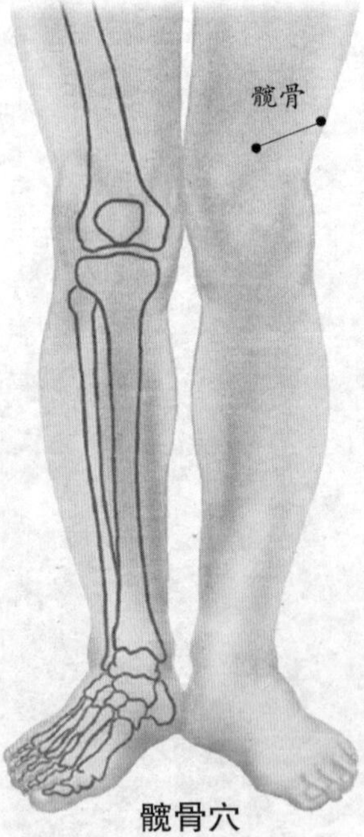

髋骨穴

中医把以关节肌肉疼痛为特征的疾病，称为“痹证”。一般认为，痹证的发生与身体肝肾不足，并且感受风寒湿热等邪气有关。痹证总的来讲是虚实错杂的疾病，如果想彻底治愈，必须要求正规治疗，坚持按医嘱服药，不可自行停药、减药，以免发生意外。

下面介绍几种常见疾病的治疗取穴：

治疗鹤膝风：配膝关穴透膝眼穴。

治膝关节炎：髋骨穴，阳陵泉，足三里，犊鼻。

治下肢瘫痪：髋骨穴，髀关，阳陵泉，足三里，悬钟，太冲。

除了采用按摩的手法以外，也可以采取针灸的方式来进行治疗。尤其是对于有疼痛症状疾病的患者，如果采用灸法来治疗的话，效果可能会更好。

【确定穴位】

髋骨穴在大腿前面下部，当足阳明胃经梁丘穴两旁各 5 厘米处，一侧两穴。取穴：患者正坐或仰卧，在大腿前面，梁丘穴旁 5 厘米处取穴。

【保健功效】

（1）膝关节疾患，如膝关节疼痛，膝部红肿等。

（2）中风偏瘫，腿疼痛无力等。

【穴位禁忌】

（1）按揉时力度要缓和，适中。

（2）每天施治时间 3 ~ 5 分钟，每日 2 ~ 3 次即可。

百虫窝穴：祛风活血，驱虫止痒

百虫窝穴属经外奇穴，出自明代的《针灸大全》。本穴治疗各种因虫邪侵袭之病，有如直捣百虫之窝穴，因此而得名。它还有两个别名，也叫作血郄，或者百虫窠。

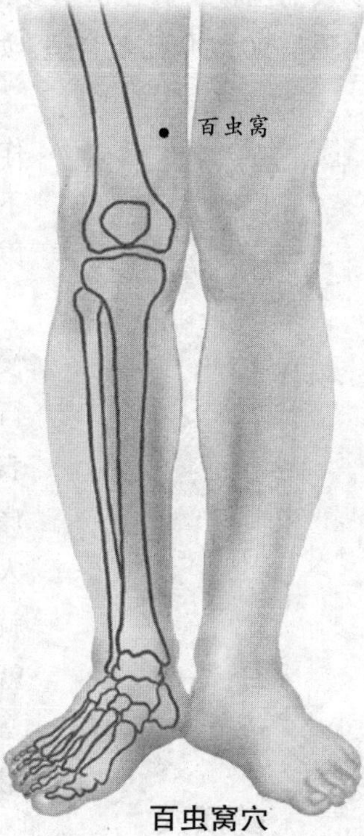

百虫窝穴

很多人都有皮肤瘙痒的苦恼。尤其是部分老年人，到了冬季寒冷干燥时，因为瘙痒，会不断用手去抓，有的甚至能抓破皮肤。其实，中医就有一个简单的方法对防止皮肤瘙痒很有益处，点“百虫窝”。

我们经常形容痒的感觉像小虫子在身上爬一样，这里是“一百条虫子的窝”，用力点按可以止痒。百虫窝穴，在足太阴脾经的循行线上，临近血海穴。痒属风症，位置不定，反复发作，按此穴可以活血止痒，这就是中医所讲的“血行则风自灭”。

百虫窝穴主治的病症有很多，中医认为凡是和风、虫等有关的疾病，都可以用它来治疗，如皮肤瘙痒症，荨麻疹，风湿痒疹，阴囊湿疹，下部生疮，蛔虫病，膝关节病，肾脏风疮，产后风等。百虫窝这个穴位就在膝关节附近，按摩起来也比较方便，可以每天按摩，尤其是在冬季，坚持按摩可以有很好的止痒效果。

【确定穴位】

百虫窝穴在大腿内侧，髌底内侧端上10厘米（血海穴上3厘米）。取穴：患者取正坐屈膝或仰卧位，在髌底内侧端上10厘米处取穴。

【保健功效】

（1）蛔虫病。

（2）荨麻疹，风疹，皮肤瘙痒症、湿疹等。

【穴位禁忌】

（1）按揉时力度要缓和，适中。

（2）每天施治时间3～5分钟，每日2～3次即可。

鹤顶穴：通利关节，祛风除湿，活络止痛

鹤顶穴正好在髌骨底上方，在这里有个摸上去凹陷的地方，那就是鹤顶穴的位置了。在这里要提醒你：取穴时，要让膝关节保持弯曲，大腿和小腿呈90度角比较合适。如果角度过大或者过小，都会不太容易找准穴位。

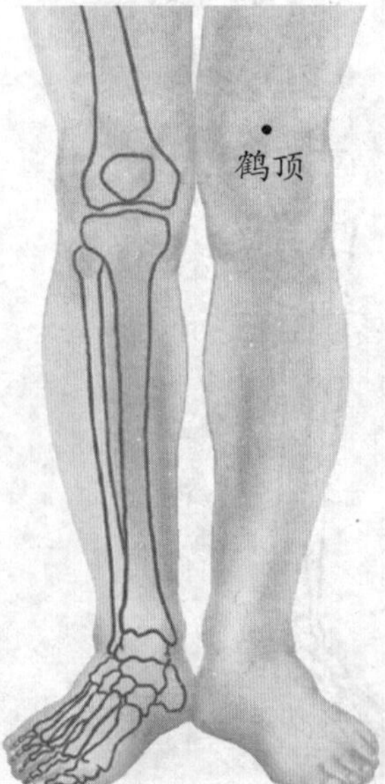

鹤顶穴

鹤顶穴有通利关节、祛风除湿、活络止痛的作用，可以治疗各种原因引起的膝关节的疼痛，下肢酸软无力，因为脑血管病引起的下肢偏瘫，以及因为脊髓病变引起的下肢瘫痪。

人老了以后，身体的各个组织器官也都慢慢衰老，膝关节也不能例外。当膝关节发生退行性改变，在医学上称之为“膝骨性关节炎”，表现出来的一个很重要的症状就是膝关节的疼痛。如果病情严重，医生还可能会建议患者换人工关节。且不说人工关节的寿命长短问题，就算真的换了关节，做了手术，有时也不见得就能恢复膝关节的功能。

膝骨性关节炎，是引起老年人膝关节疼痛的最常见的原因。除此以外，髌骨软化症、膝关节

滑膜炎、类风湿性关节炎、风湿性关节炎、膝关节韧带损伤、髌骨下脂肪垫损伤等，都有可能引起膝关节的疼痛。但是不论什么原因引起的膝关节疼痛，都可以用按摩鹤顶穴来治疗。

鹤顶穴不但能治疗膝关节疼痛，还可以治疗脑出血、脑梗死等脑血管疾病引起的下肢瘫痪。对于脑血管疾病引起的下肢瘫痪等后遗症，一定要及早治疗。如果距离发病已经六个月以上，那么再做治疗，恢复起来就非常慢了。

【确定穴位】

鹤顶穴在膝上部，髌底的中点上方凹陷处。取穴：患者屈膝，在髌骨底中点上方取穴。

【保健功效】

鹤顶穴可治疗各种膝关节病，如鹤膝风、膝关节酸痛、腿足无力、下肢痿软、瘫痪、脚气等、脑血管病后遗症。

【穴位禁忌】

（1）按揉时力度要缓和，适中。

（2）每天施治时间 3 ~ 5 分钟，每日 2 ~ 3 次即可。

关仪穴：温里散寒，理气止痛

关仪穴虽然也在膝关节附近，但是它的主治功用却不是治疗下肢疾患，也不是治疗膝关节的各种疾病，而是治疗肚子疼的。不论男女老幼，如果有肚子疼的毛病，可以用关仪穴来治疗。不过，需要提醒大家的是，这个穴位治疗的肚子疼，主要以受凉引起的为主。对于由于火热引起的肚子疼，效果可能就没有那么好了。

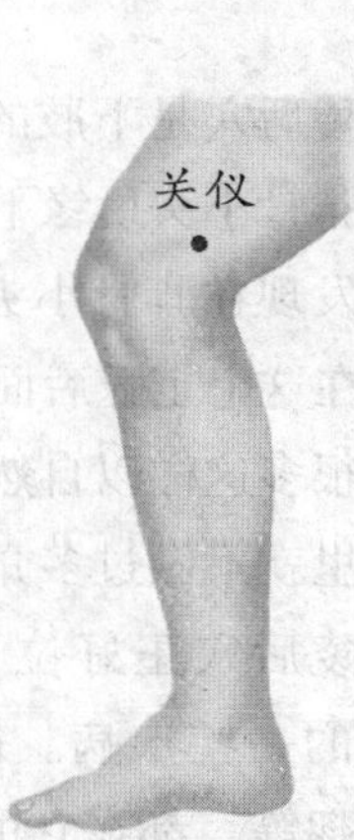

关仪穴

如何才能知道自己的肚子疼是因为有寒还是有热呢？方法其实很简单,肚子自己就能告诉你答案。如果觉得肚子凉，总想找个热东西捂一捂，稍微受点凉就觉得疼得更厉害，那说明是有寒气。假如觉得肚子里还是有点凉东西比较舒服一些的话，那就说明体内有热。有了这个简单的方法，相信你一定知道自己的体内是偏寒还是偏热了。

关仪穴有温里散寒、理气止痛的作用，对于小腹绞痛，女性痛经、盆腔炎等疾病都有很好的疗效。为了增强关仪穴温里的作用，除了做按摩以外，还可以配合艾灸的方法。操作时，可以将艾卷点燃，然后在穴位局部进行回旋灸或者雀啄灸等施灸手法，每次灸 10 分钟左右即可。同时，对于腹痛的患者，除了选用关仪穴之外，还可以配合足三里等其他相关穴位，这样效果更好。

提醒大家一点，因为进行艾灸的时候有明火，同时会产生烟雾，因此一定要做好通风工作。在用火之后，及时熄灭，对于灰烬也要确保其已经熄灭。不管怎么说，防火意识一定要树立，以保障生命财产安全。

【确定穴位】

关仪穴位于膝外侧中线，平腘横纹上 3 厘米处。取穴：正坐或直立，于膝外侧中线，腘窝横纹上 3 厘米凹陷中取穴。

【保健功效】

关仪穴对治疗小腹绞痛、腹中寒冷、腹泻、痛经、盆腔炎等有很好的效果。

【穴位禁忌】

（1）按揉时力度要缓和，适中。

（2）每天施治时间 3 ~ 5 分钟，每日 2 ~ 3 次即可。

陵后穴：舒筋通络，理气止痛

陵后穴是下肢的一个经外奇穴，位于小腿外侧，在阳陵泉穴后方，也就是腓骨小头后缘下方凹陷处。陵，有大土丘的意思。如果仔细体会一下，你会发现在腓骨小头这里，摸上去有一个突起。因此，古人把这里比作土丘，在这个土丘后面的穴位，自然就被称作为“陵后”。在穴位的命名中，还有很多这样以自然地形为根据来命名的，不论高山还是湖泊，都有涉及，在这里就不做过多介绍了。

陵后穴正好位于膝关节附近，因此，它的治疗范围主要是和下肢有关的一些疾病。比如说膝胫酸痛，坐骨神经痛，下肢麻痹，足下重，足内翻等，都在它的主治范围之内。

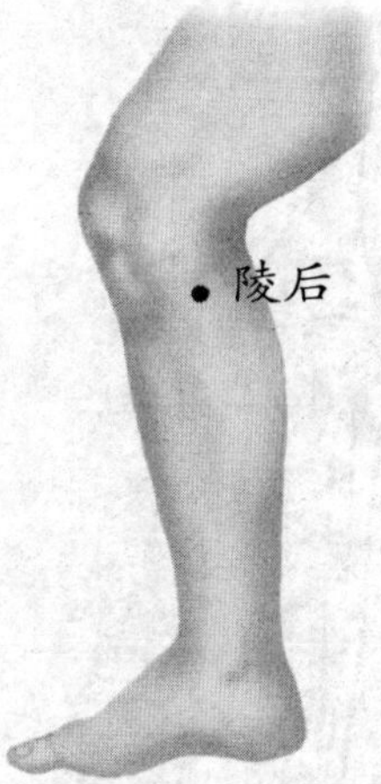

陵后穴

足内翻多出现于中风急性期后，是中风偏瘫患者在恢复期及后遗症期常见的临床表现之一，也是致残的主要原因，对患者的运动功能及日常生活有着很大的影响。现代医学认为中风后足内翻，多由于肌肉牵张反射的控制紊乱所致，患侧下肢内侧肌肉发生痉挛，张力增高，而患肢外侧肌张力降低，发生迟缓，造成患肢内外两侧肌肉的肌张力不对称，因此出现脚不能平放而内翻的现象。中医学认为，足内翻多是由于气血运行不畅，经络阻滞，筋脉失养，以致肢体内侧拘急而外侧弛缓，从而引起足内翻。在治疗足内翻的时候，可以选用陵后穴与悬钟穴一起来治疗。通过这两个穴位，可以刺激相应的肌肉，使足外翻，从而纠正足内翻。一般来说，病程越短，足内翻纠正疗效越好；病程越长，足内翻纠正的疗效越差。

足内翻仅仅是众多下肢疾患中的一种，对于其他陵后穴可以治疗的疾患，在这里就不一一介绍了，这还需要大家自己在平时的按摩中总结。

【确定穴位】

陵后穴位于小腿外侧，在阳陵泉穴后方，当腓骨小头后缘下方凹陷处。取穴：患者侧卧或正坐垂足取穴。

【保健功效】

陵后对治疗各种下肢疾患，如膝胫酸痛，坐骨神经痛，下肢麻痹，足下重，足内翻、胸胁痛有很好的疗效。

【穴位禁忌】

（1）按揉时力度要缓和，适中。

（2）每天施治时间 3 ~ 5 分钟，每日 2 ~ 3 次即可。

膝眼穴：活血通络，疏利关节

很多人随着年龄的增长，会逐渐出现腰腿疼的毛病，有些老年人甚至会因为疼得太厉害，都无法正常活动。这是怎么回事呢？

其实这和身体的老化有着密切的关系。当年龄增长的时候，身体也逐

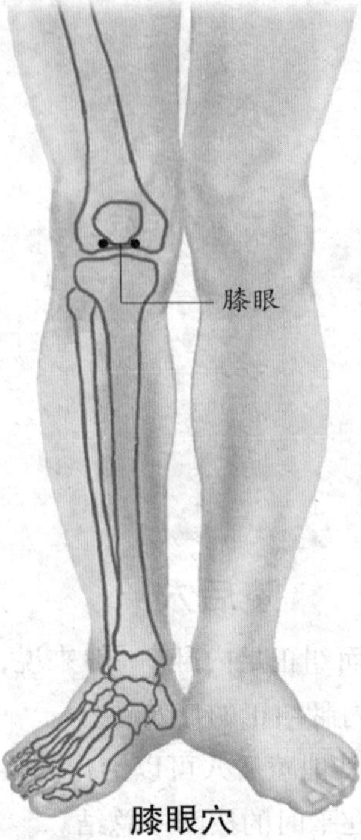

膝眼穴

渐变老，关节自然也会发生退变。这是很自然的，只是这个过程发生的早晚不同，程度也不一样，因此，不同的人往往疼痛的年龄和程度也不相同。如果去医院检查，大夫很可能会让病人吃止疼药，如果很严重的话，还可能需要手术。止疼药对胃可能会有刺激，有的人吃了药腿不疼了，胃却不舒服了。做手术也不是一劳永逸的办法。

腿疼的话，到底应该怎么办呢?

不用着急，如果出现腿疼的话，尤其是膝关节的疼痛，不能屈伸等等，都可以用按摩膝眼穴来治疗。按摩的时候，可以同时用手的拇指和食指，放在内膝眼和外膝眼的位置，两指相对用力，按揉内外膝眼穴。除了按摩膝眼穴以外，还可以配合膝关节周围的其他穴位，如血海、梁丘、足三里、阴陵泉、阳陵泉等穴位。

按摩时，每个穴位揉 100 次左右。如果疼痛比较严重的话，可以早晚各按摩一次。也可以根据个人时间，灵活安排，但次数不必过多，时间过长。

其实，不仅仅是老年人的膝关节疼痛可以用膝眼穴来治疗，其他原因引起的膝关节疼痛，膝眼穴一样可以治疗。常见的膝关节疼痛的原因还有膝关节的外伤、风湿性关节炎、类风湿性关节炎、强直性脊柱炎、反应性关节炎、更年期关节炎等。

需要提醒大家的是，如果是外伤引起的，一定要及时去医院就诊，排除骨折的可能，切不可自行按摩，否则可能不但没有好的效果，反而使病情加重，或者耽误了治疗的时机。

【确定穴位】

膝眼穴位于屈膝，在髌韧带两侧凹陷处，在内侧的称内膝眼，在外侧的称外膝眼。取穴：患者屈膝取穴。

【保健功效】

膝眼穴可以治疗各种原因引起的膝关节病，髌骨软化症。老年人可以经常按摩此穴，可以起到预防保健的作用。

【穴位禁忌】

（1）按揉时力度要缓和，适中。

（2）每天施治时间 3 ~ 5 分钟，每日 2 ~ 3 次即可。

胆囊穴：利胆通腑，理气通络

胆囊穴在小腿上，顾名思义，它可以用来治疗和胆囊有关的一些疾病，比如说胆囊炎、胆石症、胆道蛔虫症、胆绞痛等胆道疾病。另外，胆囊穴因为在小腿上，所以，可以治疗腰腿痛，下肢疼痛，活动不利，酸软无力等。除此之外，还可以治疗胸胁疼痛、慢性胃炎、口眼歪斜、耳聋等疾病。

关于胆囊穴的具体位置，所有的文献都指出它在小腿上，在阳陵泉穴位的下方，但是有的说是下 3.3 厘米，有的说是下 6.6 厘米，没有达成共识。因此，在取此穴的时候，首先要找准阳陵泉，阳陵泉在小腿外侧，在腓骨小头前下方凹陷处。找到阳陵泉后，顺着往下找，在阳陵泉直下 3.3¯6.6 厘米左右的地方，找到压痛最明显之处，那就是胆囊穴的位置了。

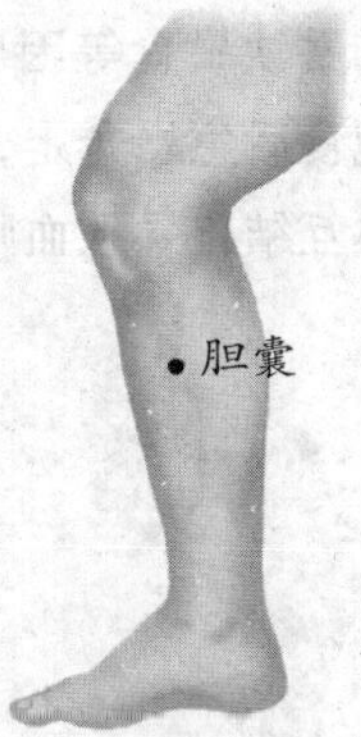

胆囊穴

在应用胆囊穴治疗急性胆囊炎的时候，可以独取胆囊穴。但是，在治疗其他胆囊疾病的时候，也可以配合其他穴位一起来用，这样可以增强疗效。比如说，治疗胆石症、胆绞痛，除选用胆囊穴外，还可以配合内庭、公孙、三阴交等穴位；治疗胆道蛔虫症的话，可以用胆囊穴透阳陵泉，迎香穴透四白穴，并选用巨阙、内关、合谷等穴位一起治疗。

刚才已经提到，胆囊穴不仅可以利胆通腑，用来治疗胆囊疾患，同时还可以治疗其他很多疾病。比如说，要是有慢性胃炎的话，可以用胆囊穴配合足三里穴来治疗。胆囊穴可以治疗下肢的疾病，大家很好理解，因为这个穴位本身就在小腿上。但是，这里要告诉大家的是，胆囊穴配合肩髃穴等肩部穴位，还可以治疗肩周炎。刚才说的治下肢疾病，是腧穴的近治作用，而这里治疗肩周炎，那就是腧穴的远治作用了。

【确定穴位】

胆囊穴在小腿外侧，当腓骨小头前下方凹陷处直下 6.6 厘米。取穴：

患者取正坐位或侧卧位，于阳陵泉直下6.6厘米左右之压痛最明显处取穴。

【保健功效】

胆囊穴可以治疗胆道感染，胆道蛔虫，胸胁痛，下肢麻痹，耳聋。

【穴位禁忌】

（1）按揉时力度要缓和，适中。

（2）每天施治时间3～5分钟，每日2～3次即可。

阑尾穴：清热解毒，化瘀通腑

阑尾炎这个名词是现代医学的名词，但是中国古代医家对这个病也有自己的认识，它属于“肠痈”的范畴。这个病多是由于进食厚味、恣食生冷和暴饮暴食等因导致脾胃受损，胃肠传化功能失常，气机壅塞而成；或因饱食后急暴奔走，或跌仆损伤，导致肠腑血络损伤，瘀血凝滞，肠腑化热，淤热互结，导致血败肉腐而成痈脓。

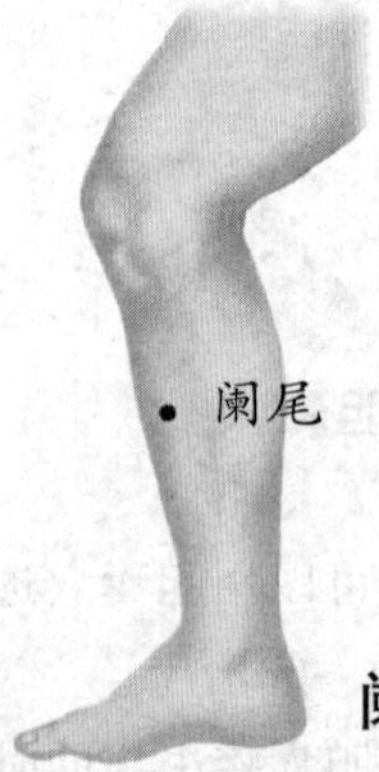

阑尾穴

大家都知道，急性阑尾炎会诱发肠穿孔，属于急腹症的范畴，需要赶紧做手术。有的人得了急性阑尾炎，但是病情没有那么严重，可以通过内科保守治疗来解决。也有的人是得了慢性阑尾炎，结果很容易出现肚子疼，影响到生活和工作。

对于急性阑尾炎，大家最好还是赶紧到医院就诊，采取相应的治疗措施。对于慢性阑尾炎患者，平时在生活中要注意饮食方面清洁卫生，而且要有节制，注意增强体质。除此以外，这些患者朋友可以平时多多自我按摩。按摩的时候选取的穴位以手足阳明经为主，如足三里、阑尾、曲池、天枢等，都可以选择。根据“合治内府”的原则，取胃经之合穴足三里以疏导足阳明经；阑尾为治疗阑尾炎之特效穴，且分布于胃经，可通泻积热；曲池为肠经合穴，可以疏泄肠中热邪；取大肠之募穴天枢，以通调肠腑之气机。通过对这些穴位的坚持按摩，可以帮助慢性阑尾炎患者通调手足阳明的经气，调整阳明腑气，达到散淤消肿，清热止痛之效，可以缓解发作时的疼痛，并减少发作的次数。

【确定穴位】

阑尾炎在小腿前侧上部，当犊鼻下 16.6 厘米。胫骨前缘旁开一横指。取穴：患者正坐位或仰卧屈膝，于足三里与上巨虚两穴之间压痛最明显处取穴。

【保健功效】

（1）急、慢性阑尾炎。

（2）消化不良，慢性胃炎，恶心呕吐，急、慢性肠炎等。

（3）下肢瘫痪。

【穴位禁忌】

（1）按揉时力度要缓和，适中。

（2）每天施治时间 3 ~ 5 分钟，每日 2 ~ 3 次即可。

八风穴：祛风通络，清热解毒

八风穴在脚背上，就是脚趾缝的位置，一个脚上有四个脚趾缝，也就是有四个穴位，左右两只脚一共有八个穴位，因此被称为“八风穴”。

在手上相应的位置，同样也有八个穴位，同样具有祛风通络，清热解毒的作用，这就是“八关穴”。这两个名字很相近，位置很相似，功效也一样，因此可以一起来记忆。

八风穴和八关穴虽说有很多共同点，但是也不完全相同。就拿功效来说，虽然都是祛风通络，清热解毒，但是，八风穴主要用来治疗牙痛、胃疼、足部肿痛，以及月经失调等月经病。然而八关穴可以用来治疗手指关节疾病，手指麻木，头痛，咽痛等疾病。因此一定需要加以注意，千万不要搞混了，张冠李戴。

由于脚趾缝这个位置比较小，如果用手指按摩，不太好用力，对穴位的刺激不够大，这样就起不到相应的治疗作用。因此，可以想一些其他的办法，比如说用牙签，或者笔尖等，这样面积较小，相对来说刺激就会强一些。但应注

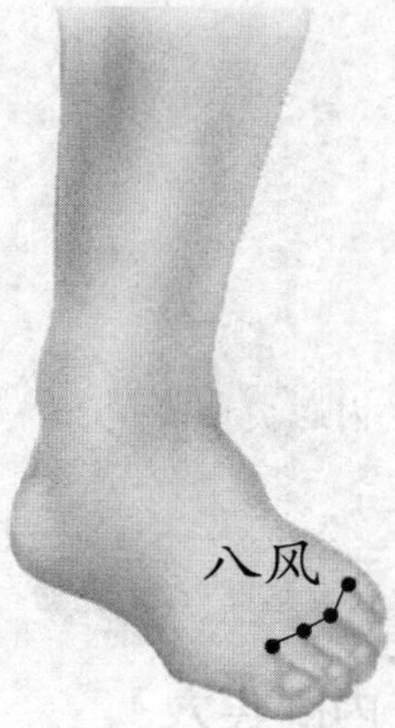

八风穴

意的是，不要过于追求刺激强度，使劲刺激这个穴位，这样局部会很疼痛，引起不舒服的感觉。另外，由于这些东西比较尖，千万不要刺破皮肤，如果因此引起感染就更麻烦了。尤其是患有糖尿病的朋友，更要多加注意。这主要是由于糖尿病患者末梢神经发生病变，对外界刺激不太敏感，很容易造成伤害。另一方面，由于患者血糖较高，伤口不容易愈合。因此，糖尿病患者一定要小心，千万不要因小失大，造成不必要的麻烦。

如果条件允许的话，也可以用三棱针点刺出血，这样对缓解牙疼、胃疼、足部肿痛等效果会更好。同样的道理，糖尿病患者最好不用这种方法。

【确定穴位】

在足背侧，第 1 ~ 5 趾间，趾蹼缘后方赤白肉际处，一侧四穴，左右共八个穴位。取穴：患者正坐位或仰卧位，于足五趾各趾间缝纹头尽处取穴。

【保健功效】

（1）牙痛，胃痛，足跗肿痛。

（2）月经不调等。

【穴位禁忌】

（1）按揉时力度要缓和，适中。

（2）每天施治时间 3 ~ 5 分钟，每日 2 ~ 3 次即可。

内踝尖穴：舒筋活络，解痉止痛

相信大家都能找到内踝尖这个位置，但是，肯定大多数人都不知道这里居然还有一个穴位，更不知道它有什么样的功效。

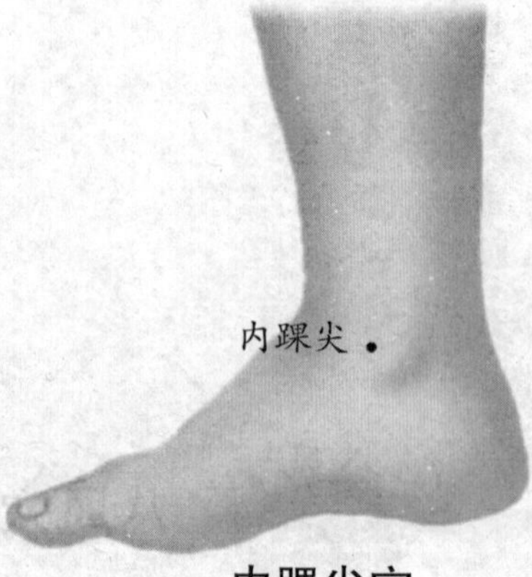

内踝尖穴

内踝尖穴主要可以治疗牙疼和腓肠肌痉挛。

俗话说：牙疼不是病，疼起来真要命。如果遇到牙疼的话，往往大家都没有什么好办法，只能是忍着，要不就吃点止疼药。可是如果手头上恰好没有药，那该怎么办呢？在这里，要告诉大家一个好方法，那就是按揉内踝尖这个穴位。如果能同时配合手上的合谷穴，那效果就更好了。合谷穴很好找，就在手背上，在第一、第二掌骨之间，靠近第二掌骨中点的位置。如果你没找到的话，再告诉你一个简便取穴的方法：两手虎口相对，以一手拇指的指间关节对准另一手的虎口，这时拇指指端的地方就是合谷穴的位置。这里，还要提醒大家注意的是，如果是右侧牙疼，就要揉左手的合谷穴，如果是左侧牙疼，那么就应该揉右手的合谷穴。你记住了吗？

内踝尖这个穴位还可以治疗腓肠肌痉挛。对于腓肠肌痉挛这个病，也许有的人不知道到底是什么病，但是如果说腿抽筋，相信大家就都知道是什么病了，其实这就是同一种病的两种不同说法。一般人们认为老年人比较爱抽筋，这是由于他们缺钙引起的。其实，不论老年人还是年轻人，大家都有可能会遇到小腿抽筋的情况。比如说睡觉的时候没盖好被子，游泳前准备活动做得不多等，这些情况都有可能引起抽筋。如果是在游泳的时候，突然出现抽筋，还可能会有生命危险。因此，腿抽筋这个问题看似不大，但是却应该引起人们的重视。内踝尖这个穴位，有舒筋活络的作用，可以治疗腓肠肌痉挛。如果有人再遇到这样的问题，不妨试一试用按摩内踝尖的方法来治疗。

【确定穴位】

内踝尖在足内侧面，内踝的凸起处。取穴：患者正坐位或侧卧位，于内踝的凸起处取穴。

【保健功效】

内踝尖对治疗牙痛、腓肠肌痉挛有很好的疗效。

【穴位禁忌】

（1）按揉时力度要缓和，适中。

（2）每天施治时间 3 ~ 5 分钟，每日 2 ~ 3 次即可。

外踝尖穴：和内踝尖穴同效的“双胞胎”穴

前面介绍了内踝尖穴，与之相对应的就是外踝尖穴。外踝尖穴同样很好找，就是外踝的突起处，相信每个人都能找到。

外踝尖穴和内踝尖穴不但是位置相近，其实它们的功用主治完全一样，都可以舒筋活络，都能治疗牙痛及腓肠肌痉挛。它们两个就好像是双胞胎兄弟一样，虽然名字不同，但是脾气秉性却是完全一样。因此，在平时按

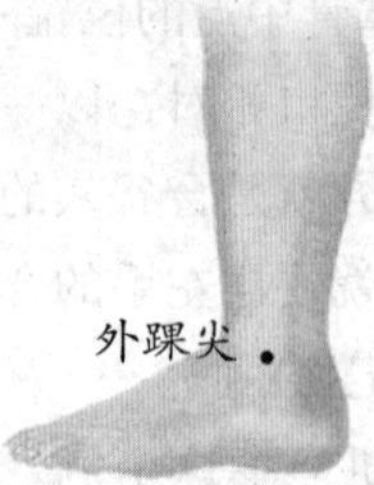

外踝尖穴

摩的时候，也可以这两个穴位一起按摩，让双胞胎兄弟一起工作，可以起到更好的作用。

到底应该怎么按摩这两个穴位来治疗疾病呢？你可以用两只手的手指，同时放在同一只脚的内踝尖穴和外踝尖穴上，然后两侧的手指相对用力，一起顺时针或者逆时针揉动，这样就可以起到对穴位的刺激作用。

按摩的时候，可以适当用些力，因为这里正好是骨头的位置。当然也不必用很大的力量。用力的程度没有一个严格的标准，你可以根据自己的感觉来定。如果你感到不是很疼，也不只是在揉搓皮肤，那就可以了。其实，在对穴位进行按摩的时候，大多数穴位基本上都可以采取这个力度标准，既有一定的渗透力，能作用于内部，起到一定的刺激作用，又不是十分生硬，让人无法接受。

每次按摩的时间，也可以根据个人情况灵活掌握。一般而言，每次3分钟左右，每天2次就可以了。当然，如果病情较重，也可以适当延长时间，或者增加按摩次数。

【确定穴位】

外踝尖穴在足外侧面，外踝的凸起处。取穴：患者正坐位或侧卧位，于外踝的凸起处取穴。

【保健功效】

外踝尖对治疗牙痛、腓肠肌痉挛有很好的疗效。

【穴位禁忌】

（1）按揉时力度要缓和，适中。

（2）每天施治时间3 ~ 5分钟，每日2 ~ 3次即可。

附　录

好好养护我们身体的“根”
——足部按摩强健全身

养生从足部按摩开始

女人身体的每个部位都很重要，尤其是四肢，因为神经末梢都集中在四肢，所以平时更要多费心思去照顾。晚上睡觉前，用乳液加入一点儿植物精油，按摩足跟5分钟，以防止干裂和促进全身血液循环，这样会把一身的疲惫按摩走。

足部按摩，是一种非药物疗法，通过对足部反射区和足部腧穴的刺激，调整人体生理机能，提高免疫系统功能，达到防病、治病、保健、强身的目的。医学典籍记载“人之有脚，犹似树之有根，树枯根先竭，人老脚先衰”。因而早在几千年前中国人就很重视对双足的锻炼和保养，并运用足部按摩即“足疗”来防病治病，强身健体。

养生从足部按摩开始。保证脚的宽松和舒适，足部按摩能改善血液循环、促进新陈代谢，无病者得以健身长寿，有病者得以祛病养身，补“根气”，理“精气”，益“宗气”，功效卓著。另外，足部按摩还具有非常明显的“抗衰老”作用。

（1）补脑提神：补脑提神是足部按摩最显著的功效之一。困倦之际，按摩足部大脑、额窦、脑干、垂体等反射区，对脑力劳动者解除疲劳功效显著。

（2）补心调律：按摩足部能促进血液循环，增加血含氧量，促进代谢，调节心律。常按摩心、肾上腺、血压点等反射区，对年老体弱者和心脏病患者有补心调律之功效。

（3）补脾助运：不思饮食之时，按摩足部片刻，顿觉饭菜美味可口，胃口大开。常按摩胃、肠、胆、胰、腹腔神经丛等反射区可健脾助运，增加食欲。

（4）补肾壮阳：腰酸腿软、夜尿频多、阳痿早泄者常按摩肾上腺、肾、生殖腺、前列腺等反射区，可益肾壮阳，重振雄风。

足部按摩对体弱多病者有“补不足”的作用，对体壮证实者，却有“泻有余”的功效，因为足部按摩能调节肝脏功能，提高人体抗病排毒的能力。

（1）畅腑通便：腑实内热、肠道麻痹或习惯性便秘患者，经常按摩小肠、升结肠、横结肠、降结肠、乙状结肠和直肠等反射区后，可见肠蠕动明显加强，从而有畅腑通便之效。

（2）排毒利尿：足部按摩可使人体内有毒物质和代谢产物从小便排出。常按摩肾、输尿管、膀胱、淋巴结等反射区，可增强人体排毒能力，净化人体内环境，减少疾病的发生。

足部按摩让现代人在现代生活的纷繁中体验安闲的意境，让疲惫倦怠的身心在推、敲、捏、拿中体会一种由内而外的放松和舒适。

脚部穴位是防治疾病最有效的天然大药

经络穴位主管着人的生死，它内连脏腑，运气化血，外连筋骨皮毛，运输着机体活动所需的气血能量，这是中医治病的基础。经络穴位隐藏在人体内部，无形、无声、无色，普通人一般是看不到的。

明代医学大家李时珍曾花费很大精力去钻研经络穴位，著成《奇经八脉考》一书，详细考察了人体的奇经八脉，他说：“内景隧道，唯返观者能照察之。”意思是说，唯有具有内视功能的人才能看到。据说名医扁鹊就能一眼看到人的五脏六腑、奇经八脉，所以看病时很准。

那么，刚学中医的人，是不是不能找到经络穴位呢？也不是的，只要我们能够留心，虽然不能看见经络，但依然能够准确找出穴位所在的位置。比如生病的时候，人体的某处会发红，或疼痛，或出现皮疹，或结节，这是疾病在穴位处的特殊表现。只要我们善于发现生活中的点滴，一定没有难得倒的事情。

脚部的穴位是人体隐藏的天然良药，通过脚部经络穴位治疗疾病，方便快捷，无任何副作用。人体的交通网络是固定的，经络是与生俱来的东西，我们需要及时对它进行疏导、修补，否则，生病时经络就堵塞了。

生病时，人们首先想到的是借用药物来疏通经络。这就好比修路需要从很远的地方运来沙子、水泥，会花费大量的人力、财力、物力；除此之外，在修路的过程中，水泥搅拌机的轰鸣对周围的居民形成噪声污染，扬起的灰尘又对空气造成了污染，不仅浪费，也不环保。而因地制宜，调动当地的积极因素，对原来的路面进行修补，不需要太多的工人，也不需要大量的设备，只需要几个人将和好的水泥或者柏油往损坏的地方一填，再将路面磨平就大功告成了，既经济，又环保。经络治病就是这样，无论是用针，还是用手，只要找准几个穴位，按摩一下使经气充足，血脉流畅，就可以调动人体的自愈能力，应对外来的敌人。最多是出一滴血，产生短暂的疼痛，它绝不会让你胃溃疡，也不会对骨髓造成损害。

也许有人说：“中药是天然的药材，不是生物化工产品，不会对人体内环境造成破坏。”但是，即便是被《神农本草经》誉为上品药材的人参，吃多了也会造成鼻出血。

脚部穴位是人体隐藏的天然良药，通过经络穴位治疗疾病，方便快捷，无任何副作用。只要我们掌握了一些基本的方法，就能够通过按摩穴位防治疾病。穴位是我们随身携带的太医，保佑我们每个人长命百岁。

足部按摩要分时间、季节和体质才有效

48 岁的王女士是足疗忠实的倡导者，她说是足疗把她从痛苦的深渊中解救出来，并治好了她的高血压、高血脂，还能让她天天保持平和、愉快的心理状态，于是她天天去做足疗，从没有间断过。可是最近她有些不解和迷惑，不知道为什么，她最近感觉浑身无力，有时候不想做任何事情，难道足疗也会出问题吗？于是她找了专家问个究竟，原来，足疗也要分时间、季节和体质才有效，不能一概而论。

足部按摩现在很流行。它确实能治疗很多疾病，因为脚是人的根，在根上疏理、疏通的效果当然是最好的。按摩足部如同生炉子一样，炉子里

堆了很多煤块，塞得太实了，火就不容易烧得旺、烧得透。只要在炉子底下捅一捅，让其稍有一些空隙、松动，整个炉子的火就会一下燃起来。但若是炉子已经烧得很旺了，你还在反复地捅炉底，只能是大量消耗煤块，浪费能源，而且时间一长，架得太空了，炉子的火没了底气，燃烧的速度就会慢下来，还会有熄灭的危险。

足部按摩和捅炉底是一个道理。很多人在刚开始做的时候，感觉效果非常明显，就是因为它的确非常有效地疏通了经络。可时间一长，人反倒容易疲劳了，特别是在冬天，是贮存能量的季节，要是还做足部按摩，还在不断捅炉底，大量消耗自身的能源，可想而知，身体反倒会越来越虚弱。

所以说，足部按摩是一个非常好的治病保健的方法，只要正确运用，是能帮你除病健身的，但如果用得太勤、不分季节、不分体质，效果往往是适得其反。冬季尽量不做或少做足部按摩。如果非要做，半个月一次就足够了。做足部按摩的同时，补血、补肾的食疗必须跟上。身体虚弱的人最好少做，如果要做的话，不要做全足按摩，只要针对身体出现的不适之处，选择一两个反射区，对症按摩就可以了，而且按摩的时间不要太长，几分钟就行了。

足部按摩的禁忌证

自从上次体检查出脂肪肝之后，36 岁的孙女士就比较注意养生了，最近搭乘了“足疗养生”的快车，每周末都要光临足部按摩中心。

这周末也不例外，孙女士来到了足部按摩中心，足疗小姐看她脸色不是很好看，就问：“是不是您来月经了？”“是啊，昨天来的。”孙女士有些疑惑，这跟足部按摩有什么关系吗？“来月经是不能进行足部按摩的，还是等经期过了，您再来吧。”足疗小姐很客气地说。原来还有这样的禁忌，孙女士恍然大悟。

常言说“千里之行，始于足下”，“鹤发童颜，步履轻健”，这些话无不说明了足部健康的重要，而《黄帝内经》中也论述了足部保健养生的理论原则。千百年前，我们的祖先就使用足部按摩的方法来达到治病和保健的目的。足部按摩是对足部表面施加压力，从而影响全身，调节身体各器官的一种方法。

足部按摩的优点虽多，但也不能包治百病，对如下病症要禁忌，不可乱用。

（1）多种严重出血性疾病。如脑溢血、子宫出血、消化道出血、支气管扩张出血、内脏出血等。

（2）急性心肌梗死，严重的心、肝、脾、肾功能衰竭。

（3）经期和妊娠期。

（4）一些外科疾病。如急性阑尾炎、腹膜炎、肠穿孔、骨折、关节脱位等。

（5）多种传染性疾病。如肝炎、结核、流脑、乙脑、伤寒及各种性病等。

（6）多种中毒的抢救期。如煤气、药物、食物中毒，毒蛇、狂犬咬伤等。

（7）多种严重精神病患者。

上述病症病情急迫、严重，不可贻误急救时机，必须立即去医院救治。足疗在此时显然不宜使用，但可在康复期间辅助治疗。

足部按摩的注意事项

（1）足部按摩场所要保持整洁、空气新鲜，温度适宜。

（2）饭前半小时内，饭后 1 小时内不要按摩。

（3）凡足部有外伤、感染、溃烂或癣症，应避开此处施术，严重者不用本法。如因操作不当引起局部肿胀、瘀血，须待局部恢复正常后再行施术。

（4）进行足部施术时，应尽量避开骨骼突起处，以防损伤骨膜。对一些敏感的反射区和穴位也应避免重刺激。

（5）每次施术时间以 30 ~ 45 分钟左右为佳，不宜过长，一般不超过 60 分钟。小孩（14 岁以下）及年老体弱者时间适当缩短，力度轻一些，双足不超过 20 分钟。

（6）施术后半小时内应喝温开水 300 ~ 500 毫升，不应喝茶、酒或其他饮料。小孩、年老体弱者、心脏病患者、肾脏病患者、水肿患者、糖尿病患者则应酌情减量，喝 100 ~ 200 毫升即可。

（7）在足疗治病期间，凡是长期服药的患者，不可突然停药。须等病情确实缓减后再逐渐减量。

（8）凡足部长期接受刺激、足部穴位或反射区敏感度减弱者，可在操作前用1∶100比例的温盐水浸泡双足30分钟，或让其休息2～3天后再接受操作。

朗朗上口的足疗口诀是你随身的“好记星”

脚上的穴位和反射区很多，找起来或者知道有什么功效着实让人头痛，下面这个口诀可以帮助大家轻松记住它们的位置在哪和具体有什么功效。

拇趾头，多揉揉，失眠头痛不用愁。

头部的反射区如大脑、小脑、垂体、三叉神经都在拇趾头，多揉按不仅可以治疗失眠头痛，而且对改善脑的机能和内分泌机能起到很好的作用。

二三趾间管眼睛，四五趾间管耳朵，左脚管右，右脚管左。

眼反射区在二三趾根部，耳朵的反射区在四五趾根部，但左右交叉，左脚管右眼、右耳，右脚管左眼、左耳。

肺部一横线，气管一竖线，消炎止喘肾上腺。

肺反射区是一条横带区域，支气管从横带中部延伸到第三趾呈一竖带，两者的交点略往脚跟方向是肾上腺反射区，对治喘消炎有重要作用。

消化三点成一线，胃肠一刮一大片。

胃、胰、十二指肠三个反射区连成一线，居脚掌中部的内侧。整个脚掌中部为大小肠和腹腔神经丛。对消化系统保健时，可用手轻握拳，以第二指到第五指四个手指的指间关节顶点同时施力，在此区域内刮压数次。

妇科注意三大片，内侧子宫外卵巢，足背中央是乳腺。

妇科主要是三个反射区：子宫反射区在内踝后下方，卵巢反射区在外踝后下方，乳腺反射区在足背中央。要经常按摩保健，发现异常可及时到医院检查。

如有前列腺肥大，每天按摩内踝下。

内踝后下方是男性前列腺反射区，前列腺肥大等病症可在此按摩保健。

脊椎足弓一条线，从前向后按三遍。

人的脊椎反射区就在足内侧称为足弓的一条线上。如胸椎、腰椎、骶骨有病变，可沿足弓按摩。

随时可完成的穴位刺激法

仅用手指完成的穴位刺激法。不单是在家，即使外出、开会时，只要感到不适，任何场所、时间都可以进行“治疗”，非常方便、实用。

但需特别注意：若伴有发烧恶心和需要医治的疾病时，则不适用。

手指中以拇指最为有力，所以一般说来，都是以拇指关节对穴位施加压力。

主要方法有单纯的按压和画圈揉按两种。

其要领是以让穴位有酸痛感为度，不妨数 1、2、3，然后放开，这样用力压 3 次便离开穴位为一遍，周而复始地反复进行。

至于治疗的时间，一般均可按下列原则进行：

（1）若是治疗疼痛，可直到症状缓解为止。

（2）一直到穴位附近出现潮红、发热为止。

有些疾病如果贸然进行强烈刺激，可能会导致不良后果。因此请大家按照说明进行治疗。

用 5 ~ 10 根牙签为一束，以橡皮筋缚牢后使用，对准穴位进行刺激，刺激的程度，以感到脚疼痛为佳，但须注意，不要刺破皮肤、渗出血来。

何时按摩最有效

若能早上施行 30 分钟以上的按摩，傍晚就寝前施行 30 分钟至 1 小时的按摩，是最理想不过的，膀胱→输尿管→肾脏→肾上腺的反射区，希望每天能实施 15 分钟左右。

如果很忙连那些时间都抽不出来时，晚饭后一两个钟头松弛时间里，习惯性地做 15 ~ 25 分钟左右，也有效果。

不要饭后立刻做，饭后 1 小时内最好也不要做，否则精神会变差，极端疲惫时，应待恢复至稍疲惫程度，然后进行。也应避免生气、极端烦恼时进行。身体和精神不佳时，施行刺激可获益处，因为其并不损失气。

中午 12 时左右，是大气污染最为严重之际，所以不要进行刺激较好，按摩结束后将脚跟和脚趾，单脚各二三分钟左右，不停地回转。全部终了后，请喝一两杯微温开水。借由刺激，将废物浮出而集中于肾脏，因而以此中和形成尿排出，挤些柠檬汁于温水中也可以。

譬如，保持一天 15 分钟，持续一两个月后，休息两个月，颇为有效，由别人代劳时，一次 30 分钟，持续十天，休息十天以上较佳。

若一年到头接受同样刺激，则效果反而小，因此即使是一次的疗法中，也应不时变换速度，让手休息一下，让刚开始施行此疗法者习惯身体变化的形成。

施行三天后休息五天。

施行五天后休息十天。

施行十天后休息一个月。

以此为范本反复实行，如果体力已习惯于某些程度时，在一两个月内治疗约 10 天（10 次），除此以外的日子若能休息的话较适宜。

身体异常，脚底有反应

从来没有体验过足部按摩的小瑾今天被朋友拉去做足疗了，她一直觉得足疗是一种奢侈享受，而且认为足疗也没那么神奇，作用也没有那么大，所以一直对足疗没什么特别的兴趣。足疗按摩师刚摸她脚的时候，就说："你睡眠不好，最近精神状态不佳。""你怎么知道？"小瑾惊奇地问。"你身体状态如何，哪里不舒服，脚上都写着呢。"足疗按摩师呵呵一笑。"你只要坚持做足疗就能改善你的睡眠状况。""真的啊？这么神奇？""嗯，其实足疗能健身、治病……"足疗按摩师开始讲足疗的功效，小瑾越发感觉足疗十分神奇，原来身体有病，从脚上都能看出来。

人体的全部器官和组织状态皆表现于脚底，任何一处有异常，都会影响到脚底的对应部分（此称为反射区）。因此，我们可利用对反射区的检查以诊断病情，经刺激反射区而治疗疾病。

然而，即使是同样刺激反射区，某些人有最好的效果，但也有些人出现效果不佳的情况。而且，反射区的位置常因疗法或生理机能的不同，而有些微妙的差别。

刺激的方法，有人认为轻柔碰触较妥当，也有认为使用强力刺激较佳，更有人认为可以仅用手指刺激和用器具刺激。

但是，反射区在身体并不只一处，而对脚底刺激最有效果，倒是大家一致的看法。同时，脚的趾端部分为头部、脚跟附近为下腹部、中间为胸部和腹部的反射区，这种观点得到了所有研究者一致的肯定。

当我们刺激反射区时，身体会呈现何种反应呢？这是谁都有的疑问。碰触脚底若有疼痛的地方，则其处应有结晶性的硬块，一般认为是尿酸或乳酸（碱）等堆积于其处。

硬块是因脚底所对应的身体部分充血所致。由于充血会妨碍全身血液和气的循环，因此若能除去硬物或硬块，人体活动即能回到原状，恢复到健康状态。

所以，脚底反射区的疼痛是可消除的。若压到不适处，被按摩者起初总是皱着眉头说：“痛！痛！”揉搓期间，快的人5分钟；慢的人，数次治疗后，即可减轻疼痛。

在此所说的块状物或硬物去除者，当然不是以手术或手直接取出，而是将其当作废物，从肾脏经由膀胱、输尿管化成尿排泄出体外之意。